·国家级非物质文化遗产“中医传统制剂方法（昆中药传统中药制剂）”保护资金补助项目

保护单位：昆明中药厂有限公司

国家级非物质文化遗产“中医传统制剂方法（昆中药传统中药制剂）”保护领导小组及编委会

组　长：颜　炜

副组长：孟　丽

成　员：杨承权　孙　成　黄　渊　金　凌　汪绍全　杨美燕　马　丽　任　涛　杨祝庆　张　倩　王　鸷　杨仙苹　韩　萍

编委会主编：杨祝庆　李　燕

编　委：沈吟涛　刘凤英　阮　云　吴冬蘅　白丽红　陈晓英　黄必优　韩　萍

档案征集：杨祝庆　陈宗凤　王云鹏　陈晓英　赵小康

封面题字：高明开

中华老字号 China Time-honored Brand

中国非物质文化遗产 China Intangible Cultural Heritage

国家级非物质文化遗产“昆中药传统中药制剂”丛书

昆中药的82家药铺

昆明中药厂有限公司　编

杨祝庆　李　燕　主编

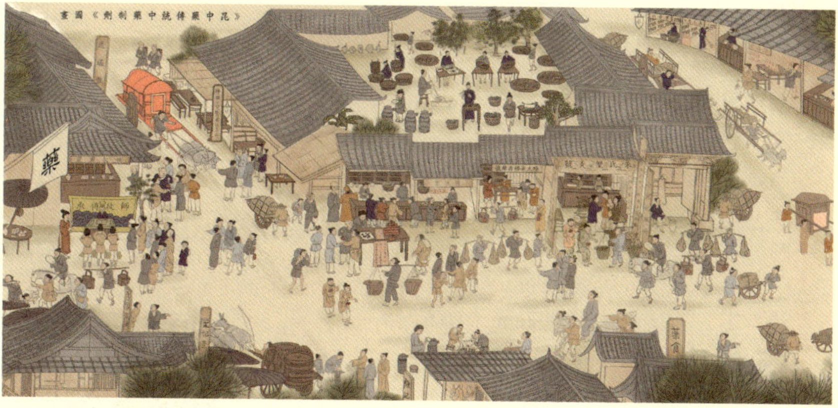

云南人民出版社

图书在版编目（CIP）数据

昆中药的82家药铺 / 昆明中药厂有限公司编；杨祝庆，李燕主编. -- 昆明：云南人民出版社，2024. 12.
(国家级非物质文化遗产"昆中药传统中药制剂"丛书).
ISBN 978-7-222-23348-5

Ⅰ. R-092

中国国家版本馆CIP数据核字第2025Q17P88号

责任编辑 严 玲
责任校对 任建红
装帧设计 刘光火
责任印制 窦雪松

国家级非物质文化遗产"昆中药传统中药制剂"丛书

昆中药的82家药铺

KUN ZHONGYAO DE 82 JIA YAOPU

昆明中药厂有限公司 编
杨祝庆 李 燕 主编

出 版	云南人民出版社
发 行	云南人民出版社
社 址	昆明市环城西路609号
邮 编	650034
网 址	www.ynpph.com.cn
E-mail	ynrms@sina.com
开 本	787mm × 1092mm 1/16
印 张	9.25
字 数	239千
版 次	2024年12月第1版第1次印刷
印 刷	昆明美林彩印包装有限公司
书 号	ISBN 978-7-222-23348-5
定 价	62.00元

云南人民出版社微信公众号

序　一

感谢昆明中药厂有限公司（简称“昆中药”）的信任，又一次给了我服务的机会。我利用春节认真学习研究了《昆中药的老药工》和《昆中药的82家药铺》2本书稿。至此，昆中药国家级非物质文化遗产丛书，已出版10种，具有十分重要的价值和深远的历史意义。

习近平总书记在庆祝中国共产党成立95周年大会上强调指出：“一切向前走，都不能忘记走过的路；走得再远、走到再光辉的未来，也不能忘记走过的过去，不能忘记为什么出发。”回首昆中药国家级非物质文化遗产的形成和发展，同样有着值得铭记的历史和不能忘记的初心。

从1381年至今的644年历史中，昆中药作为国家级非物质文化遗产，其传承精华、守正创新的历史犹如一本厚重的书。昆中药承载着先人的智慧和汗水，闯出了一条独具特色的中医药产业现代化发展之路。《昆中药的老药工》和《昆中药的82家药铺》，为药工、药铺列传，突破了帝王将相史，是一种创新和进步。首次呈现的药工、药铺细节故事，从不同的视角展现了昆中药的光辉历程和宝贵经验。既是昆中药历史的生动解读，又是中华优秀传统文化的具体诠释；既向世人展示了昆中药人不断进取的风采，又为中医药工业转型升级提供了可借鉴的发展路径；既是一面镜子，供党员干部职工对照，又给读者丰富的激励和深刻的启迪。

在昆中药国家级非物质文化遗产丛书里，我们读到的是情怀，读到的是传承，读到的是力量，读到的是创新，读到的是坚守……，一个个鲜活的人物和一部部生动的创业史，让我深深地感受到2023年6月29日在昆中药讲《全面贯彻党的二十大精神 加速推进中医药现代化国际化》党课时赞叹的“自豪吧，昆中药人！”不是口号。一代代昆中药人，自强不息，艰苦奋斗，用血汗和智慧铸就了昆中药的健康价值、政治价值、经济价值、文化价值、历史价值、产业价值、世界价值、科技价值、品牌价值、人才价值、生态价值、社会价值、军事价值、旅游价值。

这套国家级非物质文化遗产丛书不仅体现了昆中药在中医药领域的创造性转化与创新性发展，更反映出昆中药是国家中医药文化的传承者、科技的创新者、健康的奉献者。首先，我们要用全球的眼光来充分认识昆中药及其系列丛书的重要价值。它是云南的，《云南省志·医药志》将昆中药列为云南四大重点药厂（昆明制药厂、云南白药厂、昆明中药厂和腾冲县制药厂）之一载入史册。它是西部的，已出版的丛书中《昆明方目》等5种获得中国西部地区优秀科技图书一等奖（朱兆云院士编著的《云南天然药物图鉴》6卷本也曾获此奖）。它是中国的，为中华老字号、中国驰名商标，被国务院列为国家级非物质文化遗产代表性项目保护单位，是国家知识产权示范企业和全国老药工传承工作室建设单位。它还是世界的，是载入吉尼斯世界纪录的全球最古老的制药企业。其实，世界离我们并不遥远，不是高不可攀，而是就在眼前、就在脚下。如昆中药加入的昆药集团，就是全球第一的青蒿素生产企业，为世界成功奉献了全球抗疟神药蒿甲醚系列产品，有力地推动了构建人类卫生健康共同体，造福了世界人民。其次，我们要用历史的视角来充分认识昆中药及其系列丛书的深远意义。中医药是中华文明的瑰宝，是世界文明的重要组成部分，是中华民族的伟大创造，为人民的健康发挥了重要且不可替代的作用，必将永远传承创新发展下去。健康是人类永远向往的奋斗目标，昆中药的优良产品及其系列丛书，利国利民，也必将惠及千秋万代！

昆中药国家级非物质文化遗产丛书的出版是喜事，更是大事，有鲜明的时代价值。习近平总书记强调："生物医药产业是关系国计民生和国家安全的战略性新兴产业。要加强基础研究和科技创新能力建设，把生物医药产业发展的命脉牢牢掌握在我们自己手中。要坚持人民至上、生命至上，研发生产更多适合中国人生命基因传承和身体素质特点的'中国药'，特别是要加强中医药传承创新发展。"2023年国务院《中医药振兴发展重大工程实施方案》指出："中医药是我国重要的卫生、经济、科技、文化和生态资源，传承创新发展中医药是新时代中国特色社会主义事业的重要内容，是中华民族伟大复兴的大事。"昆中药是我国乃至世界南药的杰出代表，挖掘、整理独具特色的医药资源是一项崇高的事业，必将深受人民群众欢迎！

昆中药的老药铺和老药工们发扬工匠精神，专注、专心锻造了专长，成为专业化的人才，在平凡中造就伟大，默默无闻地铸造了云南生物医药大健康的骨干制药企业，成就了中华文明代表性物证的辉煌，创造了国药精品的中华瑰宝。更为可贵的是，一代代昆中药的先辈们留下了最珍贵、最无价的创新创业精神——吃苦耐劳、精益求精、无私奉献、开拓进取、团结协作……，这些精神激励后来的昆中药建设者无畏前行，走进高质量发展的时代之门，开启新的成长周期，必将创造新的辉煌，更好地造福更多的人民群众。

人勤地生宝。昆中药“挖掘非遗档案，传播中药文化”（非物质文化遗产，简称“非遗”）案例被国家档案局评为2019年全国企业档案信息资源开发利用一等奖，受到表彰推广。丛书主编杨祝庆研究馆员为全国档案工匠型人才，是云南省为数不多的医药史专家，敬业奉献，求索创新，是云药“考古人”、深层次的创造者、高层次的尝试者。在企业一线，殊为不易，他倾注的心血，是许多人难以企及的；他战胜的困难，有许多是常人几乎无法克服的，他是值得人们学习的带头人、探索者和实践者。在昆中药、昆药集团的领导及各有关单位的关心和国家资金的支持下，杨祝庆研究馆员与其他同志一起抢救性挖掘出了一大批档案文物资料，出版了12种图书（包括《昆明名药史话》和《云南中医药史话》），谱写了昆中药文化向新图强的新篇章，形成了全国非遗保护的“昆中药现象”。2024年12月9日，文化和旅游部非遗司司长单钢新等人一行到昆中药调研，参观了丸剂车间、博物馆和非遗体验馆，指出“昆中药非遗保护成效显著”，肯定了昆中药非遗生产传承的举措。随同调研的云南省文化和旅游厅非遗处处长董艳玲，称赞“昆中药是云南中医药非遗传承保护的标杆”。扎实的文化遗产传承保护，使昆中药成为全国企业文化的领航者。丛书不仅保留了数百年来昆明人的医药创造和发明，而且为守正创新、传承发展提供了丰富的医药专业信息资源，是今后技术创新赛道中滚滚不绝的源头活水，必将促进中医药产业化、现代化、国际化。

中国式现代化的新征程上，每一个人都是主角，每一份付出都弥足珍贵，每一束光芒都熠熠生辉。每一个昆中药人胸怀天下、勤奋努力，不断传承创新中医药技术和文化，超越自我，济世为民，昆中药的未来一定会更加美好，昆中药人会更加自信、自豪，受益的人民群众必将更加健康幸福，丛书的历史回声必将更加响亮！

昆明国家高新区原党工委委员、机关党委书记、经济发展局局长、春城先锋讲师　姚德宙

2024年12月

序　二

习近平总书记在2016年2月3日春节前夕赴江西看望慰问广大干部群众时强调：“中医药是中华民族的瑰宝，一定要保护好、发掘好、发展好、传承好。”为振兴中医药提供了基本遵循。

党的二十届三中全会通过的《中共中央关于进一步全面深化改革、推进中国式现代化的决定》提出，“完善中医药传承创新发展机制”，由此中医药进入了高质量发展的重要阶段。华润集团始终牢记习近平总书记的嘱托，坚持以“保护好、发掘好、发展好、传承好中医药”为己任，积极发挥央企主体支撑和融通带动作用，重视中医药生产传承和保护。作为世界上最古老的制药企业，昆药集团全资子公司昆明中药厂有限公司（简称“昆中药”）在华润集团的指引下和华润三九的赋能下，传承精华，守正创新，充分发挥中医药的独特优势，创造了良好的经济效益和社会效益。

正如习近平总书记所言：“中医药学包含着中华民族几千年的健康养生理念及其实践经验，是中华文明的一个瑰宝，凝聚着中国人民和中华民族的博大智慧。”在文化和旅游部的支持下，2024年昆中药承担了国家级非物质文化遗产“中医传统制剂方法（昆中药传统中药制剂）”重点资金补助项目，整理出版非遗图书《昆中药的老药工》和《昆中药的82家药铺》，讲述云南中医药名家故事和名铺故事，具有重要的现实意义。

一是固本培元，巩固传承基础。昆中药是昆明中医药的精华，是云南中医药、民族医药的典型代表，是我国“南药”的缩影。自明洪武十四年（1381年）肇启以来，昆中药沿袭640余年，是世界最古老的制药企业，被载入吉尼斯世界纪录。昆中药历史底蕴深厚、文化特色鲜明、工艺技术独特、中药制造精良、产品服务优质、营销渠道高效、社会广泛认同，是不可再生、不可替代的宝贵资源。今天，我们建设“精品国药领先者”的昆中药，无不需要继承这项文化遗产。整理出版《昆中药的老药工》和《昆中药的82家药铺》，是发掘和继承文化遗产的必答题，夯实了昆中药高质量发展的根基。

二是激发创新，提升技术技艺。“中华老字号”企业昆中药，在历史上，一刻也没有停止过创新。正是持续创新，才造就了感冒疏风丸、参苓健脾胃颗粒、舒肝散（颗粒）、清肺化痰丸等独家产品，在我国医药体系中独具特色。正是持续创新，才产生了以姚贞白、戴丽三、吴佩衡、康诚之、李继昌等云南五大名医为代表的医家，建立起因地制宜的诸多学术流派。正是持续创新，才培养了8名被各级政府命名的非物质文化遗产代表性传承人。同样，在新时代，昆中药建设“精品国药领先者”，一刻也不能离开创新。技术创新、制度创新、组织创新、市场创新……各方面的创新，前人的经验值得我们借鉴。知今鉴古，见贤思齐，我们才能走得更稳健。

三是成己达人，惠及健康生活。这两本书都体现了乐成文化，乐于助人的品格。《昆中药的老药工》中，60名药师药工精益求精，乐于奉献，在平凡的岗位上做出不平凡的业绩。《昆中药的82家药铺》是药铺的故事，也是药工的故事。许多药师药工都把“己欲立而立人，己欲达而达人”作为信念，践行“大药厚德，痌瘝在抱”的制药使命，成己达人，把医药送到千家万户，解救他人疾苦。他们急人所急，在治病救人中实现自身价值。他们的仁心仁术，在“普救含灵之苦”之中，散发出耀眼的光芒。

《昆中药的老药工》和《昆中药的82家药铺》是昆中药发掘非遗的新成果。近年来，昆中药的非遗研究出版成效显著。2019年12月出版发行了《老号话非遗：国家非遗昆中药传统中药制剂的传承》。2022年4月出版发行了《昆中药的故事》和《云药故事》。2022年11月出版发行了国家级非遗“昆中药传统中药制剂”丛书5种（含《昆中药传统中药制剂治瘟运用》《昆中药传统中药制剂使用手册》《昆中药传统中药制剂档案图册》《昆明81种成药配方目录》《昆明方目》）。至此，共有10种非遗图书出版，公开发行。其中，《云药故事》被云南省卫生健康委员会评为2024年云南中医药健康文化科普创作大赛（图文类）二等奖，国家级非遗丛书中5种图书荣获第二十九届中国西部地区优秀科技图书一等奖。这些成果大大提升了中华老字号昆中药在人民群众中的显示度和美誉度，彰显了中医药瑰宝在现代生活中的原创价值。

同时，昆中药的非遗传承保护体系日益健全。除上述的研究出版外，2023年命名了20名第二批公司级非遗代表性传承人，扩大了传承人队伍；拥有12个药工传承（含创新、技能）工作室；实施2项国家级和省级非遗记录工程；持续实施“师带徒”制度，把培养制药工匠经常化；更新了昆中药博物馆和非遗体验馆，免费向全社会开放，前来参观和学习的群众，络绎不绝。2024年摄制了电视片《问道1381》和广告片《昆中药》，在中央广播电视总台播出，以电影大片的手法，展示了昆中药深厚的文化底蕴，呈现出“昆中药1381”品牌磅礴的文化力量。电视片的播出，开始打响昆中药的“中药瑰宝品牌”。2024年11月，开始建立全国老药工传承工作室，昆中药向国家品质、国家品牌又迈出了坚实的一步。

国家级非物质文化遗产“中医传统制剂方法（昆中药传统中药制剂）”传承保护，发挥了良好的示范和带头作用，赢得了行业内外的广泛认同和赞誉。国务院国有资产监督管理委员会、中国工程院、商务部、文化和旅游部、国家中医药管理局、云南省人民政府、云南省文化和旅游厅、昆明高新区管委会、云南中医药大学等机构领导莅临调研和指导，给予充分肯定。昆中药传承保护非遗的举措是正确的、有效的，必须长期坚持，锲而不舍。

我们正处于大数据时代，精准化、便捷化的数据信息对企业的重要性日益凸显。这10本非遗图书是企业的基础数据，是企业文化的精髓，在大数据时代，其价值和作用是不言而喻的。畅通的数据，必将打破供需之间的信息壁垒，创造出新的健康生活方式和市场业态，为此，我们应把它们利用好、传播好，光大“昆中药1381”中药瑰宝品牌，更好地服务于健康中国建设。

昆药集团股份有限公司党委书记、副董事长、总裁　颜炜

2024年12月

前　言

习近平总书记多次强调："让收藏在博物馆里的文物、陈列在广阔大地上的遗产、书写在古籍里的文字都活起来。"为中医药档案编纂指明了方向。

国家中医药管理局、中央宣传部、教育部、国家卫生健康委和国家广电总局共同制定的《中医药文化传播行动实施方案（2021—2025）》中，把"加强中医药文化资源梳理"作为重点任务之一。为了做好中医药文化资源挖掘整理工作，充分发挥档案文物的作用，在文化和旅游部的支持下，昆明中药厂有限公司（简称"昆中药"）实施了国家级非物质文化遗产"中医传统制剂方法（昆中药传统中药制剂）"重点资金补助项目，持续挖掘云南中医药典故和名家故事。

本书是继2021—2022年整理出版国家级非物质文化遗产"昆中药传统中药制剂"丛书5种（《昆中药传统中药制剂治瘟运用》《昆中药传统中药制剂使用手册》《昆中药传统中药制剂档案图册》《昆明81种成药配方目录》《昆明方目》）之后的又一次深入挖掘和整理成果。

昆中药是1956年公私合营时由昆明地区的82家药铺和43家行商组成的。长期以来，82家药铺的档案史料未能深入挖掘，82家药铺的情况不清，许多昆明医药名家故事鲜为人知，许多名药的来源不明，师徒传承历史不清，难以满足人民群众对中医药文化的需求。

2024年昆中药利用民国时期档案资料、老药工口述史等史料，整理出版这本《昆中药的82家药铺》，目的在于展现这些老字号药铺的历史事迹，揭示中医药深厚的文化底蕴，呈现历代老药铺为昆明中医药的发展所作出的重大贡献。文化不仅是知识、技术、智慧的积累，更是一个民族最深层的精神追求。昆明老药铺长期以来凝结成的“大医精诚，普救含灵”“大药厚德，痌瘝在抱”的医规行规，是云南文化的宝贵财富。昆明人民不会忘记历代医师药工的文化功绩和技术贡献。这些文化已经融入现代生活，成为我们须臾不离的健康资源。

本书的选取范围：以1956年公私合营进入昆中药的福林堂、大安堂、体德堂等82家老药铺为主，兼顾其他药铺。据考证，因药铺变动，各个时期药铺的具体数目不一。本次整理以1987年5月昆明市药材公司（原昆中药的上级单位）“一九五六年昆明市中药行业私营工商业参加公私合营店铺表”为主，共82家药铺。新增药工口述而进入的4家（含分店），共86家。另外，附录公私合营时未进入昆中药的药铺20家，这些药铺或历史悠久，或有药品联系，或有师承关系，均收入本书，以供参考。

本书的主要档案为：昆明市档案馆档案“1955年12月昆明市工商业联合会国药业会员登记表”（档号：7～3-31～24）、“1955年12月昆明市工商业联合会会员一览表（药业国药组）”（档号：7～3-31～10）、“1957年昆明市工商业联合会中药材公司私方人员生活情况调查表”（档号：7～3-31～2）、“1952年昆明市国药业同业公会筹委会所属会员分区名册”（档号：7～3-31～15）等。

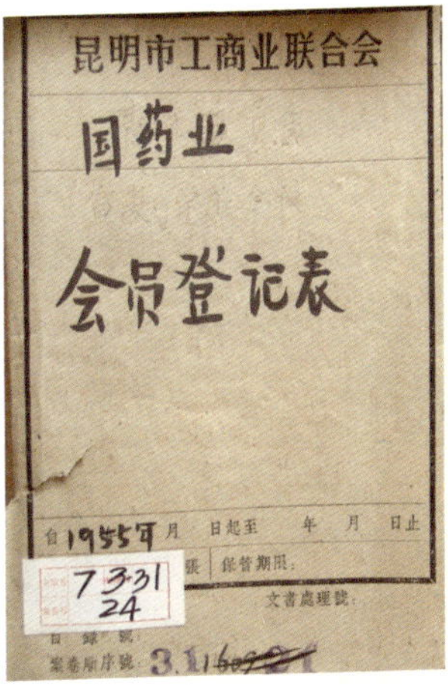

会员登记表案卷封面（昆明市档案馆藏）

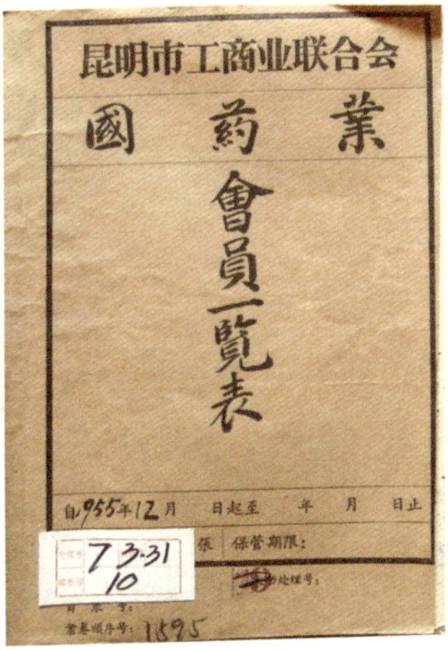

会员一览表案卷封面（昆明市档案馆藏）

对于原文，这次整理在内容、文字加工和注释等方面，都有了较大变动。主要有以下各点：

一、原文为表格，本次整理为记叙文，以节录式文字突出药铺的信息资料，压缩了篇幅，使之更加简洁。

二、原文为手写体，本次所录保持原文内容，并添加了标点符号，圆括号内为添加的文字。少数词句按意径改，未加注释。

三、所录文字保留了原文的主要信息，同时也涵盖了药铺的整体风貌。原文未记载的或不确实的，参考有关档案或文献做了补充或更正，并列出参考档案或文献。“五反”运动时的定性语，未收录。

四、文中标明会员登记表或会员一览表，以便单篇传播时明了其来源。原文均加双引号，以保持其原貌。

五、对原案卷内各药铺的顺序做了调整，这次按照药铺创立时间的先后排序。有分铺的，尽量排在一起，以反映其变化。

六、所选插图，多为会员登记表或会员一览表之外的档案图片，以丰富各药铺的信息。每个药铺1—3张不等，共211张，使药铺更加形象和生动。

七、许多药铺为家庭作坊，家庭成员参与药铺工作。选文以药铺的成员原文为主，其他方面从略。

另外，为真实反映历史，书中所涉地名和行政区划名称均沿用事件发生时的名称。

除少数段落和图片外，本书的绝大部分文字和图片是第一次发掘和公开发表的，具有较高的史料价值。

参加这次整理的有：昆明市官渡区人民医院（昆明市第一人民医院巫家坝院区）主治医师李燕，昆明市文化馆（昆明市非物质文化遗产保护中心）副馆长、副研究馆员沈吟涛，昆明市文化馆（昆明市非物质文化遗产保护中心）主任、馆员刘凤英，以及昆中药非物质文化遗产办公室文化总顾问、研究馆员杨祝庆，退休员工、昆明市西山区级非物质文化遗产代表性传承人阮云，高级工程师、公司级非物质文化遗产代表性传承人吴冬蘅，高级工程师、公司级非物质文化遗产代表性传承人白丽红，行政管理部陈晓英，采购部黄必优等同志。

本书的编委分工如下：杨祝庆查阅历史档案，策划选题，编制选材大纲，制定编纂方案，申报补助项目，并负责全书统稿和配图。李燕参与选材，并整理1955年会员登记表24个。沈吟涛、刘凤英整理1953年药业同业公会会员表等9个表。阮云整理1955年会员登记表82个。吴冬蘅、白丽红分别整理1950年昆明市人民政府工商业（国药业）申请登记书77份和61份。陈晓英、黄必优分别整理1957年昆明市药材公司私方人员生活情况调查表42个和66个。韩萍校对药铺地址和创立年份，并核对全书。

本书在编辑过程中，得到了昆明高新区原党工委委员、机关党委书记、经济发展局局长、春城先锋讲师姚德宙的具体指导，其为本书作序，通读全书，查阅档案史料，并提出了增加药铺所制药品、校勘开化三七庄开设时间、补充王运通的先人事迹等重大建议，使本书更丰富准确。在此衷心感谢方家的指导！

本书得到了国家级非物质文化遗产保护资金的资助，列入2024年度中央对地方补助资金非物质文化遗产重点项目（另一本为《昆中药的老药工》），并给予了大力支持。得到了云南省文化和旅游厅非物质文化遗产处、昆明市文化和旅游局非物质文化遗产处、昆明市文化馆（昆明市非物质文化遗产保护中心）、昆明市官渡区人民医院（昆明市第一人民医院巫家坝院区）以及云南人民出版社的大力支持。在此一并感谢！

编委会

2024年9月28日

目录

1956年昆明参加公私合营药铺表
（按创立时间排序）

序号	药铺名称	经理或负责人	1955年药铺地址	创立年份	备注
1	双美号	朱亮卿	正义路永升巷2号	1381	
2	万松草堂	孙永安	小西门内武成路224号	1643	
3	云深处	李赞宣	如意巷58号	1722	①
4	体德堂父子药房	赵维丰	光华街197号	1826	
5	体德堂兄弟药房	郑硕甫	民权街康寿巷13号	1826	②
6	福林堂	李炳然、李炽卿	光华街28号	1857	
7	太和堂	郎蔚卿、郎少卿	正义路143号	1874	
8	恒德堂	李仲芝	绥靖路226号	1880	
9	杨衡源保龄药室	杨润生	正义路215号	1886	
10	杨衡源瀛仙药室	黄淑玉	正义路201号	1886	
11	石陈氏文记	石幼卿	金碧路370号	1890	③
12	石陈氏云记	石云鹏	金碧路360号	1890	
13	石陈氏福记	石子良	拓东路401号	1890	
14	拨云堂	沈超然	武成路31号	1892	
15	寅生堂	徐显堂、徐世承	武成路157号	1892	
16	济生堂	沈淑英	民生街10号	1895	
17	成春堂	彭寂宽	庆云街159号	1904	④

① 昆明市药材公司“一九五六年昆明市中药行业私营工商业参加公私合营店铺表（1987）”，无“云深处”，据阮氏上清丸增。创立时间为清康熙年间（1662—1722）。

② 1826年为体德堂设立时间。

③ 1890年为石陈氏老铺的开设时间，据石陈氏文记推算。分店石陈氏云记，据档案增。

④ 据郑维丰口述增。

续表

序号	药铺名称	经理或负责人	1955年药铺地址	创立年份	备注
18	福元堂	姚仲逵	武成路181号	1906	
19	保和堂	张少阶、张平阶	正义路218号	1910	
20	大安福寿药号	杨寿山	文明街31号	1910	①
21	大安集生药号	杨集五	万钟街144号	1910	
22	大安瑞记药号	杨寿海	护国路188号	1910	
23	大安祺昌药号	杨增五	绥靖路209-301号	1910	
24	翟玉六药房	翟昌祀、翟昌明	威远街120号	1911	
25	福安堂	傅维藩	宝善街109-111号	1912	
26	长春堂	孙秀峰	武成路183号	1915	之前
27	百龄堂	赵子衡	正义路261号	1916	
28	厚安堂	黄玉仙	圆通街222号	1920	
29	万安堂	戴瑞安	金碧路4号	1920	
30	怡泰祥	黎伯海	正义路18号	1920	
31	张鸿记	张孝寿	顺城街9号	1920	
32	百福堂	赵又仪	正义路53号	1924	
33	德寿堂	夏铸九、夏嘉祥	金碧路483号	1924	
34	庆元堂	杨美珍	园通街52号	1927	
35	芝生堂	朱种葵	文明街9-10号	1929	
36	保安堂	蔡凤歧	顺成街1号	1931	
37	协盛昌药房	李述尧	文庙直街67-69号	1931	
38	宏济堂延记	李子延	武成路465-466号	1933	
39	天福药号	郑继卿	光华街202号	1934	
40	惠安药号	莫维新、莫能新	绥靖路160号、武成路23号	1935	
41	姚济药号	姚承济、王植三	正义路210-211号	1935	
42	正康药号	施静康	正义路354号	1935	之前
43	润丰	罗鹤轩	灵光街165号	1936	
44	炽记昌沐记	余灼和	同仁街144-145号	1937	
45	大德药房	陈灿南	正义路292-293-294号	1937	

① 1910年为大安堂设立时间。

续表

序号	药铺名称	经理或负责人	1955年药铺地址	创立年份	备注
46	德生堂	赵德斋	绥靖路476号	1937	
47	万春堂	周廉臣	绥靖路432-433号	1937	
48	永春参药号	李永春	绥靖路235号	1938	
49	源昌生药庄	杨继光	宝善街225号	1939	
50	开化三七庄	萧光汉	正义路132号	1940	
51	吉盛昌药号	周盛阳	金碧路6号	1941	
52	萱和药号	赵映初	正义路590号	1941	
53	保康堂	陈明潼	拓东路513号	1942	
54	源通药号	杨佰森	同仁街53号	1942	
55	荣安堂	黄林忠	灵光街15号	1944	
56	协兴泰药号	李森煊	拓东街484号	1944	
57	泰安堂	冯仲文	拓东路375号	1944	
58	同济药号	夏兆祥	东寺街125号	1945	
59	宝华利	陈国鸿	正义路第425号	1946	
60	彩云祥	冯振扬	同仁街30号	1946	
61	福康药号	李荣富	福照街14号	1946	
62	全安益记药号	全梓益	武成路130号	1946	
63	泰和药号	杨汉辉	正义路514-515号	1946	
64	同德药行	古芝纯	威远街云兴巷8号	1946	
65	益寿药号	梁文义	正义路546号	1946	
66	炽记昌余记	李秀霞	金碧路197-198号	1947	①
67	春和堂	李振芳	大观路25号	1947	
68	宏康药号	皮绍梁	金碧路361号	1947	
69	仁康药号	何崇仁	绥靖路129号	1947	
70	天义药号	全天义	武成路126号	1947	
71	万康药号	尹子祥	钱局街木牌坊巷15号	1947	
72	云南大药房	夏兆麟	金碧路172号	1947	

① 昆明市药材公司“一九五六年昆明市中药行业私营工商业参加公私合营店铺表（1987）”“炽沐余记”，据档案为“炽记昌沐记”和“炽记昌余记”两个药铺，现分开经营。

续表

序号	药铺名称	经理或负责人	1955年药铺地址	创立年份	备注
73	明生利	覃光庭	金碧路122号	1948	
74	云鹏药室	杨云鹏	东寺街99号	1948	
75	福兴泰办庄	梁仲文	鱼课司街兴邦巷4号	1949	
76	春荣药号	胡春荣	龙翔街190号	1950	
77	民康药号	邵谦、邵克民	青云街355号	1950	
78	万生药号	傅玉琨	东寺街第159号	1950	
79	利济药室	梁燮	青云路234号	1951	
80	天德国药号	杨映波	大观路21号	1951	
81	益康堂	吴玉元	青云路100号	1951	
82	协和药号	赵明浦	好生巷3号	1952	
83	德泰药号	李春江	柿花巷1号	1953	
84	鸿生号	卢鸿慈	庆云街福庆巷2号	1953	
85	回春堂	张永昌	金碧路371号	1953	
86	万生丰记	潘克勤	东寺街210号	1954	

1 双美号（朱亮卿）

双美号，1955年位于正义路永升巷2号，经理为朱亮卿。朱亮卿1955年为47岁，男，云南省昆明市人，高小文化，汉族，出身于商人家庭。

双美号，1955年的固定资金为72元，流动资金为355元。1954年全年营业额为790元，1955年1月至11月营业额为813.4元。

据1955年昆明市工商业联合会会员登记表[①]，朱亮卿填写的个人简历为："由1915年至1919年，在家庭初步学习，认字，读书4年。1919年至1921年，进私学馆读书3年。1922年至1926年，进云南开智印刷公司，学徒3年，工人2年。稍有积蓄后，1927年至

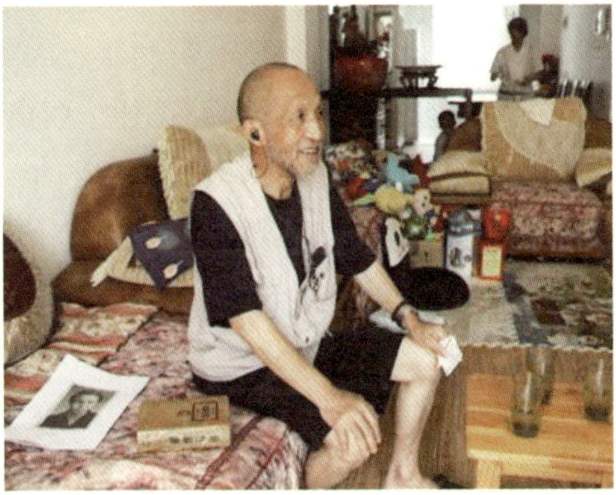

双美号后代朱亮卿的次子朱禄华2018年7月2日在昆明接受采访（杨祝庆摄）

① 昆明市工商业联合会会员登记表（双美号），出自昆明市工商业联合会国药业会员登记表（1955年12月），昆明市档案馆，档号：7～3－31～24，简称"会员登记表"，下同。

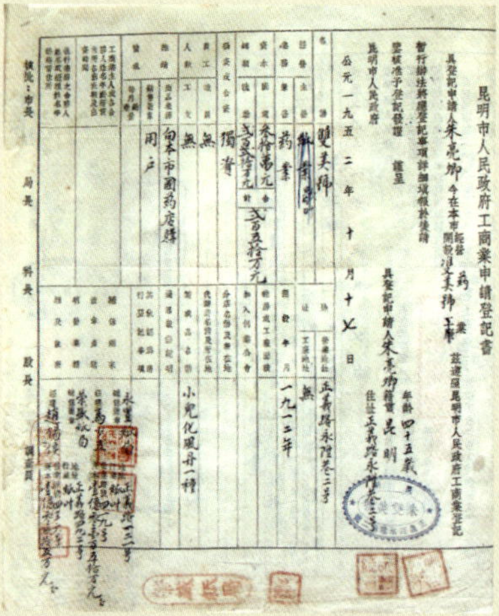
昆明市人民政府工商業申請登記書

1952年双美号申请登记书（昆明市档案馆藏）

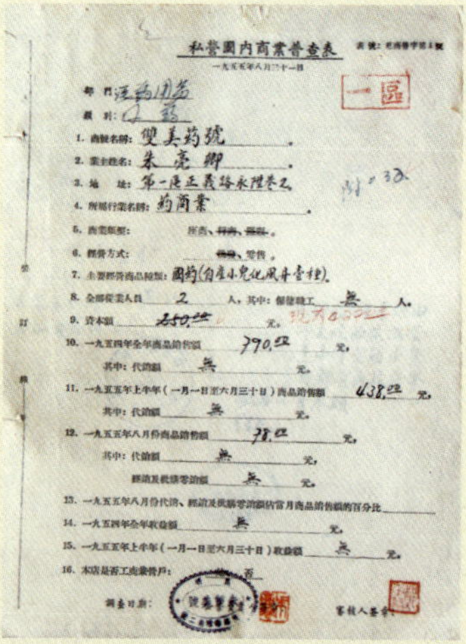
私營國內商業普查表

1955年双美号自产小儿化风丹（昆明市档案馆藏）

1930年，自设茂兴家庭织袜社4年，因销路滞塞停业。1931年至1932年，在协恒昌服务，（任）职员2年，该号结束停业。1933年至1941年，自设卿记油墨号9年。因海防日军登陆交通被阻停业。1942年至1951年，五人合伙开设维新纸号10年，因营业亏折，呈准歇业。由1952年至1955年，负责本企业（双美号）。”

朱亮卿登记的技术与特长不详。药铺成员还有1人：“妻子龚秀珍41岁，为本双美号的从业人员。”此外，儿子朱福华20岁，在第九区碧鸡乡生产社（工作）。女儿朱丽华16岁，在军区护士学校读书。儿子朱禄华12岁，在第四区第三中心小学读书。儿子朱志华8岁，未就学。

双美号的简历为：“双美号为祖传药方，于1912年开业。”

这里的“于1912年开业”是指临街铺面双美号的开业时间。之前为家庭作坊，制药时间肇启于明代洪武十四年（1381年）军医朱双美随军入滇。详见《昆明市志长编·卷七》①和《云南省志·医药志》②。据昆明市人民政府卫生局中药成药底册（1953年）③，双美号所制成药有小儿化风丹一种，包装为纸袋装。

朱亮卿的妻子龚秀珍，为双美号的从业人员。龚秀珍1955年为41岁，女，云南省昆明市人，小学文化程度，汉族，出身于工人家庭，本人为工商业者。

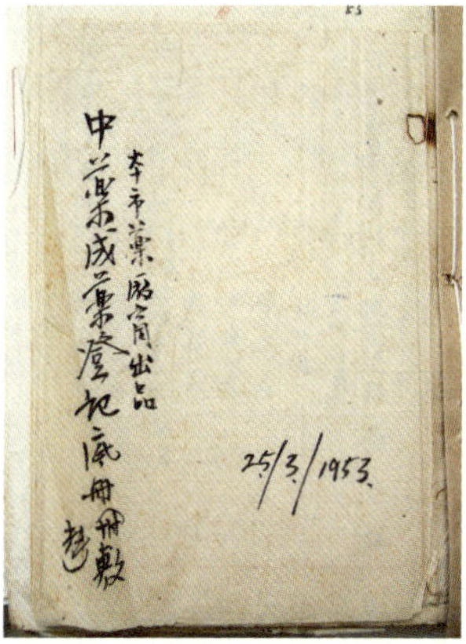

1953年中药成药登记底册封面
（昆明市档案馆藏）

据另一份会员登记表，龚秀珍填写的个人简历为：“由1922年9岁进小学读书3年。1924年小学肄业（有）11岁。由1925年至1931年6年中，跟随家庭做家务，做针线，添帮家庭。1931年，18岁结婚。由1932年至1955年的24年中，全参加本企业（双美号）生产，碾药、制药、合药、做药。”表内的家庭成员情况与上表一致。

① 昆明市志编纂委员会.昆明市志长编·卷七[M].昆明市档案馆资料室藏，1984：571.

② 《云南省志·医药志》编纂委员会.云南省志·医药志[M].昆明：云南人民出版社，1995：306.

③ 昆明市人民政府卫生局中药成药登记底册，出自昆明市卫生局药政科1953年成药审查登记表，昆明市档案馆，档号：85～1～1649，简称“中药成药登记底册（1953年）”，下同。

2 万松草堂（孙永安）

万松草堂，1955年位于武成路224号，经理兼制药人为孙永安。孙永安1955年为73岁，男，云南省昆明市人，大学文化程度，回族，出身于医药世家。

万松草堂，1955年的固定资金为2393.55元，流动资金为19352.55元。有职工3人，均为店员。1954年和1955年全年营业额不详。

据会员登记表，孙永安自述：“（我是）清朝时的秀才，日本士官学校毕业。在蒙古国首都库伦练过兵，云南陆军讲武

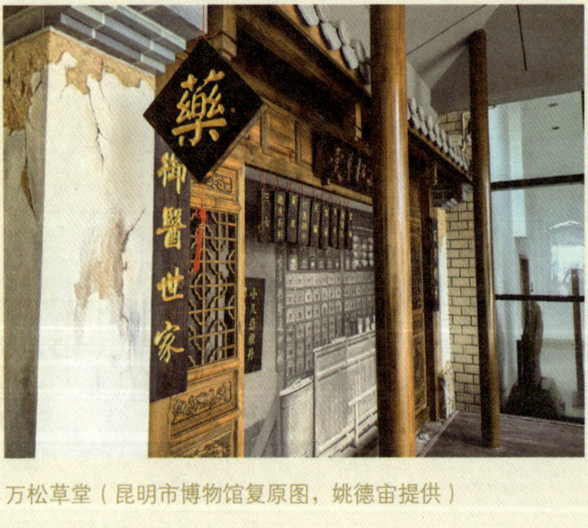

万松草堂（昆明市博物馆复原图，姚德宙提供）

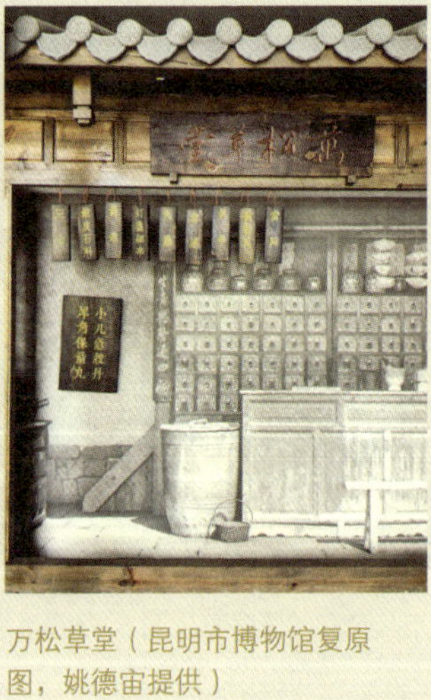

万松草堂（昆明市博物馆复原图，姚德宙提供）

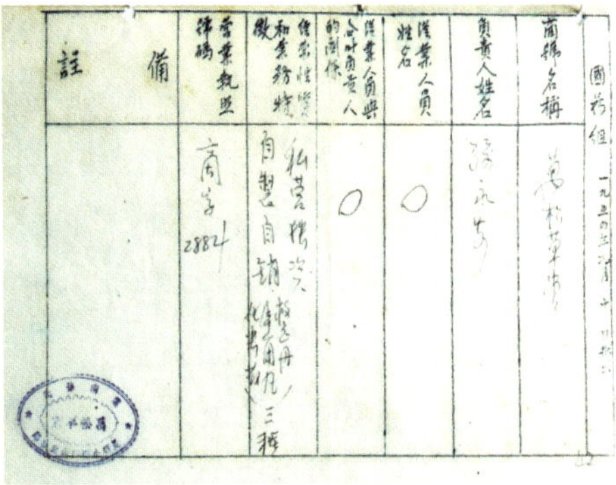

1954年万松草堂呈报表（昆明市档案馆藏）

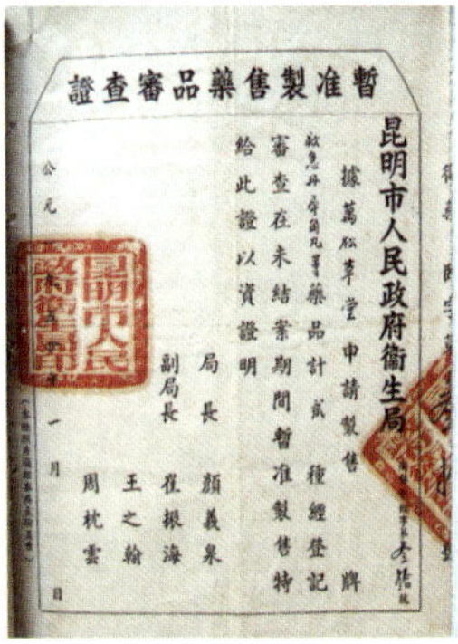

暫准製售藥品審查證

昆明市人民政府衛生局

據萬松草堂申請製售

救急丹等藥品計貳種經登記

審查在未結案期間暫准製售特

給此證以資證明

局長 顏義泉

副局長 崔振海

王之翰

周枕雲

公元 一 月 日

1954年万松草堂的药品证
（昆明市档案馆藏）

堂当过教官，历任反动政府的团长、旅长、总司令、总参谋长、军政司长、省务委员等职。1923年春因政见不合，家居。参与妻子沐春槿制售成药，直到现在（1955年）。”

“向来未参加过任何反动党团和反动会道门。解放前，任云南耆年会主任委员、昆明市慈善会监事、云南和平委员会常务委员。现（1955年）系云南省政协委员会委员。”

孙永安的妻子沐春槿（63岁），为万松草堂的制药人。亡子姘妇李秀芝（42岁），协助制药。还有孙子孙兆和、孙兆兴，均在上学。

孙永安在企业简历中，用毛笔写道：万松草堂是“先人遗产，传留至今。”据孙永安1955年11月在其职工档案中记述：“我店制售成药是由明朝末期先辈遗留下来的。”《云南卫生通志》记载：“孙光豫，昆明县名医。因术精而于明崇祯年间（1628—1644年），被任命为太医院院判。”《昆明卫生志》记载：“孙光豫晚年辞职回乡，专心为人治病，制卖小儿救急丹、犀角保童丸、（化虫散）等成药。”[1]据中药成药登记底册（1953年），万松草堂所制成药有小儿救急丹、犀角保童丸和化虫散三种。

在另一份档案昆明市工商业联合会国药业会员一览表[2]里，孙永安的简历、药铺情况，与上述会员登记表一致。

万松草堂的制药技术人员沐春槿，云南省峨山县人，回族。孙永安为沐春槿记述道：“幼时随父母经营米、盐、油等小商业。未入过学校。结婚后，初受翁、姑制药训练，其后即继承制配我店所卖的成药，如救急丹、化虫散、犀角丸等，直到现在（1955年）。”

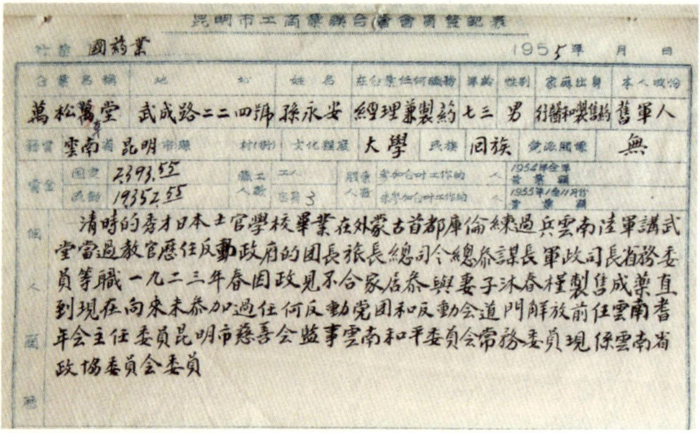

昆明市工商業聯合會會員登記表

行業 國藥業　　1955年 月 日

企業名稱	地址	姓名	在企業任何職務	年齡	性別	家庭出身	本人成份
萬松草堂	武成路二二四號	孫永安	經理兼製藥	七三	男	[illegible]	舊軍人

籍貫 雲南省昆明市縣　文化程度 大學　民族 回族　黨派關係 無

資金 固定 2393.55 流動 19352.55　職工人數 店員3

個人簡歷：清時的秀才日本士官學校畢業在外蒙古首都庫倫練過兵雲南陸軍講武堂當過教官歷任反動政府的团長旅長總司令總參謀長軍政司長省務委員等職一九二三年春因政見不合家居恭與妻子沐春槿製售成藥直到現在向來未參加過任何反動党团和反動会道門解放前任雲南青年会主任委員昆明市慈善会监事雲南和平委員会常務委員現係雲南省政協委員会委員

1955年万松草堂会员登记表（昆明市档案馆藏）

① 昆明卫生志编纂委员会.昆明卫生志[M].昆明：云南人民出版社，1998：428.

② 昆明市工商业联合会会员一览表（万松草堂），出自昆明市工商业联合会国药业会员登记表（1955年12月），昆明市档案馆，档号：7～3-31～10，简称“会员一览表”，下同。

3 云深处（李赞宣）

云深处，全称“云深处松鹤庐药房”，1955年位于如意巷58号，1955年负责人为李赞宣。李赞宣1955年为47岁，男，云南省昆明市绥靖路人，中学文化，回族，出身于工商业家庭。

清康熙年间（1662—1722年），阮锡九的祖辈制作上清丸发售。民国十一年（1922年）十一月十六日阮锡九在一份注册“太平铺”商标的申请上说“祖辈制造上清丸发售，至今二百余年”。[①]1954年3月，上清丸被列入昆明市工商业联合会药商业同业公会[②]编纂的《昆明81种成药配方目录》，作为行业标准。公私合营后，上清丸由“公私合营昆明市中药材加工厂”生产。1974年上清丸被列入《云南省药品标准》，1998年被《卫生部药品标准》收载时，沿用历史名称“阮氏上清丸”之名。2015年以“口咽清丸（阮氏上清丸）”之名，载入《中华人民共和国药典》。2020年版《中华人民共和国药典》正式使用“口咽清丸”作为通用名称。

云深处，1955年的固定资金为25.4元，流动资金为28.6元。1954年全年营业额为3608.5元，1955年1月至11月营业额为

① 昆明中药厂有限公司.老号话非遗：国家非遗昆中药传统中药制剂的传承[M].昆明：云南人民出版社，2019：47.

② 昆明市工商业联合会药商业同业公会，简称昆明市国药商业联合会、昆明市国药业同业公会、国药业公会、药商业同业公会、药商业公会、药材同业公会、药业公会、商公、公会等，下同。

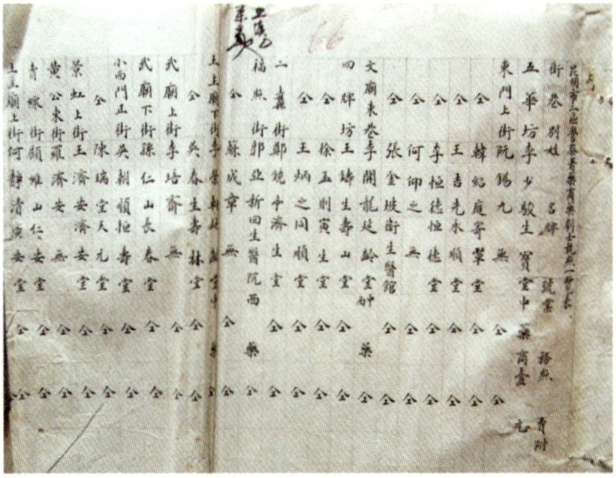

1920年阮锡九的登记册（昆明市档案馆藏）

31296元。

据会员登记表，李赞宣填写的个人简历为："我于1915年至1921年上小学。1921年至1924年上私学。1926年至1930年，在成德中学上中学。1931年至1935年，在清丈处，任三等测丈员。1936年至1943年，在云臣电料行，任电工。1944年至1949年（做）摊贩。1950年至今（1955年）接承本企业。"

李赞宣登记的技术与特长为"制成药"。据中药成药登记底册（1953年），云深处所制成药有补肾丸、调经丸和养命玄珠三种。

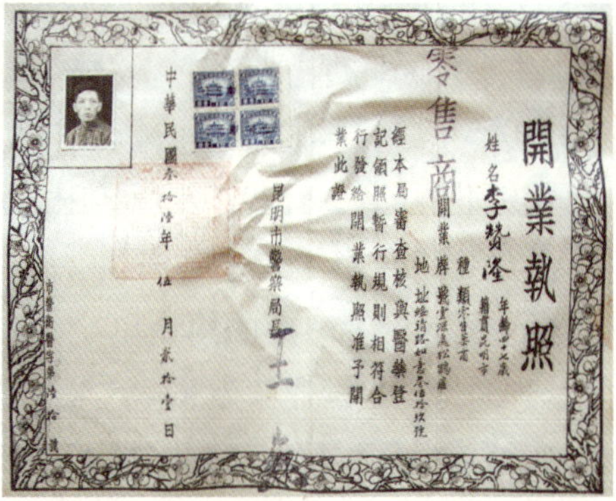

1947年云深处松鹤庐药房李赞隆的营业执照（昆明市档案馆藏）

李赞宣的家庭成员还有2人：儿子李学鲁27岁，省建筑工程局钻探队。女李秀芳14岁，咸宁小学学生。

李赞宣登记的云深处简历为："云深处自1722年之前开业[①]，系自制、自销的守法户。"

---

① 云深处自1722年之前开业，李赞宣记为1886年，据阮锡九记述改。

“云深处”有1名从业人员。据另一份会员登记表，张玉清填写的个人简历：“1913年至1927年在家做家务。1928年来昆明结婚。1928年至1950年做家务，1951年参加企业工作。张玉清为药铺的从业人员。张玉清1955年为49岁，女，云南省榕丰县下堡村人，文化程度不详，汉族，出身于小商业家庭。”表内“家庭成员”栏内为空白。

民国三十六年（1947年）五月二十一日，昆明市警察局局长王巍签署开业执照，向位于绥靖路如意巷59号的云深处松鹤庐的李赞隆（47岁，昆明人，零售药商），颁发了开业执照。[1]

① 开业执照（李赞隆），出自昆明市政府卫生局开业执照（1944—1949），昆明市档案馆藏，档号：32~9~25。

4 体德堂父子药房（赵维丰）

体德堂父子药房，又名“父子体德堂”，1955年位于光华街197号，经理人为赵维丰。赵维丰1955年为48岁，女，云南省昆明市人，文盲，汉族，出身于工人家庭。

父子体德堂，1955年的固定资金为7143.99元，流动资金为676.57元。有职工1人，为店员。1954年全年营业额为2011.01元，1955年1月至11月营业额为1458.72元。

据会员登记表，赵维丰口述的个人简历：“我生于1908年，因自幼贫困，未读过书。8岁时随母亲在家中裱糊锡纸谋生活。父亲赵家祥是锡匠工人，到19岁时与郑小臣（或筱臣）结婚，生育子女4人，在家庭中经常从业，做女金丹。1955年7月，丈夫病故后，由我负责继续经营。”赵维丰登记的技术与特长是“做丸药”。据中药成药登记底册（1953年），体德堂父子药房所制成药有常生丹、固本丹、郑氏女金丹等。

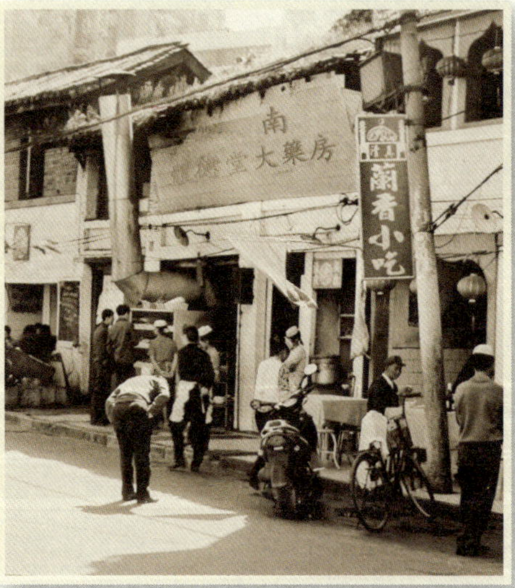

体德堂位于顺城街41–43号的旧址（郑家声提供）

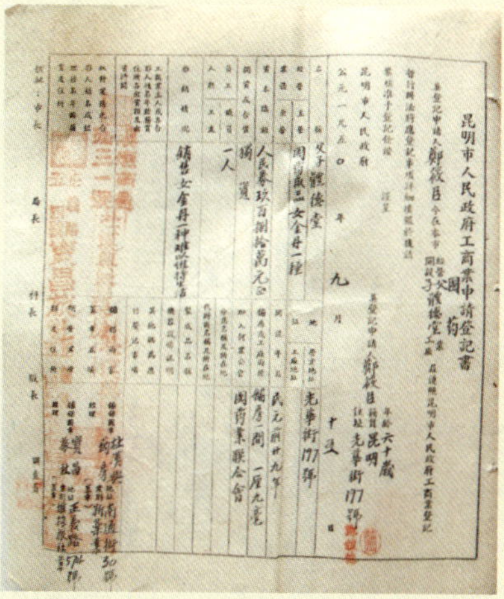
昆明市人民政府工商业申请登记书

1950年父子体德堂登记书（昆明市档案馆藏）

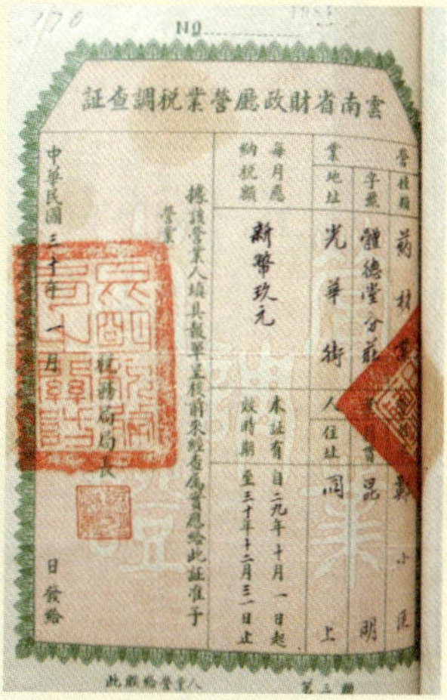
云南省财政厅营业税调查证

1941年体德堂父子药房的纳税表（昆明市档案馆藏）

药铺成员还有2人："儿子郑家声20岁，在贵阳师院读书。儿子郑家兴15岁，在昆明六中读书。"

父子体德堂的简历为："父子体德堂（自）1945年分支营业至现在（1955年），一向做零售业务。1954年平均营业额182.82元，1955年平均营业额268.12元。"

在另一卷档案会员一览表里，赵维丰的个人简历、药铺成员和药铺简历，与上述会员登记表一致。"企业向公司批购药材，自制女金丹，自销。"

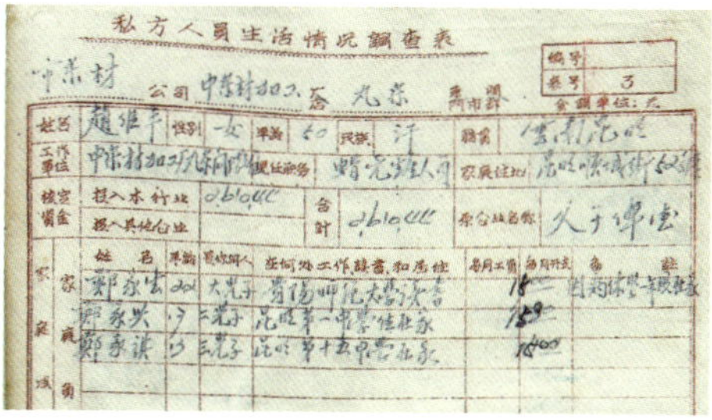
私方人员生活情况调查表

1957年体德堂父子药房情况表（昆明市档案馆藏）

昆明市国药业同业公会国药组在表内写道："该店专营女金丹，历数代。对公债、税收能按期完成任务。"

5 体德堂兄弟药房（郑硕甫）

体德堂兄弟药房，又名“兄弟体德堂”，铺址在民权街康寿巷13号，经理为郑嘉彦，又名郑硕甫。郑硕甫1955年为45岁，男，云南省昆明市民权街人，初中文化程度，汉族，出身于工商业家庭。

据会员登记表，郑硕甫填写的个人简历为：“我生于1910年，自1920年至1926年，在劝学所上小学。1927年，在白寿堂药号当学徒1年。1928年至1929年，在国学专修馆上学。1930年至1936年，在企业参加工作。1936年至1947年，本人到贵阳负责经营成药女金丹。1947年因分家，由贵阳转回昆明，负责经营兄弟药房到现在（1955年）。”

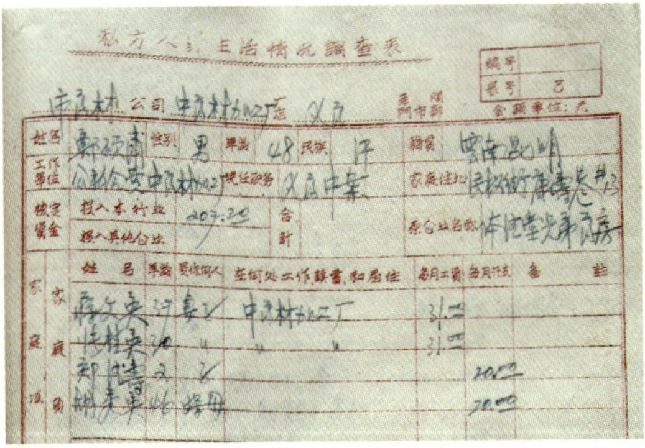

体德堂兄弟药房情况表（昆明市档案馆藏）

郑硕甫的技术与特长未详。药铺成员还有2人：妻子蒋文英39岁，参加企业工作。妻子张桂英29岁，参加企业工作。

兄弟药房的简历为：“兄弟药房于解放前一百年开设，牌名为体德堂药号（1826年）[1]。至1952年时与弟郑嘉宾合伙经营，改牌号为兄弟药房。”

兄弟药房，1955年的固定资金为971.34元，流动资金为3211.5元，有职工6人，其中工人4人，店员2人。股东人数为2人（郑嘉彦和郑嘉宾兄弟俩），未参加药铺工作的1人。1954年全年营业额为22496.19元，1955年1月至11月营业额为19935.87元。郑硕甫备注：“兄弟药房重估时资金合计5500元。1952年至1954年亏损930.68元。1955年（1—8月份）亏损386.48元。”在另一卷档案会员一览表里，郑硕甫的个人简历、药铺情况和家庭成员，与上述一致。

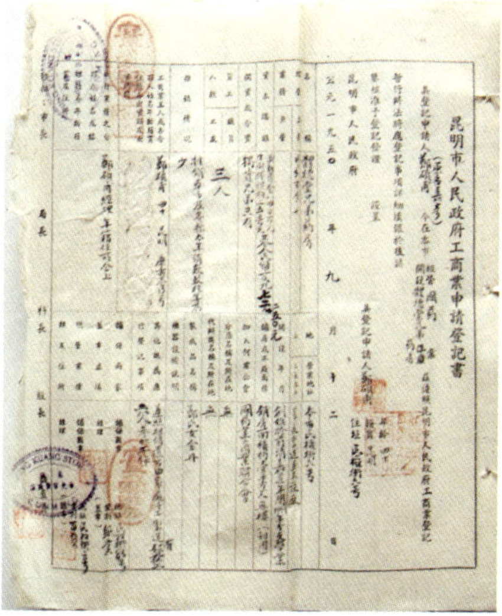
昆明市人民政府工商業申請登記書

1950年体德堂兄弟药房登记书（昆明市档案馆藏）

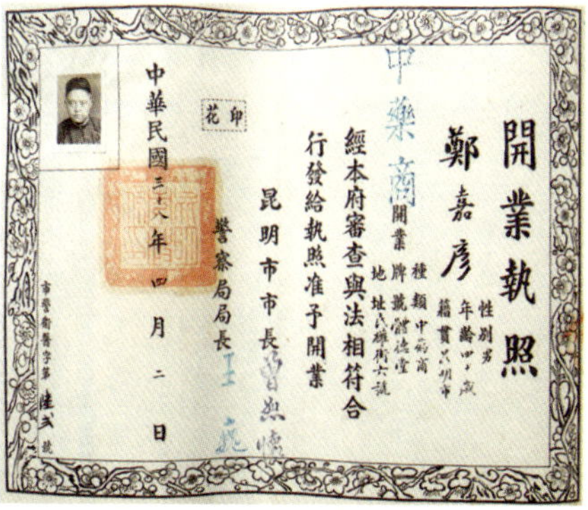
開業執照
鄭嘉彥
經本府審查與法相符合
行發給執照准予開業
昆明市市長
警察局局長
中華民國三十六年四月二日

体德堂的开业执照（昆明市档案馆藏）

郑硕甫的妻子蒋文英，在兄弟药房做丸药和蜡壳。蒋文英1955年为39岁，女，云南省昆明市玉龙堆村人，小学文化，汉族，出身于旧军官家庭。据会员登记表，蒋文英的个人简历为：“1928年至1931年在本市

[1] 昆明中药厂有限公司.老号话非遗：国家非遗昆中药传统中药制剂的传承[M].昆明：云南人民出版社，2019：46.

上学。1932年至1933年，在家操持家务。1934年在昆明同郑硕甫结婚。1935年至1946年，同郑硕甫到贵阳贸易，做丸药女金丹。1947年至1955年，返回昆明即在家担任做蜡壳工作。”

蒋文英的妹子张桂英，也在体德堂兄弟药房做丸药和蜡壳。张桂英1955年为29岁，贵州省贵阳市倒岩村人，小学文化，汉族，出身于贫农家庭。据会员登记表，张桂英“1935年至1941年在家耕田。1942年因父母双亡，在家受嫂子虐待，离开家庭。1943年至1945年，在贵阳当佣工。1946年10月，在贵阳与郑硕甫结婚。1946年11月，同郑硕甫、蒋文英，返回昆明。1947年至1955年，在企业担任做丸药和蜡壳。其间1953年至1954年，曾在文化馆及中华业余学校读书至初中，共4年。有儿子郑德馨1岁。”

据中药成药登记底册（1953年），体德堂兄弟药房制售的中成药有培元固本丹和郑氏女金丹两种。

6 福林堂（李炳然、李炽卿）

福林堂，1955年位于光华街28号，经理为李炳然。李炳然1955年为56岁，男，云南省昆明市人，中学文化程度，汉族，出身于工商业家庭。

据会员登记表，李炳然填写的个人简历为：“负责人李炳然56岁，昆明人，住光华街28号，生于1900年，工商业家庭。7岁入私塾，16岁入联合中学校读书。1918年以学徒方式入福林堂，任学徒。至1947年家父去世，同堂弟弟李炽卿、李照三人管理铺内业务。1952年李照去大连读书，号务即由我担任。”

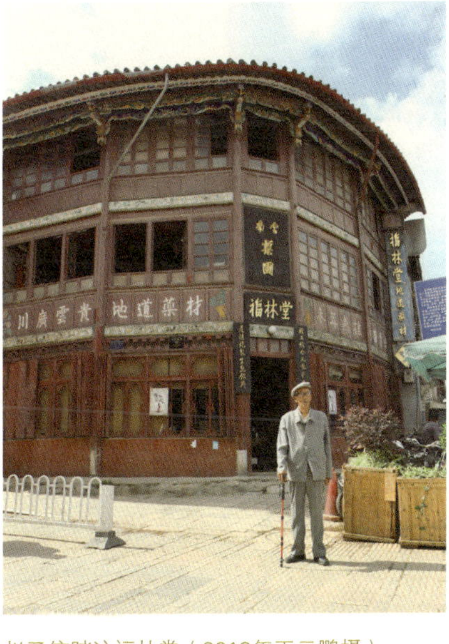

赵子信踏访福林堂（2013年王云鹏摄）

李炳然登记的技术与特长是“辨山货、药材”。药铺成员还有3人：“李炳然的嫂嫂谢荣、妻子姜荣珍和雇工马凤英，均为家庭妇女。

李炳然填写福林堂的简历为：“我的始祖名李德，原籍湖北黄州人，清初贸易至滇。至六世祖李荠林，于咸丰丁巳（1857年）兵燹后，昆明疾病很多，乃成立福林堂于光华街。七世祖李玉卿兼行医术，其去世后家务由曾祖母张氏照料，铺务由何经元经理。是时，伯父（保年）年15岁，父（初年）12岁，相继入号学习。1947年，家父去世，乃同堂弟李炽卿、李照共同照料业务，由李炳然任经理。自成立至今（1955年），并无分支机构。”据中药成药登记底册（1953年），福林堂所制成药有再造丸、烧腰散、龙胆泻肝散、痧药等。

福林堂，1955年的固定资金为45271元，流动资金为20294.017元。有职工20人，均为店员。1954年全年营业额为13240元，1955年1月至11月营业额为38480元。李炳然备注：“福林堂重估财产时，流动资金205299.5元，固定资金36901元。”

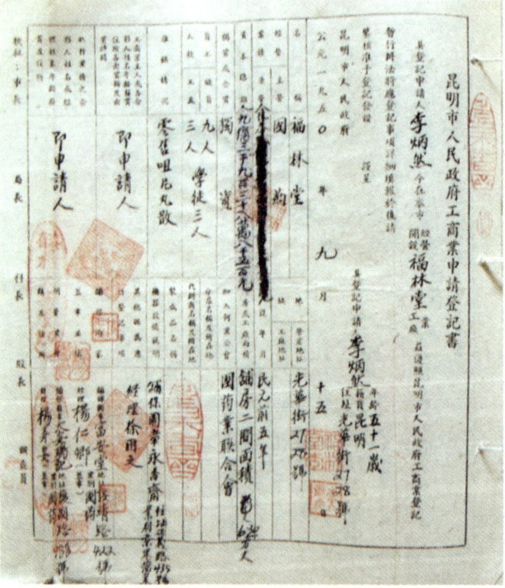
昆明市人民政府工商业申请登记书
具登记申请人李炳然今在本市开设经营福林堂工业商业
福林堂
国药
独资
九人
三人
学徒三人
零售丸丹丸散
光华街
民元前五年
国药业联合会
[redacted]

1950年福林堂的登记书（昆明市档案馆藏）

在另一卷档案会员一览表里，李炳然填写的个人简历为：“读过私塾和中学，1918年起即在福林堂学习业务。1947年他父亲去世后由他（李炳然）担任（福林堂）经理。1953年行业整组后，被推为第一区药业大组副组长。”福林堂的简历为：“福林堂有店员20人。清咸丰丁巳年（1857年）开业，至今（1955年）已有近100年，并无分支机构。”

李炳然的堂弟李炽卿，为福林堂的从业人员。李炽卿1955年为48岁，男，云南省昆明市人，旧学文化程度，汉族，出身于工商业地主家庭。

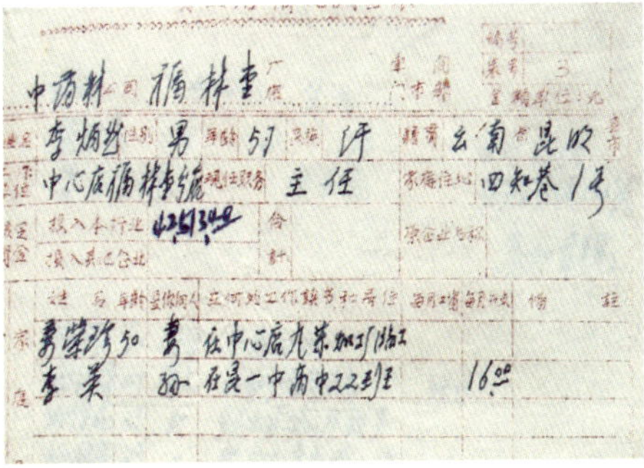

李炳然手迹（昆明市档案馆藏）

据会员登记表，李炽卿填写的个人简历为：“由1914[①]年进私学，至1923年进店，由学徒方式。到1955年在企业工作。解放前，进过中医进修班。解放后，在街支会任过调解委员。”李炽卿登记的技术与特长是“成药配方、营业员”。

李炽卿家的成员还有：李炽卿的妻子萧致珍，家庭妇女兼做企业临时工。女儿李君参军，后在贵州兴义地委会播音站工作。儿子李存忠技工毕业，在玉溪工作。女儿李君碧，在蒙自邮电局工作。其余小孩4人，均在读书。

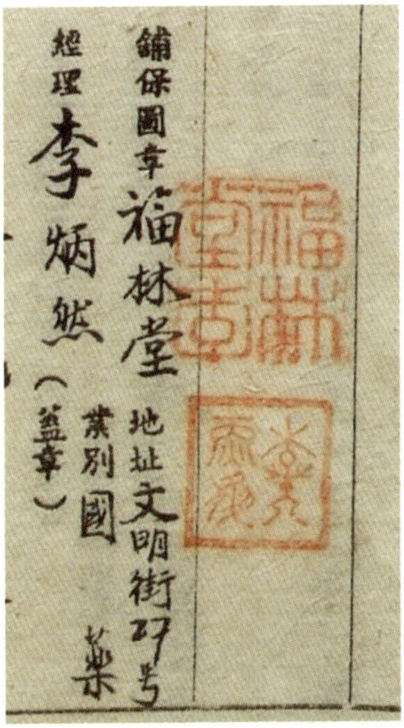

1950年福林堂李炳然印记（昆明市档案馆藏）

李炳然的儿子李存仁，为福林堂的配方员。李存仁1955年为36岁，男，云南省昆明市人，初中文化程度，汉族，出身于

① 1914，原作“1941”，据文理乙转。

工商业地主家庭。

据会员登记表，李存仁填写的个人简历为："1928年入省立师范学校附属小学。1934年高小毕业，入省立富春初中。1937年初中毕业，1938年即入号，学习业务及内部工作。1939年因政府征兵役，经亲友介绍，在省政府军务处任文书，为义务职，在任半年后，因病即辞去职务。于1940年，又在耀龙电力公司收营股，任股员。在这一段时期，除在省政府军务处及耀龙公司白天工作外，我晚间仍在号内工作。1941年，辞去耀龙职务，即在号工作至今（1955年）。"

李存仁登记的技术与特长是"成药配方"。李存仁家的爱人董徽明，家庭妇女兼做号内工作。儿子李英、李荃等，均在念书。

7 太和堂（郎蔚卿、郎少卿）

太和堂，1955年位于正义路143号，铺主为郎蔚卿及其长子郎少卿。郎蔚卿1955年为68岁，男，云南省昆明市人，汉族，出身于工商业家庭。郎少卿1955年为35岁，男，云南省昆明市人，高小文化，汉族，出身于工商业家庭。

据会员登记表，郎蔚卿填写的个人简历为："7岁在私塾读书至15岁，16岁回家，在太和堂企业学习药材业务，在店经理各业务至今（1955年）。"

郎蔚卿登记的技术与特长是"兼习医理"。郎蔚卿为药铺的从业人员。儿子郎少卿为铺主人。

太和堂的从业人员还有2人："郎蔚卿的妻子王惠芳，儿媳张凤英，承担药铺的炊事和杂务工作。"此外，大儿媳周瑞萱，照料家务。次子郎宝璋，在云南省人民政府农林厅水利局工作。女儿郎宝琼，在泸西县人民政府工作。孙子郎自强、孙女郎佩芬、孙子郎康强均在读书。

又据会员登记表，郎少卿填写的个人简历为："6岁起在昆明师附小读书，12岁在县师读书2年，修业。15岁在长泰兴布店做练习生。17岁在本企业（太和堂）从业至今（1955年）。"

太和堂的简历为："太和堂开业于1874年，零售各种国药，兼制各种丸药。"

太和堂，1955年的固定资金为7141.56元，流动资金不详。

有职工1人，为店员。1954年全年营业额为8182.15元，1955年1月至11月营业额为7925.55元。

在另一卷档案会员一览表里，郎少卿填写的个人简历为：“读过小学和县师共7年。离校后在长泰兴布当练习生，由17岁时回到本企业学习业务，负责经营。”

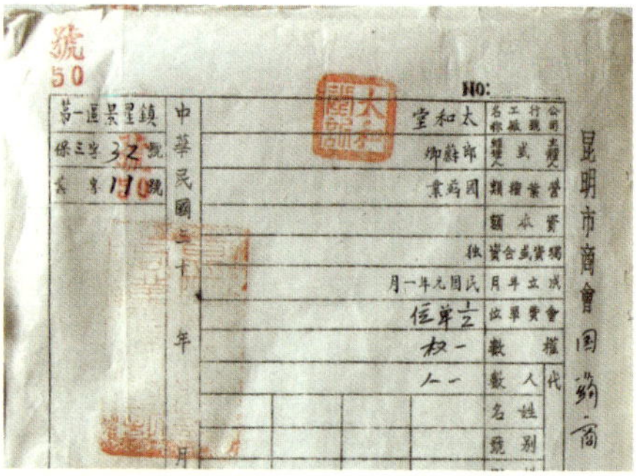
昆明市商會國藥商
號 50
No:
太和堂
郎蔚卿
國藥業
民國九年一月
中華民國 年 月

太和堂登记表（昆明市档案馆藏）

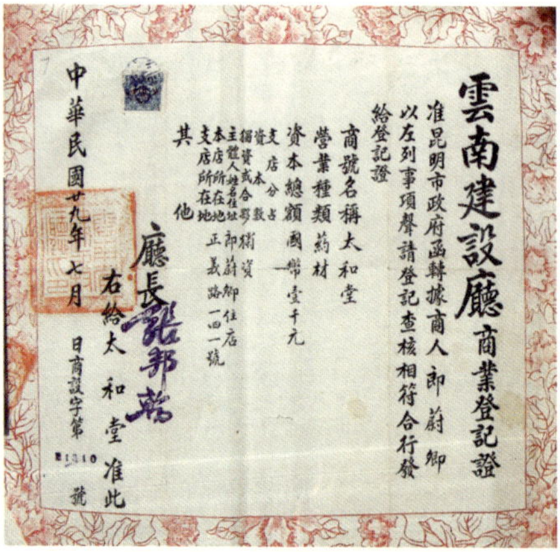
雲南建設廳商業登記證
准昆明市政府函轉據商人郎蔚卿
以左列事項聲請登記查核相符合行發
給登記證
商號名稱 太和堂
營業種類 藥材
資本總額 國幣壹千元
獨資
主體人姓名住址 郎蔚卿 住店
本店所在地 正義路一四一號
支店所在地
其他
右給太和堂 准此
廳長
中華民國廿九年七月 日
商設字第1310號

1940年太和堂登记证（昆明市档案馆藏）

郎少卿的母亲王惠芳为药铺的炊事和杂务人员。王惠芳1955年为67岁，云南省昆明市人，汉族。王惠芳的个人简历为：“7岁时就学一年。8岁时参加家务劳动。22岁结婚，在店内做炊事工作及一切杂务至今（1955年）。”郎少卿的兄嫂张凤英，也为药铺的炊事人员。张凤英1955年为38岁，云南省昆明市人，汉族，出身于工商业家庭。

8 恒德堂（李仲芝）

恒德堂，1955年位于绥靖路226号，铺主为李仲芝。李仲芝1955年为46岁，女，云南省昆明市绥靖路人，文盲，汉族，出身于医务工作者家庭。

据会员登记表，李仲芝的个人简历为：“自幼父母双亡，寄养在亲戚家，从小料理家务。16岁结婚以后帮助店铺工作。1930年丈夫亡故以后承继企业，独立管理经营到现在（1955年）。”

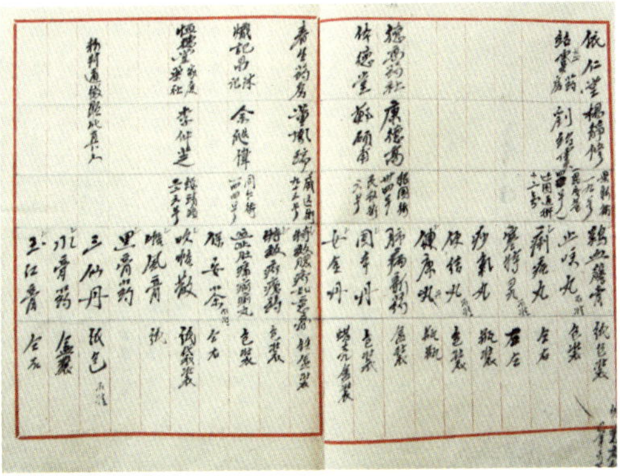

1953年中药成药登记底册中的恒德堂（昆明市档案馆藏）

李仲芝登记的技术与特长是“自己配制膏药，以及散剂技术”。据中药成药登记底册（1953年），恒德堂所制成药有吹喉散、喉风膏、黑膏药、三仙丹、水膏药、玉红膏、红升丹和白玉丹（解毒丹）。

恒德堂的简历为：“恒德堂自1880年10月13日开业，在1930年李仲芝的丈夫亡故后，（李仲芝）自己继续本企业的经营。（恒德堂做）零售业务。（恒德堂为李仲芝）本人独立经营，独立劳动，并无家庭其他人员参加。”

恒德堂，1955年的固定资金为60.65元，流动资金为93.32元，1954年全年营业额为271.85元，1955年1月至11月营业额为247.12元。

9 杨衡源保龄药室（杨润生）

杨衡源保龄药室，简称“保龄药室”，1955年位于正义路215号，铺主为杨本澍（别号润生）。杨润生1955年为64岁，男，云南省昆明市人，私塾文化程度，汉族，出身于工商业家庭。保龄药室，与瀛仙药室，同为衡源药号的分店。

清光绪十二年（1886年）[1]，昆明人杨鉴衡和杨平山兄弟两人，在南大街215号，以杨鉴衡之衡字为号，创建店铺，招牌起名为衡源号。起初，主做烟灰，销往北京；兼办山货药材。后因朝廷有禁烟命令，即收歇烟业，专意制作丸药，如补中益气丸、六味地黄丸等。清光绪十八年（1892年），加开保龄药室，合名为杨衡源保龄药室，专售药材山货[2]。

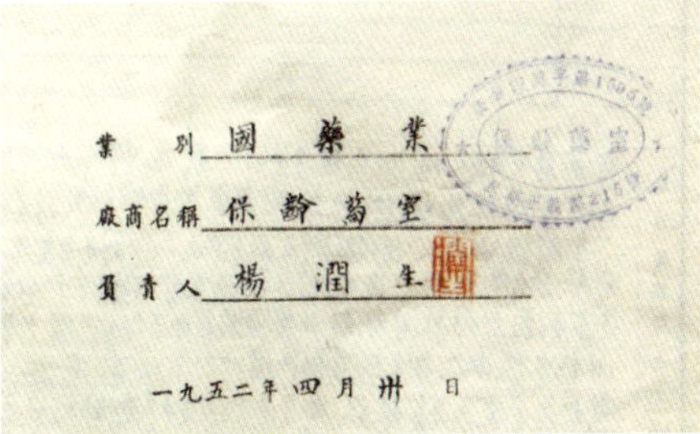

業别 國藥業

廠商名稱 保齡藥室

負責人 楊潤生

一九五二年四月卅日

1952年保龄药室的图印（昆明市档案馆藏）

据会员登记表，杨润生填写的个人简历为：“出生于1891年，7岁时在家读私学，至14岁时（跟随父亲杨鉴衡）在企业工作，直到现在（1955年）。”

---

① 昆明市人民政府工商业申请登记书（保龄药室，1950），出自昆明市工商业联合会工商业申请登记书（1950年），昆明市档案馆，档号：7~3-31~3-4。

② 具结书（保龄药房），出自昆明市节约检查委员会国药业档案袋，昆明市档案馆，档号：28~73~96。

杨润生的技术与特长为“懂医术，识药材”。据中药成药登记底册（1953年），杨衡源保龄药室所制成药有固精保肾丸和达生丸。

药铺成员还有6人：“妻子王惠卿43岁，做针线及家务。女儿杨立华20岁，在曲靖军区教书。女儿杨立明18岁，在东川建设银行工作。儿子杨立德32岁，无职业。侄子杨少林20岁，在中华学校初中上学。儿子杨立基15岁，在侨民小学上学。”

保龄药室的简历为：“保龄药室从公元1886年开设[1]，售卖丸、散、成药。”

保龄药室，1955年的固定资金为19334.09元，流动资金为27945.91元。有职工16人，其中工人13人，店员3人。1954年和1955年1月至11月营业额不详。

在另一卷档案会员一览表里，填写的杨润生个人简历、药铺成员和企业起源、职工人数等情况，与上述会员登记表一致。当时药商业国药组的工作人员，在会员一览表里写道：“该店自开业到现在，已历70年，相传数代，为本省著名之成药家。在旧社会时代，制造极为保守，不轻易传授外人，所以在制药的配方上有‘遵法秘制’之说。解放以后，经卫生

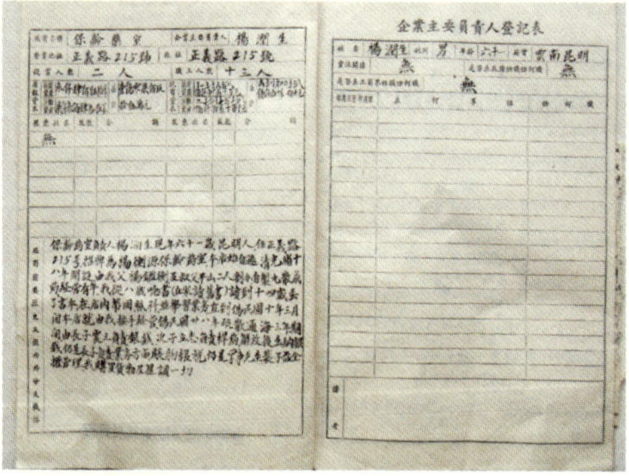
企業主要負責人登記表
保齡藥室
楊潤生
正義路215號
二人
十三人
無
楊潤生　男　六十　雲南昆明
無
無

1952年保龄药室的登记表（昆明市档案馆藏）

① 保龄药室从清光绪十二年（1886年）开设，会员登记表为1885年开设，据1950年昆明市人民政府工商业申请登记表（1886年）改。

机构明文取缔，公开定出配方目录，才将这种不正确的保守思想打破掉。”保龄药室“一方面，能以经济协助玉六堂、福林堂、百龄堂等户完成纳税任务。另一方面，能接受国营领导，多数是向公司进货，如公司没有的才向私商购进。接受公司订货十全大补丸，还能超额完成任务。”

保龄药室全家上手，分工负责。杨润生的儿媳妇李月冰为营业员，兼统计。李月冰1955年为40岁，女，云南省昆明市人，高中文化程度，汉族，出身于工商业家庭。

又据会员登记表，李月冰填写的个人简历：“1922年至1928年，昆明昆华女中附小高小毕业。1929年至1931年，昆明昆华女中初级中学十三班毕业。1931年至1934年，昆明昆华女中高级部十一班毕业。1935年至1937年，昆明市前市立小学第七小学校，任教员。1950年至1951年，参加昆明市第一区妇联

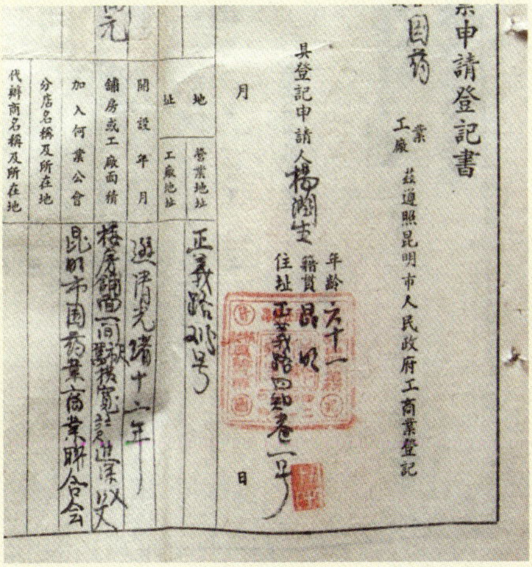
申請登記書
茲遵照昆明市人民政府工商業登記
具登記申請人 楊潤生
年齡 六十一
籍貫 昆明
營業地址
工廠地址
開設年月
鋪房或工廠面積
加入何業公會 昆明市國藥業商業聯合會
分店名稱及所在地
代辦商名稱及所在地

1950年保龄药室登记书局部（昆明市档案馆藏）

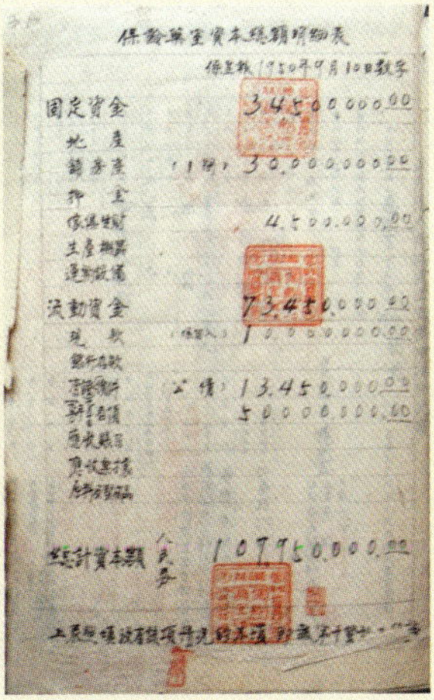
保齡藥室資本總額明細表
固定資金 34,500,000.00
流動資金 73,450,000.00
總計資本額 107,950,000.00

保龄药室资本明细表（昆明市档案馆藏）

第一学习小组学习。1952年至1953年，国药业妇女大组组长，居民卫生小组组长。1951年至1955年，参加企业工作（1952年至1954年9月任出纳工作）。1955年参加工商联（昆明市工商业联合会药商业同业公会）查账组查账工作。”

李月冰为保龄药室的营业员。药铺成员还有5人：“丈夫杨震三39岁，在蒙自草坝农场街上队劳改。儿子杨时康19岁，在甘肃兰州大学汉语文学系一年级读书。女儿杨慧颖13岁，在昆明一中初中二年级读书。李月冰尚有10岁以下女孩2个，共负担5人生活费用。”

杨立志为保龄药室的擀药人员。杨立志1955年为36岁，男，云南省昆明市人，初中文化程度，汉族，出身于工商业家庭。

据第三份会员登记表，杨立志写道：“我生于1919年，当我6岁时，就开始在家读书，直到8岁，才到求实小学上学。15岁又进求实中学，在中学读了一年半后，没有继续读书，在铺中做药。到1941年，昆明拉兵，到蒙自第一集团军总部机要室，任少尉译电员及担任誊写工作。因身体时常害病到昆明医治，后回部队，我又无力担任译电工作，又调到文书课，任司书。不到半月又生病，请假回家，从此就脱离军队，回家到铺中工作直到现在（1955年）。”杨立志家庭成员有1人：妻子龙文焕31岁，在中国人民银行昆明分行工作。

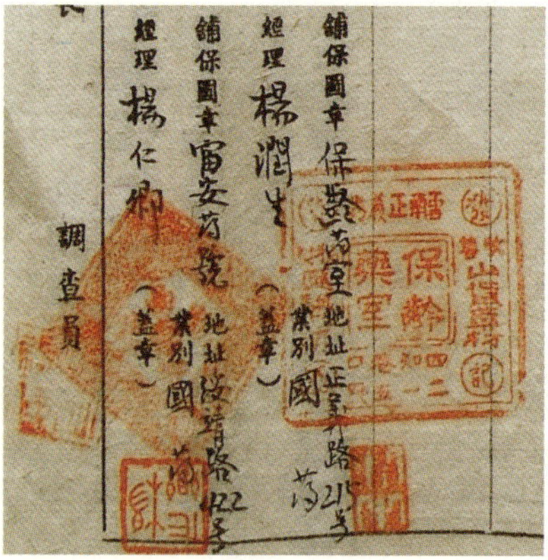

1950年保龄药室的发货图记，告知语为“收售山货药材，精制应验丸药”（昆明市档案馆藏）

10 杨衡源瀛仙药室（黄淑玉）

杨衡源瀛仙药室，简称“瀛仙药室”，1955年位于正义路201号，经理为黄淑玉。黄淑玉1955年为47岁，女，云南省昆明市正义路人，小学文化，汉族，出身于商业资本家家庭。瀛仙药室，与保龄药室，同为衡源药号的分店。

清光绪十二年（1886年），昆明人杨鉴衡和杨平山兄弟两人，在南大街215号，以杨鉴衡之衡字为号，创建店铺，招牌起名为衡源号。

杨鉴衡送侄儿、杨景商之子杨本洲（别号瀛仙）外出学习药业。学成之后，杨本洲奉叔叔杨鉴衡之命，于清光绪癸卯年

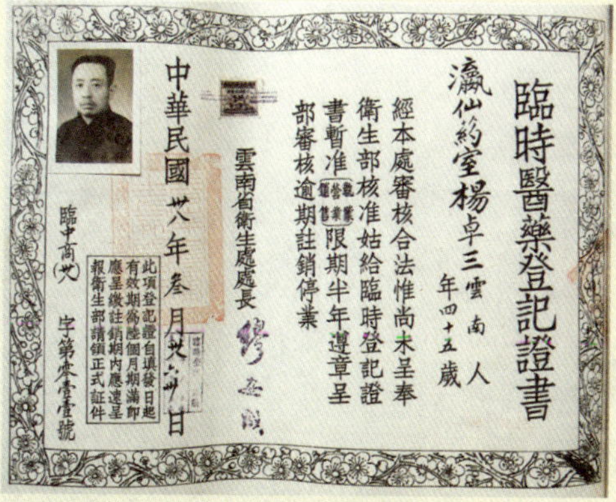

臨時醫藥登記證書

瀛仙葯室楊卓三 雲南人 年四十五歲

經本處審核合法惟尚未呈奉衛生部核准姑給臨時登記證書暫准營業限期半年遵章呈部審核逾期註銷停業

雲南省衛生處處長

中華民國卅六年叁月[illegible]日

此項登記證自填發日起有效期爲陸個月期滿即應呈繳註銷期內應速呈報衛生部請領正式証件

臨中商(丸)字第[illegible]號

瀛仙药室的登记证（昆明市档案馆藏）

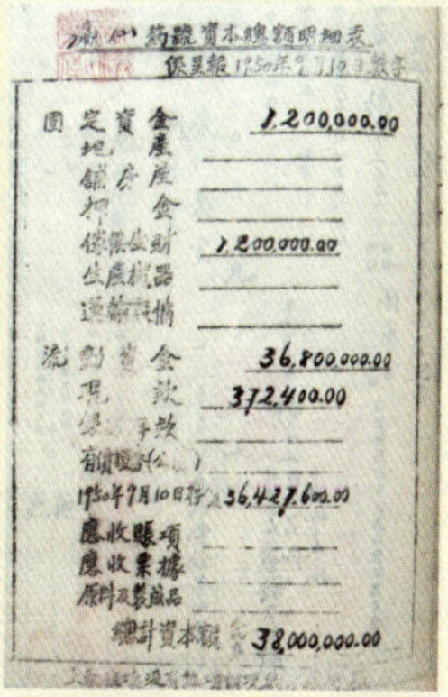

瀛仙药號資本總額明細表

固定資金	1,200,000.00
傢俱公財	1,200,000.00
流動資金	36,800,000.00
現款	372,400.00
1950年7月10日存貨	36,427,600.00
總計資本額	38,000,000.00

1950年瀛仙药室资本表（昆明市档案馆藏）

（1903年）回到保龄药室，受命管理药室事务。杨本洲每月从药室领取月费。经过杨本洲19年的苦心经营，杨衡源保龄药室兴盛一时。

民国十年（1921年）三月杨本洲（别号瀛仙）从堂弟杨本澍和杨本濬分家，另立门户，在庆余巷11号开设杨衡源瀛仙药室。

瀛仙药室，1955年的固定资金为508.96元，流动资金为8922.12元，有职工10人，其中工人8人，店员2人。1954年全年营业额为27971.491元，1955年1月至11月营业额为21425.12元。

据会员登记表，黄淑玉记述的个人简历为："自幼读过两年小学，即在家帮助料理家务。17岁与杨卓三结婚后，即参加企业料理业务，（也做）家务。1953年3月丈夫病故后，即继续经营本企业至今（1955年）。"

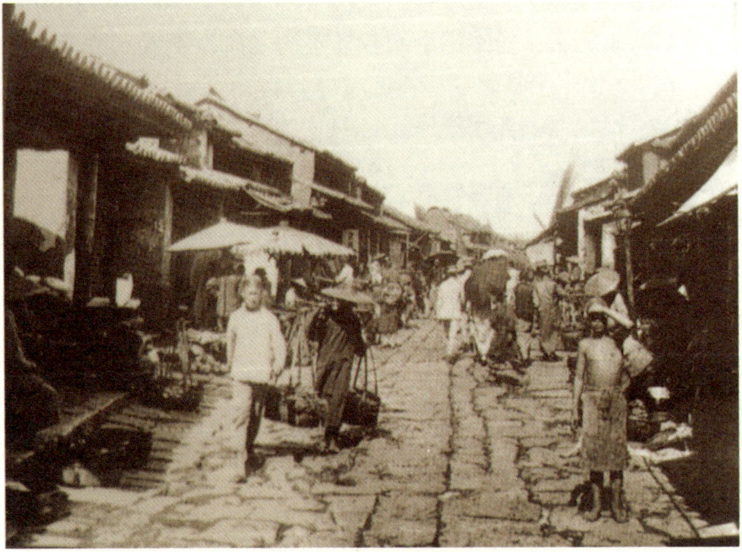

清末南正街（今正义路）马市口处（昆明市档案馆藏）

黄淑玉登记的技术与特长是“配制丸散成药”。据中药成药登记底册（1953年），瀛仙药室制售的成药有：龙胆泻肝散一种。

瀛仙药室药铺的另一位制药人是陈静淑，为黄淑玉的婆婆。陈静淑1955年为66岁，云南省昆明市正义路人，私学文化程度，汉族，出身于商业资本家庭。陈静淑填写的个人简历为：“自幼读过两年私学。与杨瀛仙结婚后，即在本企业参加工作至现在（1955年）。”陈静淑登记的技术与特长是“制丸药”。

陈静淑的家庭成员还有：孙子杨道堃，在沈阳财经学校学习。孙子杨道文，为东川人民银行干部。孙子杨道贤，为德钦县人民银行干部。孙子杨道兴，为个旧勘探队干部。孙女杨琼瑶，在昆明师范学院附中读书。

瀛仙药室的简历：“瀛仙药室自1921年开业至今（1955年），一向做零售业务。”另一份档案会员一览表里，黄淑玉的简历、药铺简历和情况，与上述会员登记表内容一致。表内记载：“因丈夫杨卓三病故，企业由其妻黄淑玉负责经营。做国药批购、零售业务。”

11 石陈氏文记（*石幼卿*）

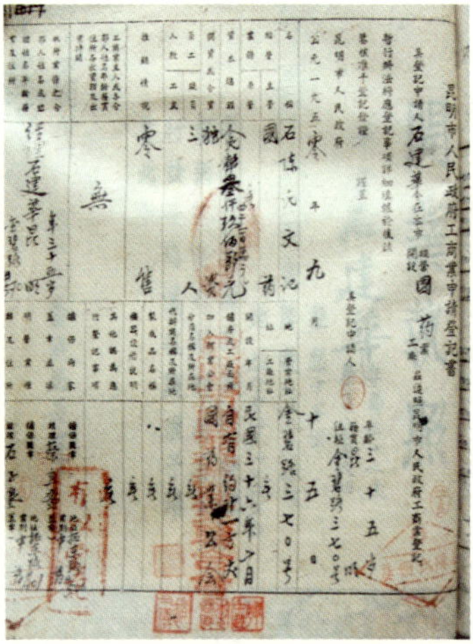
昆明市人民政府工商業申請登記書

1950年石陈氏文记的登记书（昆明市档案馆藏）

石陈氏文记，1955年位于金碧路370号，铺主人为石幼卿。石幼卿1955年为65岁，男，云南省昆明市人，高小文化，汉族，出身于商业资本家家庭。

据会员登记表，石幼卿填写的个人简历为：“自幼随父亲经营药商，并跟随父亲习医，所以中间我从未做过别的事，一直就是开中药店。解放前兼行中医（业）务。”

石陈氏文记的简历为：“本店开业至今（到1955年）已历四代人之久，一直均是以药商为业。”

石陈氏文记，1952年的固定资金为900元，流动资金为3900元，有职工4人，其中炊事1人，会计1人，店员2人。1954年全年营业额为14016.93元，1955年1月至11月营业额为7861.8元。石幼卿记述：“石陈氏文记之流动资金3900元，固定资金900元，系根据1952年之原数额。因为会计一直都没有做出损益，所以在1953年、1954年一直到现在（1955年）会计仍是按照

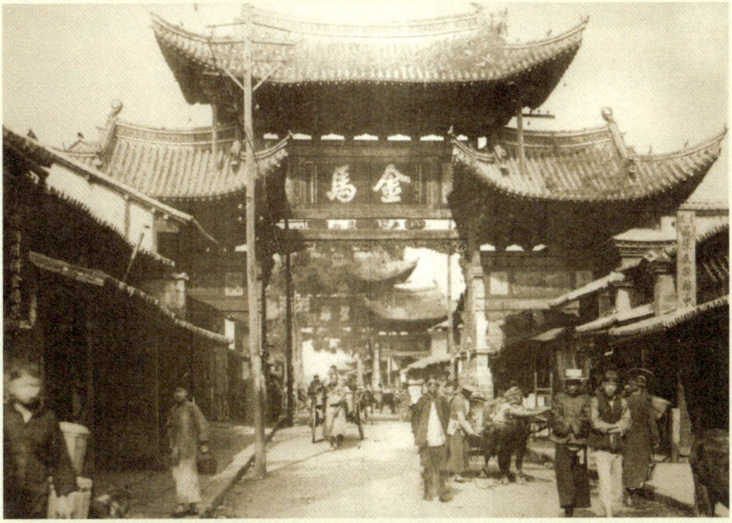

石陈氏大药房（右，云南省博物馆藏）

1952年的流动、固定资金填写。”

石幼卿的妻子周凤仙1955年46岁，住在金碧路370号。儿子石嘉善13岁，住在金碧路370号，在书林小学读书。次子石小毛7岁。

在另一卷档案会员一览表里，石幼卿的个人简历为：“读过书。学过中医。自幼随父亲经营药材。父亲去世后，独自经营，担任本企业（石陈氏文记）经理。妻子周凤仙46岁，儿子石嘉善在小学念书。”石陈氏文记简介：“石陈氏文记有店员3人。解放前开业。”

12 石陈氏云记（石云鹏）

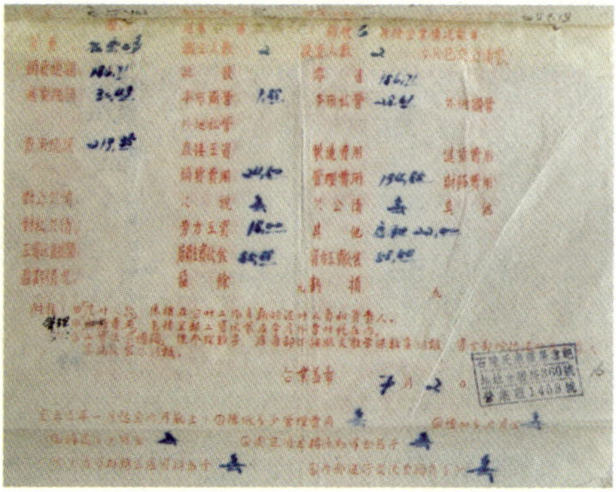

1955年石陈氏云记报表（昆明市档案馆藏）

石陈氏云记，1955年位于金碧路360号，负责人为石云鹏。石云鹏1955年为62岁，男，云南省昆明市人，高小文化，汉族，出身于工商业家庭。

据会员登记表，石云鹏填写的个人简历为：“1884年出生，8岁时进小学，直至高小。修业2年，我有14岁。1909年至1939年，在金马坊石陈氏老铺，随同先父学药材生意。1940年在金碧路360号成立石陈氏云记，开业到现在（1955年）。”

石陈氏云记的简历为：“石陈氏云记，自1940年开业，销售汤药。至1946年改营丸、散、成药，至现在（1955年）。”据中药成药登记底册（1953年），石陈氏云记所制售的成药有：腹泻散、红白痢疾散、虎骨木瓜酒、跌打膏、筋骨痛膏、拔毒膏、四消丸、疥癞疮膏药、苏合丸、达生丸、半夏曲、脐风散、疮科油膏（原名仙升油）和痞积散。

石陈氏云记，1955年的固定资金为1929.22元，流动资金为

2670.78元，有职工3人，其中工人2人，店员1人。1954年全年营业额为2447.44元，1955年1月至11月营业额为2762.4元。

石云鹏的妻子石冯氏45岁，为石桥铺李家佣工。家庭成员还有4人：孩子石嘉骅、石琼衡、石嘉骧、石嘉驹，均在学校念书。在另一卷档案会员一览表里，石云鹏的个人简历、家庭成员、药铺简介，与上述一致。

石陈氏云记的会计为李兴唐。李兴唐1955年为56岁，男，云南省昆明市人，高小文化程度，汉族，出身于城市贫民家庭。

据会员登记表，李兴唐填写的个人简历为："1900年出生。8岁进小学至初中，有14岁。1914年至1925年，在文庙横街赵瑞丰绸缎铺，当学徒，直到当职工。1926年，在正义路德安呢呢庄，当职工。1927年至1930年，在正义路吕昌绸庄（当）职工。1931年至1933年，在正义路向达春本卖部当职工。1934年，资方调往文庙横街逢春号兴安铺当职工。1935年至1940年，在正义路仁记布庄，当职工。1941年至1943年，在正义路向逢春当职工。1944年至1947年，在圆通街卷手工纸烟，维持生活。1948年，在龙井街永固化工厂当职工。1949年，在正义路仁记布庄当职工。1950年被仁记（布庄）解雇，闲居。1951年至1955年，在金碧路石陈氏云记当会计。"李兴唐登记的技术与特长是"会计"。

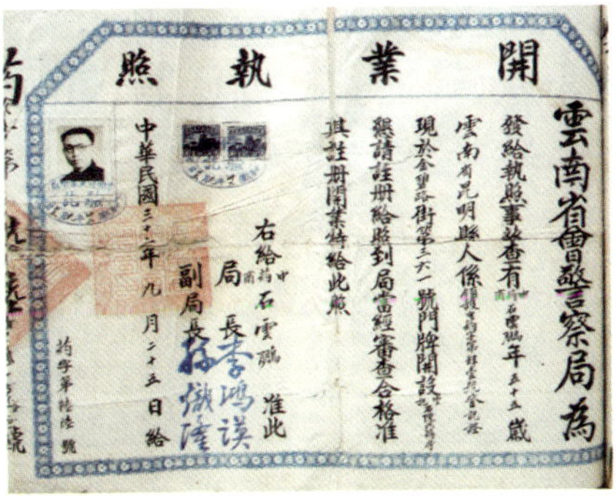
開業執照
雲南省會警察局為
發給執照事茲查有石雲鵬年五十五歲
雲南省昆明縣人係
現於金碧路街第三六一號門牌開設
懇請註冊給照到局當經審查合格准
其註冊開業特給此照
右給石雲鵬准此
局長 李鴻謨
副局長
中華民國三十二年九月二十五日給

1943年石陈氏云记的开业执照（昆明市档案馆藏）

李兴唐的妻子王瑗仙54岁，（在家做）家务。儿子李松年31岁，为蒙自专区医药公司干部。儿媳朱文英，为昆明市专卖局第四批发部职员。

石陈氏云记的制药人为王逵生。王逵生1955年为49岁，男，云南省昆明市人，初中文化程度，汉族，出身于贫农家庭。

据会员登记表，王逵生填写的个人简历为："1906年出生。7岁至15岁初高级小学毕业。1923年至1926年后，入联合中学修业3年。1927年至1928年，在利华昌当学徒。1929年至1930年，改入昆明市政府（当）雇员。1931年至1934年，升工务科学习员、市营人力车经理处办事员。1935年，充省立工业学校教务员。1936年至1938年，任陆良、平彝（今富源）沾益清丈处办事员。1939年至1940年，任石屏县政府庶务员。1941年至1942年，由石屏回昆明闲居。1943年至1944年，充18师1团上尉文书，至1944年终。因染瘴毒请假脱离。1945年至1947年，做土杂行商生意，后到个旧福来祥，任账信员。1948年，充保安员、团上尉文书。1949年，调38师师部任同级文书。1949年12月云南和平解放，随军起义，参加昆明保卫战。1950年1月因患脚肿，请长假脱离。1951年到市郊平沟尾，同友人合伙烧石灰生产。1952年至1955年，在石陈氏云记从业到现在（1955年）。"王逵生登记的技术与特长是"擅长制药"。王逵生的兄长王虚菴56岁，为呈贡万朔村贫农。

13 石陈氏福记（石子良）

石陈氏福记，1955年位于拓东路401号，经理兼营业员为石子良。石子良1955年为39岁，男，云南省昆明市拓东路人，高小文化，汉族，出身于工商业家庭。

石陈氏福记，1955年的固定资金为208元，流动资金为543元，有职工1人，为店员。1954年全年营业额为2441.49元，1955年1月至11月营业额为2340.52元。

据会员登记表，石子良填写的个人简历为：“8岁起上学，在昆明市大东寺，后又在第十五小学校高小毕业。14岁在武成路大成堂当学徒，后又在永康堂、天福药号、大安堂瑞记、个旧庆和药房工作。至民国二十六年（1937年），同父亲在得胜桥成立石陈氏云记，民国三十一年（1942年）结婚。婚后一年即独立谋生，做祖传仙丹油，至1948年又帮云南药房做丸药半年。1949年，自己在拓东路成立石陈氏福记至今（1955年）。”

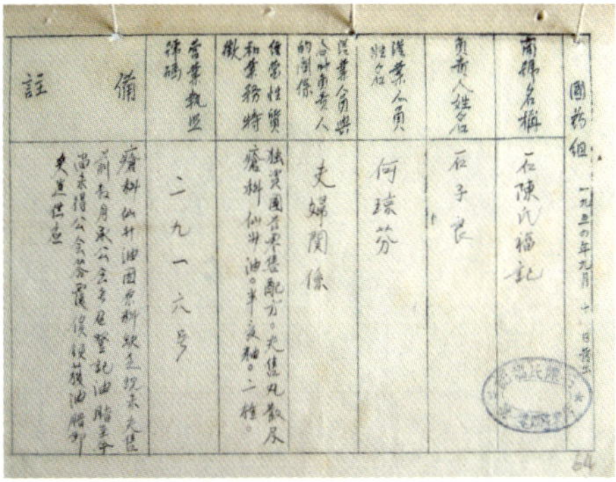

國藥組

商號名稱	負責人姓名	從業人員姓名	從業人員與負責人的關係	經營性質和業務特徵	營業執照號碼	備註
石陳氏福記	石子良	何瑧芬	夫婦關係	[illegible]	二九一六号	[illegible]

石陈氏福记呈报表（昆明市档案馆藏）

石陈氏福记的简历为：“1949年成立至今（1955年），并未间断过。”石子良记述道：“1955年8月3日承政府照顾，经销新药，8月3日起至11月营业额为540.52元。”据中药成药登记底册（1953年），石陈氏福记制售的成药有半夏曲和伤科膏药2种。

石子良登记的技术与特长是“（处理）本药业的各种事务”。药铺成员还有1人：妻子何琼芬，是石陈氏福记的炊事员兼营业员。何琼芬1955年为30岁，云南省昆明市拓东路人，小学文化，汉族，出身于城市贫民家庭。

据另一份会员登记表，何琼芬填写的个人简历为：“在本市乡立学校上学，小学毕业后，经邻居钟桂英介绍，在民生火炭厂做担架。民国二十七年（1938年）后，又在卷烟厂做烟。民国三十一年（1942年）同石子良结婚，在家做家务。1949年石陈氏福记成立，即在店内任炊事及营业员职务至今（1955年）。”何琼芬技术与特长不详。此外，孩子石瑞瑶、石瑞华在上学。

另外，石陈氏还有第4家分铺——石陈氏兴记。据中药成药登记底册（1953年），石陈氏兴记，位于拓东路444号，经理为石仲宣。制售的成药有：疮科油（原名仙升油，纸盒装）、扫疥药粉（纸盒装）、疮科膏药、风湿膏药、跌打膏药、光明眼药水、半夏曲、脐风散、小儿腹痛散、山楂四消丸和赤白痢疾丸。

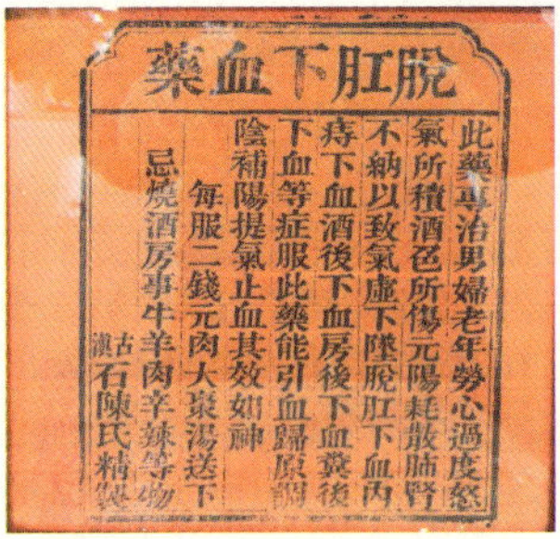
脫肛下血藥
此藥專治男婦老年勞心過度慾
氣所積酒色所傷元陽耗散肺腎
不納以致氣虛下陷脫肛下血內
痔下血酒後下血房後下血糞後
下血等症服此藥能引血歸原滋
陰補陽提氣止血其效如神
每服二錢元肉大棗湯送下
忌燒酒房事牛羊肉辛辣等物
古滇石陳氏精製

清末石陈氏制造的脱肛下血药仿单（云南中医药大学捐赠）

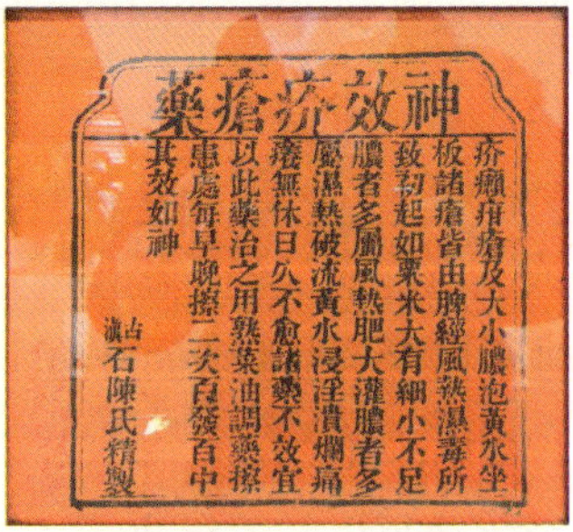
神效疥瘡藥
疥癩疥瘡及大小膿泡黃水坐
板諸瘡皆由脾經風熱濕毒所
致初起如粟米大有細小不足
膿者多屬風熱肥大灌膿者多
屬濕熱破流黃水浸淫潰爛痛
癢無休日久不愈諸藥不效宜
以此藥治之用熟菜油調藥擦
患處每早晚擦二次百發百中
其效如神
古滇石陳氏精製

清末石陈氏制造的疥疮药仿单（云南中医药大学捐赠）

14 拨云堂（沈超然）

拨云堂，1955年位于昆明市武成路31号，药铺经理兼制药人为沈超然。沈超然1955年为58岁，男，云南省通海县南城外十字街人，高中文化程度，汉族，出身于工商业家庭。

据会员登记表，沈超然填写的个人简历为："自6岁时，随父母从通海来昆明，从小学校毕业后，继进云南省立第一中学校毕业，后到云南省财政厅附设之会计养成所修业（1931年）。在读书外，兼学习制药，经营本店（拨云堂）商业。在1929年，充任云南河口督办署科员。1930年，充任过伪滇黔绥靖公署经理处科员，1934年至1945年，充任过昆明兵工厂会计员。又在1946年，充任昆明市政府财政局局长，至本省起义。后奉调西南人民革命大学云南分校受训毕业。以年老病为由，请准长假，专力经营本店（拨云堂）业务，所负经理责任约26年。曾于药业公会（昆明市工商业联合会药商业同业公会）工作，办理收解文教劳保事宜，并推派为成药辅导组组长。"

沈超然登记的技术与特长是"配制处方及会计工作"。据中药成药登记底册（1953年），拨云堂所制成药有拨云锭、珍珠圆（丸）和复光散。

药铺成员还有6人："妻子赵需如50岁，在本企业工作。长子沈斯澄30岁，自云南大学参加组织，随后在昆明市团市工委工作，现（1955年）在中共昆明市委员会工作。次子沈斯淬

23岁，自昆一中学校参加组织，现在团市工委会工作。幼子沈斯渝13岁，高小肄业一年级生。长女沈玉珠25岁，云南大学生物系毕业，现分发至农林厅工作。次女沈秀林19岁，由昆一女中自动参军多年，学习电讯工作，现已转业到蒙自邮电局工作。”

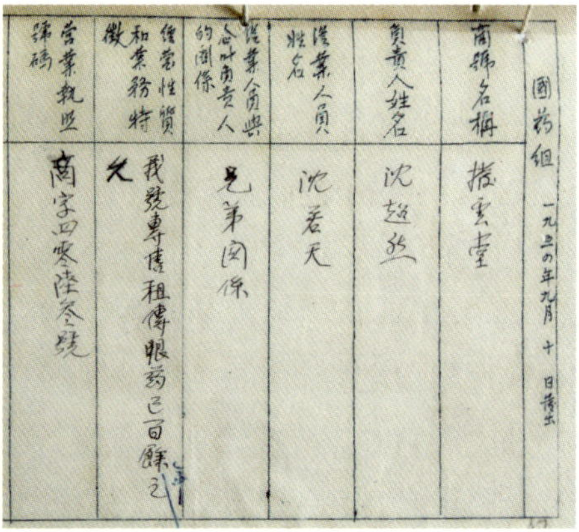
国药组　一九五四年九月十日填出

商號名稱	負責人姓名	從業人員姓名	從業人員與企業負責人的關係	經營性質和業務特徵	營業執照號碼
撥雲堂	沈超然	沈若天	兄弟關係	久 我號專售祖傳眼藥已百餘年	商字四零陸叁號

1954年拨云堂呈报表（昆明市档案馆藏）

拨云堂的简历为：“拨云堂自1892年由通海来昆明开设本店，售卖经验良方眼药。并兼营通海清翳、黄薠药多年。后因鉴于不适于本业，始增资改善，经营京、粤有效成药。在1950年间资本总额只有700元，迨重估财产时，将个人账外的房屋、货品，估计投入企业，共为资本总额币2651.2元。（因）历年亏损及商品减价，现只实有资金1857元。自本年（1955年）8月份起降低管理费用，扩充营业，（情况）已逐渐好转。”

拨云堂，1955年的固定资金为948.9元，流动资金为908.1元。股东人数为3人，其中参加药铺工作的2人，未参加药铺工作的1人。1954年全年营业额为2555.28元，外有房租收益72元。1955年1月至11月营业额为2902元，外有房租收入66元。沈超然注解说：“拨云堂企业为弟兄合伙经营，系自产、自销。家庭工业性质。（沈超然）本人已投入本企业股本额约币为1804.1元。”

沈超然的兄弟沈若天，为拨云堂的会计。沈若天1955年为54岁，男，云南省通海南城十字街人，初中文化程度，汉族，出身于工商业家庭。

据另一份会员登记表，沈若天填写的个人简历为："自幼随父兄来昆明。从小学毕业后，继（续）进初中修业。协助经营本店业务。在1932年以后，至1949年间，曾充过昆明兵工厂总务员，滇黔绥靖公署总务处庶务，昆明市政府稽征处科员等职务。在1949年3月间，由市稽征处请准长假，即在本店内照应，负责会计之职。"

沈若天登记的技术与特长是"炮制药品和记账"。药铺成员还有1人："女儿沈秀芝19岁，由昆十中学校毕业，考入卫生学校毕业，听候分配工作。"

沈若天填写的拨云堂简历为："自1892年由通海来昆明开设本店拨云堂，售卖经验良方眼药，并兼营通海清翳、黄荪等多年。协助我兄照应，合力经营。在1950年间，资本总额只（有）700元，在1952年重估财产时，始与我兄分别将个人房产投入企业，合计登记总额数。"沈若天加注道："本已投入企业拨云堂股本额共为币847.1元。"

沈超然的姑太沈凤英，为药铺杂务人员。沈凤英1955年为68岁，女，云南省通海县人，汉族，出身于工商业家庭。

据会员登记表，沈凤英的个人简历为："自幼时操持家庭杂务，是资方（沈超然）的姑太。长大后，出嫁于张姓，因无生育，于年老时家贫无靠，最终回来在企业内看守门市，售卖，操作杂务至现在（1955年）。"沈凤英登记的技术与特长是"保管工作"。

沈超然的妻子赵需如，在拨云堂承担炮制药料、包装工作。赵需如1955年为50岁，女，云南省通海县南城十字街人，汉族，出身于工商业家庭。赵需如在会员登记表上的个人简历为：“自幼从事家庭杂务。20岁时嫁给资方负责人沈超然，即从事于本企业的一切工作。如煅药、飞药、炮制、包装等，已20余年。是本企业的制药从业人员。” 赵需如登记的技术与特长是“炮制药品、包装、杂务”。

沈若天的妻子刘慧英，也在拨云堂承担炮制、包装工作。刘慧英1955年为55岁，女，云南省通海县南城武庙街人，汉族，出身于工商业家庭。刘慧英在会员登记表上的个人简历为：“自幼从事家庭工作，是资方沈若天的妻室。在本企业负责炮制药品和包装等工作，现已（1955年）20余年。”刘慧英登记的技术与特长是“炮制、包装”。

15 寅生堂（徐显堂、徐世承）

寅生堂，1955年位于武成路157号，经理兼会计为徐世承。徐世承1955年为34岁，男，云南省昆明市武成路人，高中文化，汉族，出身于工商业家庭。

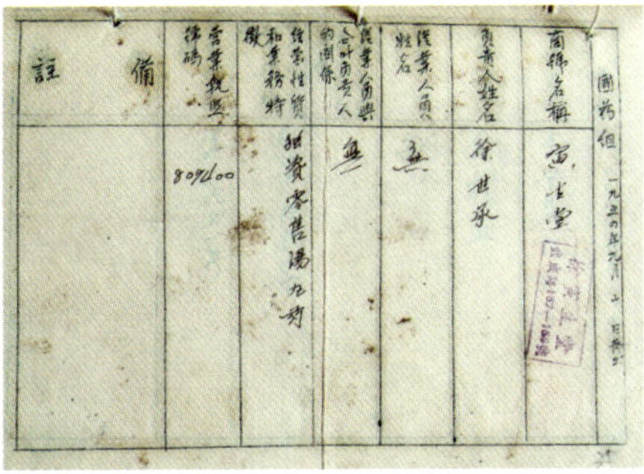

商号名称	负责人姓名	从业人员姓名	从业人员与负责人的关系	经营性质和业务特点	营业执照号码	备注
寅生堂	徐世承	无	无	独资 零售汤丸药	[illegible]	

1954年寅生堂呈报表（昆明市档案馆藏）

寅生堂，1955年固定资金为1322元（负债1189元），流动资金为491元。有职工1人。1954年全年营业额为2172元，1955年1月至11月营业额为1950.44元。

据《滇南抄报》清光绪三十年（公元1904年）八月二十八日广告记载："寅生堂，本号自光绪壬辰年（1892年）始创在滇省城内四牌坊路东，开设药店，不惜银本，采办中外道地生熟药材，发兑所有丸散膏丹、药酒名曲，均遵古炮制法，货真价实，久为人所共信。近日添制数百种以及各门冰霜、水露、药油，尤属加意。谒求朔望送价三成，愿得者无所瞒，验如响，人己无欺，远近称便。铺口设有冲天招牌，金漆葫芦为记，以便光顾。祈不误云。"落款为："雍州徐振扬显堂氏启"显堂为徐振扬的别号。

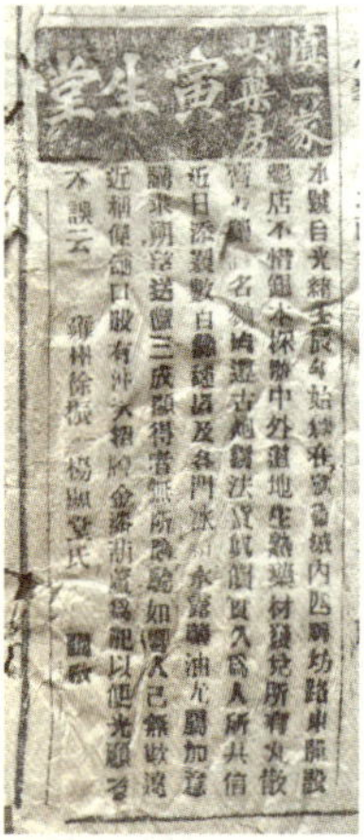

寅生堂在《滇南抄报》上的告示（昆中药藏）

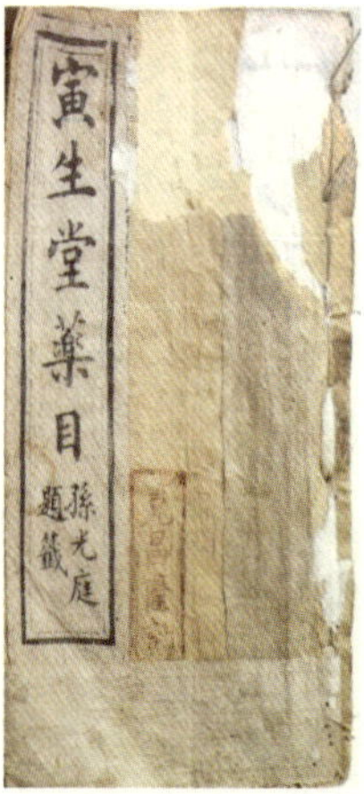

《寅生堂药目》封面（孙光庭题签，赵荣华藏）

徐显堂去世后，由三弟徐孟则经营。1923年，寅生堂在四牌坊时，药剂士为徐孟则。①

据1955年会员登记表记载："寅生堂1892年由徐显堂创业，②至1937年由该长孙继承（即现负责人徐世承）。中间曾由徐世承的三叔（徐孟则）、父亲（徐兴让）、祖母、生母经营，现均已去世。店铺于1937年由正义路迁至华山南路，至1948年底歇业。1949年4月后复业于福照街3号，继迁光华街89号（1950年）、光华街98号（1950年）、武成路157号（1952年8月）至今（1955年）。"

徐世承自述："生于1921年（辛酉）农历正月二十五日。1925年至1926年，为昆女中附设幼稚园学生。1927年至1930年，为昆女中附属第一小学学生。1931年至1933年，为昆明市立高级小学学生，昆华中学补习班学生（半年）。1934年至1936年，为虹山初级中学学生。1937年至1938年，为昆华高级工业职业学校土木系学生，二年级休业回家。其中两度夏季，曾受抗日救国学生军事训练。1939年冬季参加新生活店员训练

① 昆明市二区警察署药商药剂士执照一览表（1923年10月），出自云南省昆明市政公所卫生科"调查换发中西药商执照等（1923—1944）"，昆明市档案馆，档号：32～9～2.

② 寅生堂1892年由徐显堂创业，会员登记表为"1903年由徐显堂创业"，据《滇南抄报》改为1892年。

班，训练期1个月，分早、晚两班，每星期6次，每次2小时，学习礼义廉耻。在省部内，旧大道生经理周润苍为讲师之一。1940年春季组成同学会（黄色工会），我担任第三股股长，对外活动是做救亡工作，演街头剧，此时集体加入国民党。1940年夏季，脱离店员同学会，到蒙自做工程，交通线即公路的路基、碎石路面、小桥梁、涵洞等（包商徐兴让建筑厂）。1940年秋季至1841年，做干海子工程、跑道工程等，任现场施工、管工（包商裕庆公司及徐兴让建筑厂）。1942年农历四月底生母病故，正式经营寅生堂业务。”

“1942年秋季复学天南中学2个月，店务无人又失学，照应店内业务至1943年冬季。1943年冬季，邮政总局，雇员3个月，自动辞雇（薪金太微），回寅生堂。1944年至1948年底，照顾寅生堂业务。短时间内参加包商徐兴让建筑厂秦菜冲（縠谷闸）运料工程，弥勒曲园东沟运料工程等。1949年4月复业至今（1955年）。先后担任公会筹委会（昆明市工商业联合会药商业同业公会筹备委员会）委员，1950年、1951年的税评委员至副主席委员，重估财产副主任委员等职，1955年担任二区辅导组长职（均指国药业）。”

徐世承登记的技术与特长是“在国药方面，国药的药性及成药的制造、秘方制造。会计方面，普通会计学（自修）。工程方面，现场施工、管理等（绘图、设计写生）。图画方面：专长图案的设计、自作、绘制”。

徐世承的家庭成员有：“妻子顾琼淑33岁，昆华医院化验室工作（工会）。生父徐兴让，在武成路157号本店行医（卫协）。胞妹徐因24岁，在有色金属局会计室（工会）工作。姨孃毕澈凤36岁，云南大学职工食堂炊事员（工会）。”

16 济生堂（沈淑英）

据《昆明市志长编》记载："济生堂，创于光绪二十一年（公元1895年），经理郑清廷，资金500元，开设在本市二纛街，专售丸药、妇科女金丹、男用壮元丹。"[①]

济生堂是郑氏家族分设的招牌，与体德堂、保生堂、如意堂一起，同为郑氏家族的药铺。体德堂是昆明著名的药铺。在《云南省志·医药志》中有专门介绍：

第一代郑禹臣（生卒年不详），清康熙年间（1662—1722年）天津名医，号梅花，人称梅花老人，擅长妇科，他将专治妇科疾病的配方制成丸药。患不孕症的妇女用后得子，郑家便以"麒麟送子"为商标，制售"郑氏祖传安胎保产达生丸"，又称"郑氏祖传安胎保产女金丹"，简称"郑氏女金丹"。其后代代相传。

济生堂1944年店主为郑少廷，男，50岁，昆明人，店址在民生街12号，属昆明市第二区华山镇五保[②]。1949年4月2日济生堂取得昆明市警察局颁给的开业执照[③]，继续经营。

---

① 昆明市志编纂委员会.昆明市志长编·卷七[M].昆明市档案馆资料室藏，1984：572.

② 昆明市商会国药业同业公会会员登记表（济生堂），出自昆明市工商业联合会国药业会员登记表（1930—1945），昆明市档案馆，档号：7~3-31~17。

③ 开业执照（济生堂），出自昆明市工商行政管理局关于国药业商业户1950年度开业申请表（1950），昆明市档案馆，档号：59~1~2250。

济生堂，1955年位于民生街10号，铺主为沈淑英。沈淑英1955年为47岁，女，云南省昆明市人，文盲，汉族，出身于旧职员家庭。

据会员登记表，沈淑英口述的个人简历为："我与郑少廷结婚后，一直负责家务到现在（1955年）。自我丈夫1952年去世后，我即负责企业到现在（1955年）。"

沈淑英的技术与特长是"做丸药"。据中药成药登记底册（1953年），济生堂所制成药有郑氏女金丹、达生丹、强壮丹、小女金丹等。

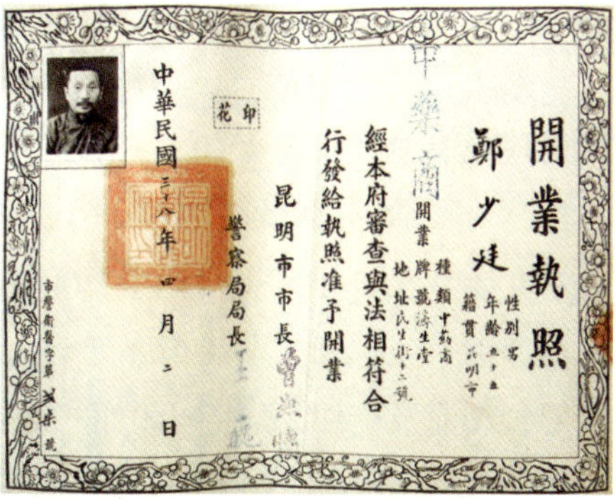
開業執照
鄭少廷 性別 男 年齡 五十五 籍貫 昆明市
中藥商 種類 中藥商 開業牌號 濟生堂 地址 民生街十二號
經本府審查與法相符合行發給執照准予開業
昆明市市長
警察局局長
中華民國三十八年四月二日
印花

1949年济生堂开业执照（昆明市档案馆藏）

药铺成员还有2人：雇工郑东顺40岁，女，参加企业工作；雇工郑芝玉17岁，女，参加企业工作。另外，儿子郑应斗，在福建铁路局工作。儿子郑应中，失学赋闲（在家）。济生堂的简历为："济生堂自开设至今（1955年），数十年并无更动。"

该表备注：济生堂"1954年有实评数额430元，又收益53.76元"。在另一卷档案会员一览表里，济生堂的企业情况，与上述一致。

济生堂，1955年的固定资金为5061.28元，流动资金为8522.49元。有职工4人，其中工人2人，店员2人。1954年全年营业额为16114.6元，1955年1月至11月营业额为18919.1元（收益额50元）。

17 成春堂（彭寂宽）

成春堂，又称“聂成春堂”，店主为聂成春，别号鸿仪，聂耳的父亲，早年在玉溪城内家庭行医兼制药，制售的成药有神效痞积散、救急对丹膏、复阳回固本膏、止戒洋烟丸、偏正头风膏、止咳益气膏、如意紫金膏等（据玉溪聂耳纪念馆资料）。

据成药登记申请表（1953年4月3日），聂成春的妻子彭寂宽记述成春堂的业务经历：“1904年起，即在昆明市开设聂成春药房，配制各种膏药之类。用过的患者一致评价为确有特效。40余年来，治疗一般适应病症的患者已属不少。我店先后在甬道街、威远街、端仕街等处营业。现住庆云街159号营业。大部分汤业及街坊邻居明了我们的情况。”

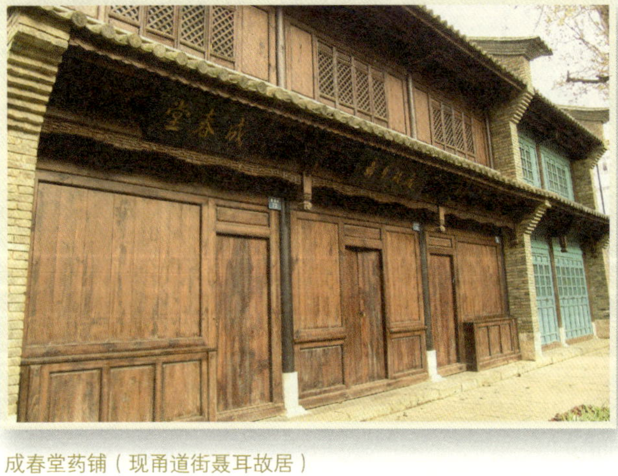

成春堂药铺（现甬道街聂耳故居）

方剂来历是“根据古方或自创方剂配制。配制方法全系家庭实际传授。已有40余年的制药经验”。

聂成春在甬道街东廊中间（现聂耳故居，甬道街72号），双合铺面。聂成春看病，妻子彭寂宽抓药，兼售经验成药。每到夏季，农历初一和十五两日，还赠送截疟丹，用于防治地方病疟疾（俗称“发摆子”）。1912年2月14日，聂耳出生在成春堂。聂耳少年时代和父母居住在这里。1916年聂耳4岁，父亲聂成春去世，母亲操持着药铺。

1930年7月，聂耳自省立第一师范学校毕业后，赴上海当店员。云南是聂耳成长的摇篮。在云南的18个春秋，为日后聂耳走上音乐道路奠定了坚实的基础。1935年3月，聂耳为《风云儿女》创作《义勇军进行曲》。新中国成立后，《义勇军进行曲》被定为国歌。

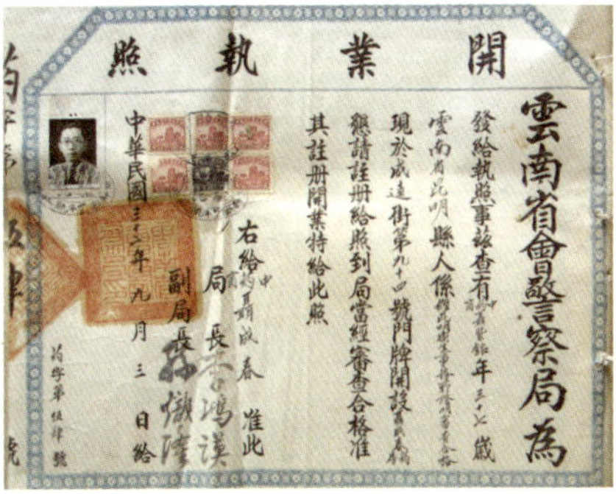
開業執照
雲南省會警察局為
發給執照事茲查有　　年三十七歲
雲南省昆明縣人係
現於威遠街第九十四號門牌開設
懇請註册給照到局當經審查合格准
其註册開業特給此照
右給　　成春　准此
局長
副局長
中華民國三十二年九月三日給

1943年成春堂药房聂紫铭开业执照（昆明市档案馆藏）

聂耳去世后，成春堂药房搬到威远街94号，聂耳的二哥聂紫铭取得云南省会警察局颁发的开业执照（1943年9月3日），继续经营成春堂。1950年搬到庆云街159号，铺房一间，彭寂宽经管药铺，聂耳的二哥聂紫铭参加销售。自制各种国药成药，代售其他普通成药。自制成药有疥疮药（又名干疮药）、珍珠琥珀膏、健脾扫毒丸、止痛桂附膏、舒筋活络跌打膏及夹汗药粉[1]。据中药成

[1] 昆明市人民政府工商业申请登记书（聂成春药房），出自昆明市工商业联合会“国药业工商业申请登记表”（1950），昆明市档案馆，档号：7~3-31~3-4.

药登记底册（1953年），成春堂制造的成药，除以上6种外，还有疳积散、吹喉散、喉痛散、疮膏药。

据《郑家声访问记录》记载：公私合营时，“我母亲（赵维丰）与聂耳的母亲彭寂宽，同在（加工厂）沙朗巷的丸药车间做蜡壳。”又说：“聂老夫人能力很强，经常指导大家干活。”[①]

1956年2月1日，昆明市中药业全行业公私合营，聂耳的母亲参加了公私合营，进入“公私合营昆明市中药材加工厂”（昆明中药厂的前身），为企业的发展作出了重大贡献。

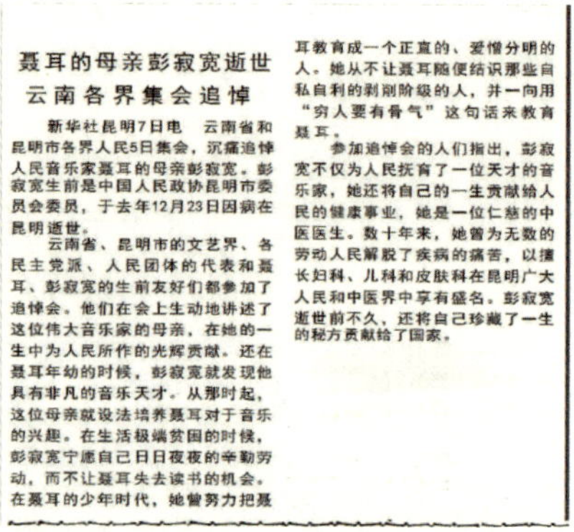

聂耳的母亲彭寂宽逝世
云南各界集会追悼

新华社昆明7日电　云南省和昆明市各界人民5日集会，沉痛追悼人民音乐家聂耳的母亲彭寂宽。彭寂宽生前是中国人民政协昆明市委员会委员，于去年12月23日因病在昆明逝世。

云南省、昆明市的文艺界、各民主党派、人民团体的代表和聂耳、彭寂宽的生前友好们都参加了追悼会。他们在会上生动地讲述了这位伟大音乐家的母亲，在她的一生中为人民所作的光辉贡献。还在聂耳年幼的时候，彭寂宽就发现他具有非凡的音乐天才。从那时起，这位母亲就设法培养聂耳对于音乐的兴趣。在生活极端贫困的时候，彭寂宽宁愿自己日日夜夜的辛勤劳动，而不让聂耳失去读书的机会。在聂耳的少年时代，她曾努力把聂耳教育成一个正直的、爱憎分明的人。她从不让聂耳随便结识那些自私自利的剥削阶级的人，并一向用“穷人要有骨气”这句话来教育聂耳。

参加追悼会的人们指出，彭寂宽不仅为人民抚育了一位天才的音乐家，她还将自己的一生贡献给人民的健康事业，她是一位仁慈的中医医生。数十年来，她曾为无数的劳动人民解脱了疾病的痛苦，以擅长妇科、儿科和皮肤科在昆明广大人民和中医界中享有盛名。彭寂宽逝世前不久，还将自己珍藏了一生的秘方贡献给了国家。

《人民日报》1957年1月8日第4版对彭寂宽逝世的报道

1956年12月23日，因店主彭寂宽病逝。1957年1月8日《人民日报》第4版对彭寂宽逝世做了报道。文中称：“彭寂宽逝世前不久，还将自己珍藏了一生的秘方贡献给了国家。”报道说：“数十年来，她曾为无数的劳动人民摆脱了疾病的痛苦，以擅长妇科、儿科和皮肤科在昆明广大人民和中医界中享有盛名。”

1987年5月，当时加工厂的上级单位昆明市药材公司编写《昆明市药材公司发展概况》时，附表“一九五六年昆明市中药行业私营工商业参加公私合营店铺表”中未列“成春堂”，其原因不详。据药工后代回忆，成春堂仍被列入本书。

① 昆明中药厂有限公司.老号话非遗：国家非遗昆中药传统中药制剂的传承[M].昆明：云南人民出版社出版，2019：59.

18 福元堂（姚仲逵）

福元堂，又名“姚福元堂”，1955年位于武成路181号，堂号经理为姚仲逵。姚仲逵1955年为50岁，男，云南省昆明市武成路人，大学同等文化程度，汉族，出身于中医家庭，兼行中医业务。

据会员登记表，姚仲逵填写的个人简历为：“5岁启蒙，小学修业，上私塾，学中医，自修文史、绘图。1933年至1940年，任昆明市公私立中学语文、图画教员。1950年，任云南省人民拥政会常务委员、昆明市卫协执委、昆明市文联美协委员。1950年起，任昆明市人民代表会议一、二、三、五区代表。1950年至1952年，任昆明市国药业同业公会主委。1951年，任云南省人民政府文物管理委员会委员。1952年，任昆明市第五区人民代表会议协商委员会委员。1953年，任云南省文史研究馆馆员（不授给证书），任云南省及昆明市工商业联合会委员，任昆明市工商联第二区分会主席。1953年，任昆明市第二区人民代表人会

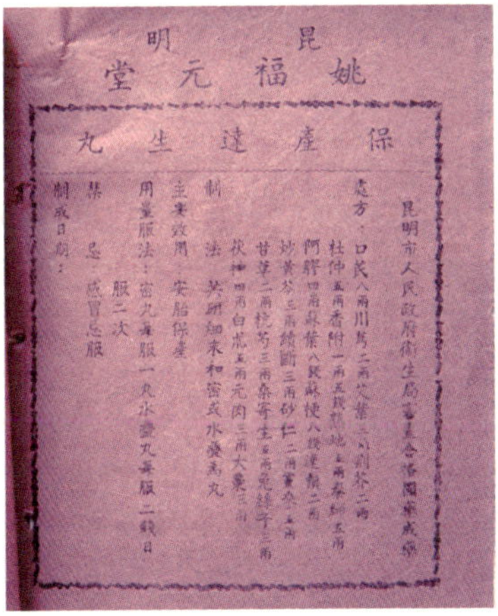

1955年福元堂的仿单（昆明市档案馆藏）

代表。1954年，任昆明市人民代表大会代表。1955年，任政协昆明市委会委员。1955年，参加全国中华医学会昆明分会，为会员。1955年，任中华医学会昆明分会中西医学术交流委员会委员。1955年，任昆明市第二区人民委员会委员。”

姚仲逵登记的技术与特长是“中医，绘图”。姚仲逵的妻子唐永珍49岁，照料家务，并协助药铺。大女儿姚光曙，为北京大学研究院研究生，假期在药铺帮忙。姚光庆、姚宗庆和姚光和在校读书。

福元堂的简历为：“本店开设于1907年（另一说为1906年——编者注），一向专营汤、丸药配方及自制丸、散，零售业务。开业时，呈请金丽泉（已故）为管事。自1905年（疑为笔误——编者）请太幼明为管事，直到1952年。我的父亲（姚静仙）是以当医生为主要业务，店内事务交由管事管理。到1924年家庭分居，企业分为我所有，仍然是请太幼明管事。到

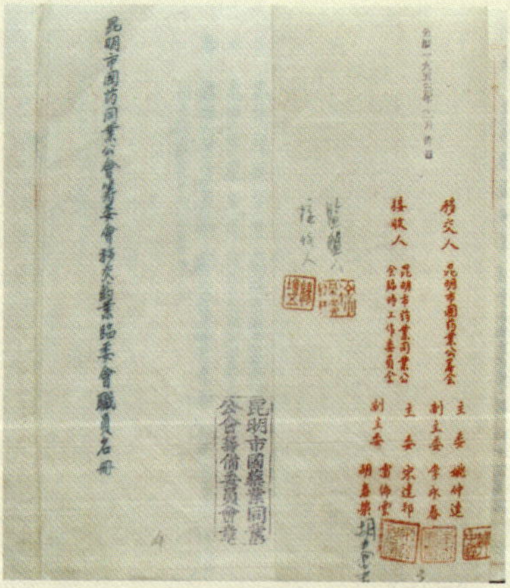

1953年姚仲逵任昆明市国药业公会筹会主委（昆明市档案馆藏）

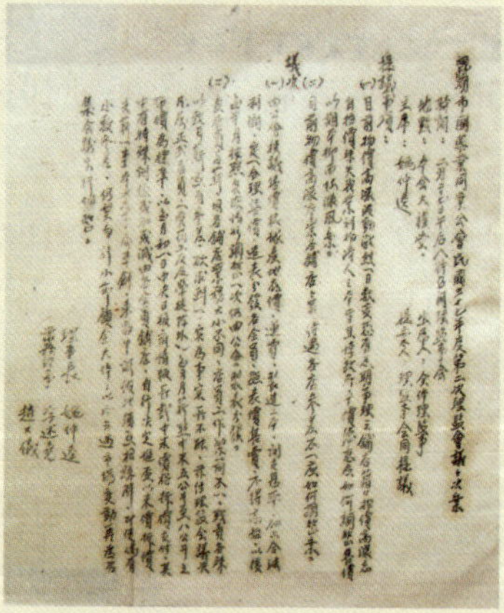

1948年国药公会决议案（姚仲逵）（昆明市档案馆藏）

1952年，即解放后，经过重估财产，才认真整理，建立甲型成本会计及各项制度。经营形式，仍未变更。”据中药成药登记底册（1953年），福元堂制售的成药有保产达生丸、资生广嗣丸、茸鳔丸、麻仁润肠丸、当归芦荟丸、瓦楞散、阳和解凝膏、风湿膏药等。

福元堂，1955年的固定资金为5569.61元，流动资金为25449.19元。有职工18人，其中工人6人，店员12人。股东人数为1人，参加药铺工作。1954年全年营业额为36945.54元，1955年1月至11月营业额为36325.32元。

在另一卷档案会员一览表里，姚仲逵的个人简历、家庭成员、药号简历，与上述会员登记表一致。昆明市国药业同业公会国药组工作人员写道：“姚仲逵本人一贯表现热心、负责，肯做群众工作。最近表现积极，他说：‘我最近诊所经营得比较好。我愿意自1955年1月起企业（堂号）不支付薪水（给我）。我会中医技术，足够维持生活。’他本人（技术）比较先进。该药号为药业大户。均系零售生货。”

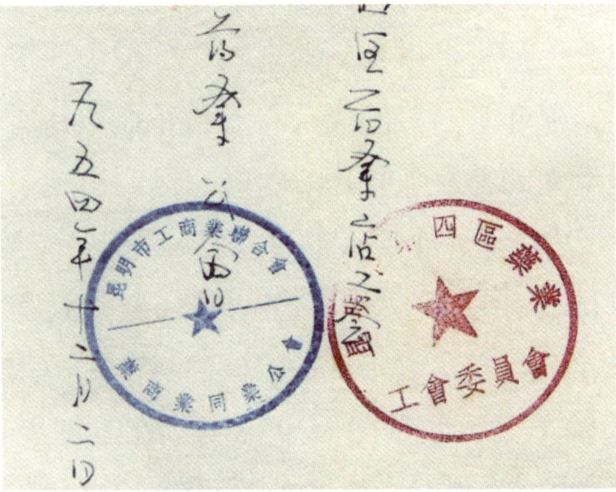

1954年昆明市工商业联合会药商业同业公会印记（昆明市档案馆藏）

19 保和堂（张少阶、张平阶）

保和堂，1955年位于正义路218号，铺主及制造丸药人为张少阶。张少阶1955年为46岁，男，云南省昆明市正义路人，高小文化程度，汉族，出身于商业资本家家庭。

据会员登记表，张少阶填写的个人简历为："我出生于1910年，7岁时上私学，后进入小学，到16岁时高小毕业。后又进入昆明市医师速成班。毕业后回到我父亲所经营的庆余堂同保和堂店内，学习进出口药材、山货、制造丸药、自修制药化学。后来，我父亲年老，我就继承父亲所经营的保和堂，到现在（1955年）。我在伪政府时因抓兵，在省教育会图书室工作一年。"

张少阶登记的技术与特长是"能用有机化学方法提取中药中的有效成分，分析提出及制造丸药"。据中药成药登记底册（1953年），保和堂制售的成药有妇科止血药片、咳嗽出血药片、胎产达生丸和补血强身片。这时，昆明出现了中药片剂，这在云南中药史上是一个巨大的进步。

药铺成员还有7人："妻子李丽卿46岁，家庭妇女。女儿张惠鸣25岁，家庭妇女。儿子张国栋23岁。儿子张国祥20岁，在建云工厂做车工。儿子张国忠18岁，在本铺工作。女儿张惠芬14岁，在昆一女中上学。女儿张惠媛12岁，在求益学园上学。"

保和堂的简历为：“保和堂系1910年我父亲张星阶所开设，我自1951年承继经营，做批发兼零售。因营业日亏，现只有做零售。”

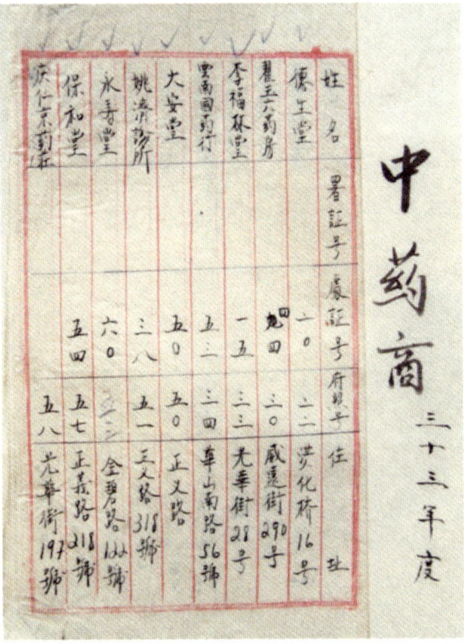
中药商 三十三年度

姓名	署證号	康證号	府照字	住址
德生堂		二〇	二二	[illegible]化桥16号
[illegible]三六药房		四四	三〇	威远街290号
李福林堂		一五	三三	光华街28号
云南国药行		五二	三四	华山南路56号
大安堂		五〇	五〇	正义路
姚济药所		三八	五一	三义路318号
永寿堂		六〇	[illegible]	金碧路144号
保和堂		五四	五七	正义路218号
[illegible]药店			五八	光华街197号

1944年昆明卫生事务所登记的中药商（昆明市档案馆藏）

保和堂，1955年的固定资金为400.89元，流动资金为1706.62元。有职工3人，其中工人1人赵桂英（练习生），店员1人，会计1人。1954年全年营业额为19763.23元，1955年1月至11月营业额为8952.5元。

在另一卷档案会员一览表里，张少阶填写的个人简历为：“文化程度高小毕业。1951年承继父业，任企业负责人，直至现在（1955年）。”药铺成员还有7人。保和堂的简历为：“保和堂有工人3人。1910年开业。企业是张少阶的父亲创立的，1951年由张少阶接替他父亲，继续营业。”与会员登记表内容一致。

张少阶的弟弟张平阶，为保和堂药铺的副经理（从业人员）。张平阶1955年为40岁，男，云南省昆明市正义路人，小学文化程度，汉族，出身于商业资本家家庭。

又据会员登记表，张平阶填写的个人简历为：“1923年，在昆师附小读书，1929年至1942年，随父张星阶在保和堂，学习国药业务。1942年至1945年，在前云南伪宪兵司令部查缉二队，任队员。1951年，曾向绥靖路派出所，交代备案。1952年8月，亦向药业公会（昆明市工商业联合会药商业同业公会）交代。1945年，伪政府改府，改组由伪中央十三团，接受解散，仍回企业，经营国药至今（1955年）。1951年，曾同杨肇勋，占资行商1年。现任药业公会委员，前临时公会（昆明市工商业联合会药商业同业临时工作委员会）委员。”

张平阶登记的技术或特长为“配制丸药”。药铺成员还有2人：“妻子杨肇翠37岁，负责本企业伙食，并做丸药。女儿张惠珍16岁，昆师附中二年级。”

在另一卷会员一览表里，张平阶的简历为：“小学毕业。1929年至1942年，在本企业学习业务。1942年至1945年，在伪宪兵司令部查缉工队当队员。1945年，后回店任业务员，兼担任临时工会委员，现任药业公会委员。”药铺成员还有2人。保和堂的情况为：保和堂有职工3人。

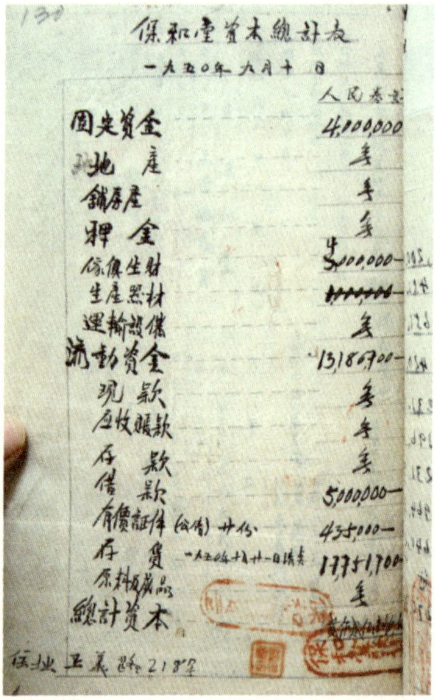
保和堂資本總計表

一九五〇年九月十日

	人民券
固定資金	4,100,000
地產	無
鋪房產	無
押金	無
傢俱生財	5,100,000—
生產器材	[illegible]
運輸設備	無
流動資金	13,186,700—
現款	無
應收賬款	無
存款	無
借款	5,000,000—
有價証件（公債）廿份	435,000—
存貨 一九五〇年九月十一日清点	17,751,700
原料及成品	無
總計資本	[illegible]

住址 正義路218号

1950年保和堂资金表（昆明市档案馆藏）

张少阶的儿子张国忠，为保和堂的丸药制造人。张国忠1955年为18岁，男，云南省昆明市正义路人，初小文化程度，汉族，出身于小资产阶级家庭。

据第三份会员登记表，张国忠的个人简历写道：“我出生于1934年，7岁时进入小学，12岁时小学毕业，回到店中随父亲制药。”张国忠登记的技术与特长是“制造丸、散”。药铺成员还有7人：“父亲张少阶46岁，保和堂负责人。母亲李丽卿46岁，家庭妇女。姐姐张惠鸣25岁，家庭妇女。兄长张国栋23岁。兄长张国祥20岁，建云工厂车工。妹妹张惠秀14岁，在昆一女中上学。妹妹张惠媛12岁，在求益学园上学。”与父亲张少阶的会员登记表内容一致。

保和堂传到张国忠为第三代。在企业建立中，张国忠写道：“保和堂系我祖父（张星阶）在1910年开设。现由我父亲（张少阶）继承经营。”

20 大安福寿药号（杨寿山）

大安福寿药号，全称“杨大安福寿药号”，又名“大安堂福寿药号”，1955年位于文明街31号，药铺的经理人为杨寿山。杨寿山1955年为29岁，男，云南省昆明市文明街人，高中文化程度，汉族，出身于工商业兼地主家庭。

据会员登记表，杨寿山的经历为：“1925年出身于工商业家庭，1932年，7岁入景星小学，至1938年秋毕业。先后入虹山初级中学、玉案中学。1939年3月，转入云瑞初级中学，至1941年底毕业，入市立中学高中，至1944年修学。后入企业中，学习国药业务。1948年4月4日，曾到缅甸仰光经营国药，至1948年5月21日返回昆明，仍继续在企业中经营。至1951年，先父患病，即在企业中负经理责任，至现在（1955年）。解放后，入过民主青年组，1953年任同业公会（工商业联合会药商业同业公会）委员，在簿记班学过高级簿记。”

杨寿山登记的技术与特长是“药材知识及簿记”。药铺成员还有4人：母亲何慧贞57岁，家庭妇女。弟弟杨寿国18岁，师院附中高三学生。弟弟杨寿丰16岁，昆五中高中一年级学生。妻子何映莲，景星小学教书。

杨大安福寿药号的简历为：“自先祖父（杨兴周）创立大安堂（福寿药号）至今（1955年），有50余年。本店系先父（杨福，字畴五）于1922年在文明街建立，弟兄合伙经营。

至1945年与七叔（杨增五）分伙，后即系独资经营至今（1955年）。”据中药成药登记底册（1953年），大安堂福寿药号制售的丸散有：保产达生丸、虎潜丸和小儿镇惊化风丹。

大安福寿药号，1955年的固定资金为17269元，流动资金为22424.84元。有职工11人，其中工人5人，店员6人。1954年全年营业额为45434.96元，1955年1月至11月营业额为39026.93元。

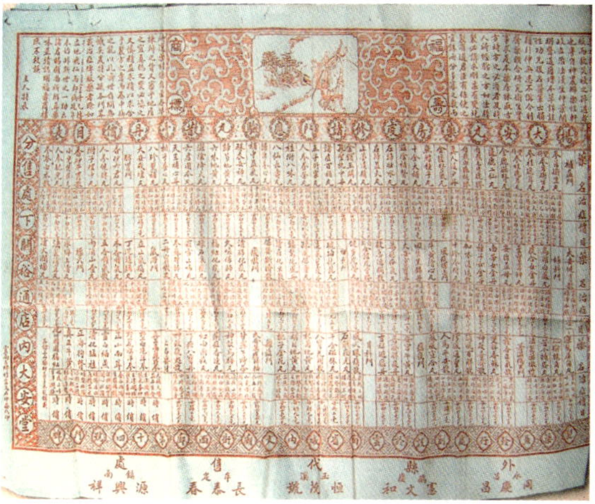

大安堂民国时期的丸药价目表（昆明市档案馆藏）

在另一份档案会员一览表里，药业公会国药组记述了杨寿山的简历、药铺成员情况，与上述会员登记表是一致的。杨寿山说：“大安堂（福寿药号）是先祖（杨兴周于1910年）创立，有50余年历史。变化情况是，1922年至1945年，大安堂福寿药号系先父与七叔合伙经营。（1945年）分伙后，（由杨福）独自经营。杨增五经营大安堂祺昌药号。”国药组记载：“杨寿山能帮助同业解决问题，如研究售价、降价及毛利等。在1955年，通过检查劳资合同，能自动降低管理费用，只拿工资，伙食不再由资本主所用。在国营订货方面，能按时按期交货，被推为订货组长。”

21 大安集生药号（杨集五）

大安集生药号，全称“杨大安集生药号”，又名“大安堂集生药号”，1955年位于万钟街144号，铺主为杨集五。杨集五1955年为58岁，男，云南省昆明市人，中学文化程度，汉族，出身于商业资本家家庭。

据会员登记表，杨集五填写的个人简历为：“1910年从实科中学退学，于1911年参加本店企业工作。到1925年分店独自经营，兼做香港、上海药材生意。于1933年，港、沪生意折本后，就停止经营香港、上海生意。在昆明专门做汤、丸药及花药门市部。我一生都是经营生意。”

杨集五登记的技术与特长是“能看各种药材、山货真伪，配制丸、散、膏、丹”。据中药成药登记底册（1953年），大安堂集生药号制售的丸散有保产达生丸、鹿茸丸和橘红丸等。

药铺成员还有3人：“妻子李桂芬31岁，家庭妇女。女儿杨汝珍4岁，在新民幼儿园上学。女儿杨淑珍2岁。”

大安集生药号的简历为：“大安堂（集生药号）系家父（杨兴周）创立于1910年。到1925年分居以后，改称为大安集生药号。于1952年购买万钟街144号，扩充批发部。我号经营批发、零售膏丹丸散。”“大安集生药号原登记资本额101600元。”

大安集生药号，1955年的固定资金为11030.08元，流动资金为68409.92元（包括公债37000元）。有职工32人，其中工人21人，店员11人。1954年全年营业额为229443.386元，1955年1月至11月营业额为145935.82元。

在另一卷档案会员一览表里，杨集五的个人简历为："1910年从实科中学退学。后在他父亲的药店从业。继而独自开设大安集生药号，担任经理。"药铺成员还有3人："妻子李桂英照料家务，女儿二人尚幼稚（年幼）。"大安集生药号的企业情况："大安集生药号有职工31人。1925年开业独资经营。1952年在万钟街144号扩充批发部。"

1955年12月，昆明市药业同业公会的工作人员，在表内写道："大安集生药号自总路线公布以后，经营上有信心。能接受国营领导和工人群众的监督，服从市场管理。进货都由国营购进。在1954年间，他每月的营业额，在国药中占着第一位。所以他有经营的信心。劳资关系正常。对公债税收，能按期完成任务。"

杨集五的立嗣儿子杨寿椿，为大安集生药号的从业人。杨寿椿1955年为34岁，男，云南省昆明市人，初中文化程度，汉族，出身于工商业家庭。

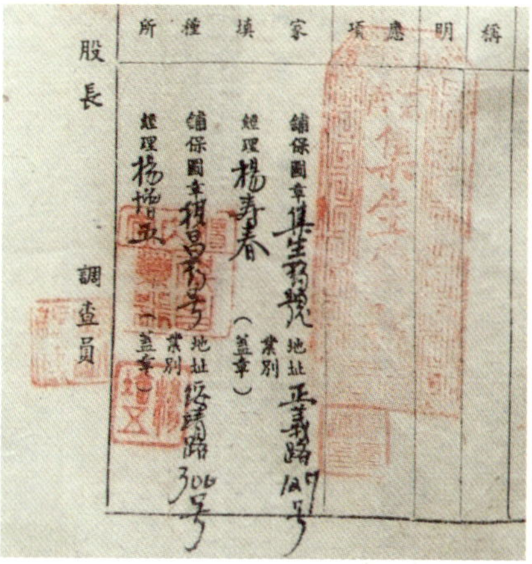
股長
調查員
舖保圖章 地址 業別 (蓋章)
經理 楊壽春

大安堂集生药号与杨寿椿印（昆明市档案馆藏）

据另一份会员登记表，杨寿椿填写的简历为："我于1933年从求实中学初中一年级休学回家。在1933年8月，到集生药号当学徒。于1938年，到贵阳经营生意。又于1942年回昆，到集生药号工作。因我二伯父没有儿子，于1944年我被立嗣给我二伯父做儿子，同年就结婚。1947年，（我）做万钟街通城巷甲长。”

杨寿椿登记的技术与特长是“配方、配单”。药铺成员还有5人：“妻子杨文英30岁，家庭妇女。女儿杨婉屏10岁，在第四中心小学上学。女儿杨婉莉7岁，在中华小学上学。女儿杨婉碧5岁，在家。女儿杨婉沁1岁，在家。”

22 大安瑞记药号（杨寿海）

大安瑞记，全称“杨大安瑞记药号”，又名“大安堂瑞记药号”，1955年位于护国路188号，铺主为杨寿海。杨寿海1955年为28岁，男，云南省昆明市护国路人，高小文化程度，汉族，出身于工商业家庭。

据会员登记表，杨寿海填写的个人简历为：“7岁入景星小学，至14岁入护国中学2月，后即入铺内工作至现在（1955年）。1950年至1955年，担任过药业公会（昆明市工商业联合会药商业同业公会）委员、药业公会小组长、工商组小组长。”

杨寿海登记的技术与特长是“本业药材知识”。药铺或家庭成员有4人：“母亲方瑞贞54岁，家务（家庭妇女）。爱人高宝珍24岁，家务（家庭妇女）。弟弟杨寿年19岁，因病休养（退役军人）。妹妹杨淑珍16岁，一女中（少先队员）。”

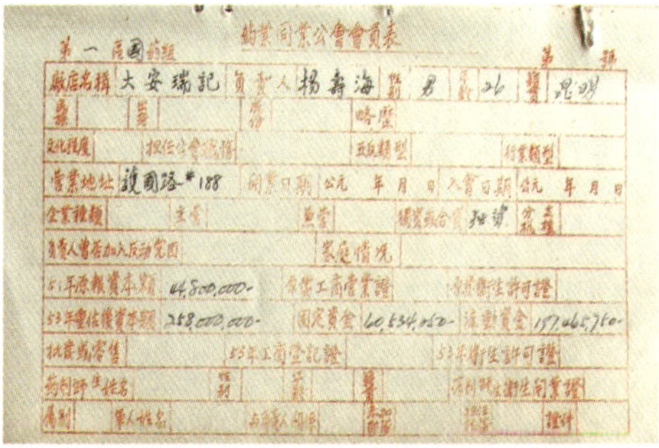
大安瑞記
杨壽海
護國路#188
家庭情况
44,800,000-
258,000,000-

1953年大安瑞记会员登记表（昆明市档案馆藏）

杨寿海记述大安瑞记的简历为：“大安瑞记自先父开设

（于1925年）至今（1955年）30余年。1940年以前，由先父杨瑞五负责。1950年以前，系大哥杨寿安负责。1950年以后至今（1955年），由杨寿海负责经营。解放前有工人5人，解放后增至14人。”

大安瑞记，1955年的固定资金为2208元，流动资金为11899.39元，有职工14人，其中工人12人，店员2人。1954年全年营业额为45762.89元，1955年1月至11月营业额为31838.27元。

在另一卷档案会员一览表里，杨寿海的个人简历、药铺成员等情况，与上述会员登记表是一致的。1955年昆明药业国药组工作人员写道：“杨大安堂在一区中是较有名声的。（大安瑞记）是杨寿海的上辈（创下的），杨寿海已经申请公私合营，想把企业重新逐步整理好。”

杨寿海的兄嫂孙琼媛，为大安瑞记的营业员。孙琼媛1955年为37岁，女，云南省昆明市人，高小文化程度，汉族，出身于工商业家庭。

据会员登记表，孙琼媛填写的个人简历为：“我于1918年出生于昆明市，现年（1955年）37岁。8岁至13岁，在庆云街市立第九小学校读书。高小毕业后，在家中学做家务。于1938年，我与杨寿安结婚，我在这一段时期内在家做家务。于1948年，我帮助杨寿安招呼大安瑞记药号经营。1951年我爱人去世，企业由其弟杨寿海负责经营，我仍然继续参加店内工作至现在（1955年）。”

孙琼媛登记的技术与特长是“成品包装”。药铺成员还有2人：“儿子杨思信15岁，在十二中学读初中三年级。女儿杨苑华13岁，在第六中学读初中一年级。”

23 大安祺昌药号（杨增五）

大安祺昌药号，全称“杨大安祺昌药号”，1955年位于绥靖路209-301号，铺主为杨增五。杨增五1955年为44岁，男，云南省昆明市人，初中文化程度，汉族，出身于商业资本家庭。

据会员登记表，杨增五填写的个人简历为：“我于7岁（1918年）开始入学读书。1918年至1924年，小学毕业。1925年至1928年，成德中学初级中学毕业。1928年至1945年，在杨大安福寿药号学习业务，是从业人员。1946年，祺昌药号正式开业，（我担任）企业经理。1951年任国药公筹会（昆明市工商业联合会药商业同业公会筹委会）委员。1952年至1954年，任段管大组长。1953年至1955年，被选为（昆明市）第一区人民代表、药商业公会（昆明市工商业联合会药商业同业公会）副主委。”

杨大安祺昌药号、杨增五、云南集生药号印（昆明市档案馆藏）

杨增五登记的技术与特长是“辨认及配制中药材”。据中药成药登记底册（1953），大安祺昌药号制售的成药有保产达生丸等。

药铺还有3人："妻子沈莲英43岁，为家庭妇女。儿子杨寿民17岁，在第一中学读高中一年级。女儿杨惠珠9岁，在咸宁小学读四年级。"

杨大安祺昌药号的简历为："我号系1946年3月间开业，均系经营国药批发、分售至今（1955年），无任何变动。1955年4月起，接受医药公司丸药订货。"

大安祺昌药号，1955年的固定资金为11887.7元，流动资金为86937.96元。有职工19人，其中工人9人，店员10人。1954年全年营业额为110048.48元，1955年1月至11月营业额为102671.3元。

在另一卷档案会员一览表里，杨增五的个人简历为："福寿药号从业人员。（大安）祺昌药号经理。（担任）行业（药商业同业公会）委员、段管大组长、行业副主委、（昆明市）第一区人民代表。"

1955年12月，昆明市药业同业公会的工作人员，在表内写道："搞公会工作能起带头骨干作用，表现在帮助福林堂、福安堂、张鸿记等户推销滞销和冷背货品，完成公债税收任务。主动发动同业研究售价、毛利和检查售价和牌价。劳资关系好，具体事例表现在，检查劳资合同时，经劳资协商，确定为典型户。"

24 翟玉六药房（翟昌祀、翟昌明）

翟玉六药房，1955年位于威远街120号，铺主为翟昌祀。翟昌祀1955年为33岁，男，云南省昆明市威远街人，初中文化程度，汉族，出身于工商业兼地主家庭。

据会员登记表，翟昌祀填写的个人简历为："自7岁在县师附小上学，11岁毕业进昆华农校上初中，14岁即回家在企业学做生意。1941年，因政府招兵，当时经友人陈沛（住庆丰街99号，系木行业工人）介绍，进入兵站总监部经理处，当中尉科员，至1943年2月离开，仍回企业任负责人至今（1955年）。1952年，在居民委员会任过识字班教员、药业公会（昆明市工商业联合会药商业同业公会）大组组长，现任药业一区第2小组长。"

翟昌祀的技术与特长不详。翟玉六药房的成员还有2人："妻子李秀贞33岁，在本企业做伙食。女儿翟元奇12岁，在第一女中初中58班上学。"

翟玉六药房的简历为："翟玉六药房于1911年开业，自产自销。"据中药成药登记底册（1953年），翟玉六药房所制成药有立止咳嗽丸。

翟玉六药房，1955年的固定资金为3876.83元，流动资金为4037.22元，有职工3人，兼职会计杜志昌。1954年全年营业额为14212.93元（未包括评补、查补数6230.81元），1955年1月至

11月营业额为11185.22元（未包括评补数860元在内）。

翟昌祀在表内备注：“翟玉六药房原报资本重估时为8000元，借入款29137元，应付款45元。1955年1—8月盈余1682.71元，合计12641.41元，减前亏损2092.7元，减暂付款资方借支2634.66元，合计4727.36元，现在实有资金7914.05元。”

在另一卷档案会员一览表（1955年）里，翟昌祀的个人简历、药铺成员和药铺简历，与上述会员登记表一致。翟玉六药房向国营批购、零销。

翟昌祀的哥哥翟昌明，为翟玉六药房的从业人员。翟昌明1955年为39岁，男，云南省昆明市人，初中文化程度，汉族，出身于工商业兼地主家庭。

据会员登记表，翟昌明填写的个人简历为：“我是1917年9月28日上午5点钟出生的。4岁开始读书。5岁考入求实小学，直到毕业。12岁考入农业学校初中，15岁毕业后，便在家招呼生意。16岁与邢汝连结婚，17岁时元箴出生，18岁时元龙出生。同年，由翟某介绍，入昆明市政府保育院，任教语文。19岁时元凤出生。同年，由朱孝教、李光曦等开办新兴舞台，我就脱离保育院，在原戏园票务股做事。到20岁时父亲翟少六去世，我便脱离戏园，回家招呼。同年，妻子邢汝连去世。21岁时元凤又夭折。因日军轰炸昆明，我便携带一部分止咳丸到下关疏散，住在福庆店舒自安家。次年22岁，因战事关系，遂与舒家又回到昆明，疏散出去的药，又运回家来。23岁时日军飞机轰炸昆明，三牌

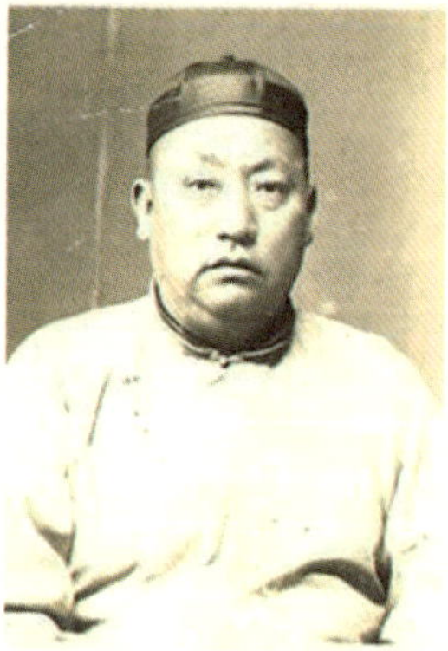

翟玉六的儿子翟少六（翟昌礼提供）

坊下火腿铺失火，波及我家。等到全家疏散回来，所有药材、家具都被埋，毁坏严重、损失惨重。同年，玉六堂业主要将该项产业出售，在情况十分困难下，东拉西扯，才将该铺面买过来。因筹措款项相当着急，到24岁才将该铺手续办清，25岁便患衰弱症。在市内又要疏散，十分不便，才到鸡鸣桥舒家去住。1953年37岁，同白沁珠结婚，同年翟元方出生。一直就到现在（1955年）。我希望以后好好地工作，忠诚老实地学习政治同一切业务。”

翟昌明的家庭成员还有3人：“妻子白沁珠（原名顾济明）28岁，曲艺工作者，联谊会大众游艺场。长女翟元箴20岁，在四川泸州化工学院读书。次女翟元龙19岁，在四川成都医学院读书。”

翟昌祀的母亲崔如碧，为翟玉六药房的从业人员。崔如碧1955年为58岁，女，云南省昆明市威远街人，文盲，汉族，出

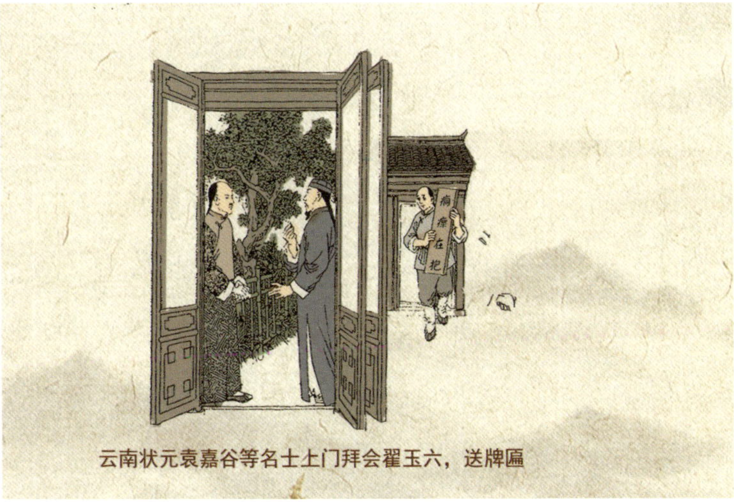

袁嘉谷向翟玉六赠匾“痌瘝在抱”（昆中药藏）

身于小手工业家庭。

据会员登记表，崔如碧的个人简历为："未上过学，婚后即在企业中，任包装止咳丸职务及兼做杂务。"崔如碧登记的技术与特长是"包装药品"。药铺成员或家庭成员还有4人："长子翟昌明39岁，翟玉六药房从业人员。次子翟昌祀33岁，翟玉六药房负责人。三子翟昌镒28岁，在昆明市中国人民银行云南省分行工作。四子翟昌礼26岁，在贵州贵阳市医学院任医师兼助教（共产党员）。"

25 福安堂（傅维藩）

福安堂，全称“福安堂参茸国药号”，1955年位于宝善街109–111号，经理为傅维藩。傅维藩1955年为40岁，男，云南省昆明市人，高小文化程度，汉族，出身于小资产家庭。

据会员登记表，傅维藩填写的个人简历为：“1923年至1928年，在求实小学及市立一校小学修业。1929年我父亲创立寿安堂，结业后我即来福安堂做学徒（无工资，每年仅有衣服两套）。1935年至1936年，做过彝良清丈处昆明事务员，约2年。结束后，积蓄有滇币1800余元。其间，半公开地自行经营药材买卖，但仍在福安堂工作，至1941年止。1937年结婚。1941年至1945年，与宋慎卿、劳锡禧经营百货、药材运销。1945年至1949年，与我大哥、姐姐合伙经营昆沪药材运销，于1949年结束。1950年，与吴惠卿、莫家鸿、李陶然等做鸿记商行，专做药材、百货、猪鬃。1951年，鸿记改组为鸿记猪鬃厂，另建成百货店。这时福安堂负责人傅国

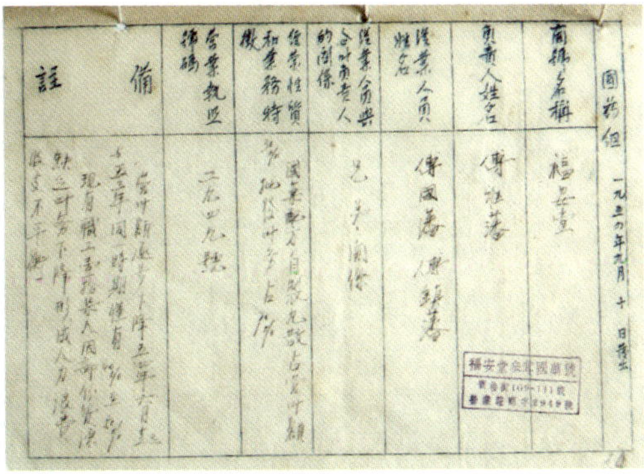

商号名称	负责人姓名	从业人员姓名	从业人员与负责人的关系	经营性质和业务特点	营业执照号码	备注
福安堂	傅维藩	傅国藩 傅维藩	[illegible]	[illegible]	[illegible]	[illegible]

1954年福安堂呈报表（昆明市档案馆藏）

藩，因流动资金困难，经验不够，协商由我负责福安堂企业，同时将我私人全部资金，折合新币共36000余元，投入福安堂企业经营，直到现在（1955年）。1953年任（昆明市）工商业联合会委员，任昆明市工商业联合会药商业同业公会主委。1954年任公债推销支会委员。”

傅维藩登记的技术与特长是“熟悉国药业务，并能配方，识药理”。家庭成员还有7人：“妻子杨馥兰34岁，婶母潘富淑70岁，家庭妇女。13岁以下小孩5人。”

福安堂的简历为：“福安堂始创于1912年，经营门市、零销。1923年，遭遇火灾，企业损失殆尽。至1928年始得到恢复，并经营省际药材运销。1931年昆明市场不景气，企业经济又受到很大损失，至1939年企业经济才恢复，得到发展。到1940年因战争（日军占领海防），企业主要资金，由昆明运往广州、上海药材，有三七1000公斤，贝母、黄连等4000多公斤，在仰光全部损失。这时企业仅有极少资金，经营至今（1955年）。原负责人傅小园因遭此巨大损失，刺激病故。”

福安堂，1955年的固定资金为52440元，流动资金为14700元。有职工17人，其中工人11人，店员6人。股东人数为4人。1954年全年营业额为110465.90元，1955年1月至11月营业额为102561元。傅维藩写道：“傅维藩生平所有

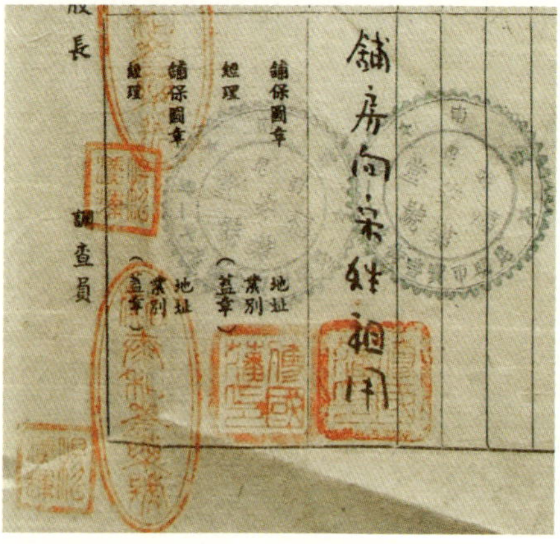

1950年福安堂药号印记（昆明市档案馆藏）

积蓄，先后投入福安堂企业，合并经营。由1951年负责至现在（1955年）。生活来源以薪水收入为主，每月60元。另生活补助费60元（资本主往来）。”

在另一卷档案会员一览表里，傅维藩的个人简历、家庭成员和药铺人数情况，与上述会员登记表一致。向国营批购、零销。

福安堂原负责人傅小园的妻子张玉珍，为福安堂的炊事员。张玉珍1955年为46岁，云南省曲溪县大冲口村人，文盲，汉族，出身于贫农家庭。

据会员登记表，张玉珍填写的个人简历为：“我家庭贫穷，无父无母。于12岁时，被兄嫂出卖，在昆明小绿水河一个姓周的家里。帮他家养猪及做家务。这家姓周的不务正业，做钓台为生，我遭到虐待。后来福安堂资方傅小园（已去世）买我来做妾，直至现在。所生一女，现在（1955年）三中读书。解放后1953年我参加居民委员会工作，任居民委员。”

福安堂的另一名炊事员为陈如玉。陈如玉1955年为52岁，女，云南省宜良县人，文盲，汉族，出身于贫农家庭。陈如玉说：“我于1903年出生，家境贫困。1915年同其母亲往普甸村（玉溪高大乡）求亲谋生，（母亲）不幸病故后，由张大妈带我到昆明，卖予福安堂资方博小园（已去世）做佣工至今（1955年）。”

傅维藩的堂弟傅国藩，为福安堂的营业员及杂务员。傅国藩1955年为35岁，男，云南省昆明市人，高小文化程度，汉族，出身于资产阶级家庭。

据会员登记表，傅国潘填写的个人简历为：“傅国潘1920年生，现在（1955年）35岁。于8岁时开始入学，15岁时毕业于本市景星小学。毕业后，即开始在本企业内参加各种工作。1940年，与昆明市傅家村傅瑞兰结婚至今（1955年）。生育子女5人。福安堂系1912年由我父亲傅小园开设于本市金碧路，于1932年迁于宝善街。1945年我父亲逝世后，由我与傅维藩弟兄二人共同经营至今（1955年）。”

傅国潘登记的技术与特长是“国药配方，制造丸、散，开片”。参加福安堂的成员还有：傅国潘的母亲潘富淑、嬢嬢李淑芬、妻子傅瑞兰，均为家庭妇女。福安堂的经营方式为：经营国药配方及丸、散、膏、丹批发业务等。

傅维藩的另一弟弟傅镇藩，为福安堂的营业员。1955年为34岁，男，云南省昆明市人，高小文化程度。傅镇藩填写的个人简历为：“1929年生，1934年在市立十五校读小学，至1934年，同年母亲病故，我仅有13岁。在生活方面，由我二哥傅维藩照料。1934年至1936年，在之艺相馆做学徒。1938年，在福安堂工作到现在（1955年）。1938年到1949年无薪水，衣服、用具方面，由二哥照顾。至解放后，才有薪水。1952年中医专校毕业。1955年3月与孙桂英结婚。每月收入薪水30元。”傅镇藩登记的技术与特长是“国药配方，并能知中医、诊病”。

26 长春堂（孙秀峰）

长春堂，又名“长春药号”，1955年位于武成路183号，负责人为孙秀峰。孙秀峰1955年为50岁，男，云南省昆明市武成路人，高小文化，汉族，出身于小商业家庭。

长春堂，1955年的固定资金为797元，流动资金为130元，1954年全年营业额为1476.22元，1955年1月至11月营业额为1318.66元。

据会员登记表，孙秀峰记述：“本人自高小毕业后，1936年到瀛仙药室当学徒。1939年回家跟随父亲，学习业务和中医学。1946年，在中医师杨寅伯门下参师。1947年，参加医师公会领到证书。1951年至现在（1955年）经营管理企业。”

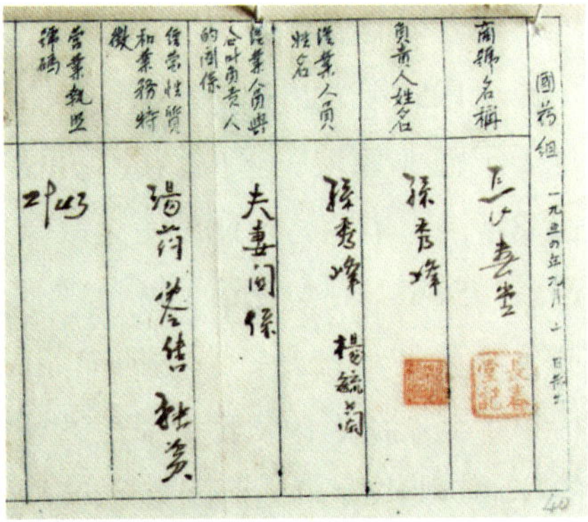

商號名稱	負責人姓名	從業人員姓名	從業人員與負責人的關係	經營性質和業務特徵	營業執照號碼
長春堂	孫秀峰	孫秀峰 楊毓蘭	夫妻關係	膏藥 零售 批發	2143

1954年长春堂呈报表（昆明市档案馆藏）

孙秀峰登记的技术与特长是“国药配方，炮炙丸散，中医诊疗”。家庭成员有1人：妻子杨毓兰28岁，在长春堂参加生产。据《昆明市人民政府工商业申请登记书》（1950年）记载：长春药号为“无工人，有店员1名刘徒富”。家庭还有孩子

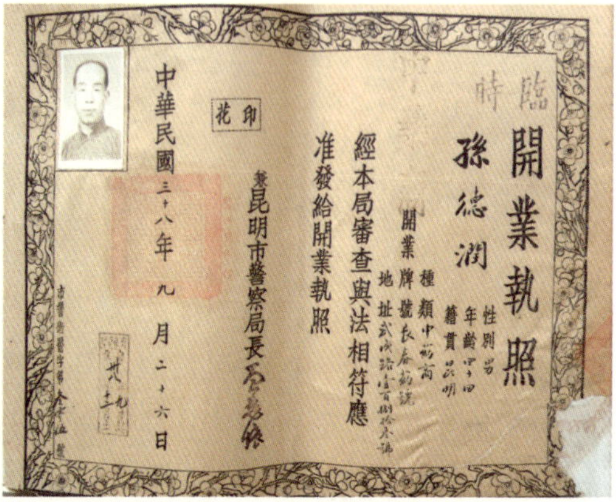
臨時
開業執照
孫德潤
性別
年齡
籍貫 昆明
開業 種類 中藥商
牌號 長春藥號
地址
經本局審查與法相符應
准發給開業執照
印花
昆明市警察局長
中華民國三十八年九月二十六日

1949年长春药号登记证（昆明市档案馆藏）

孙玉、孙明、孙丽华等，在上学或在家。

长春堂的简历为：“长春堂开业40余年（1915年之前），自开业是由孙秀峰的父亲经营。1945年，孙秀峰的父亲去世后，由孙秀峰弟兄二人一起经营。1951年由（孙秀峰）本人独立经营，直到现在（1955年）。”

孙秀峰的妻子杨毓兰，杨毓兰为长春堂的资方从业人员。杨毓兰1955年为28岁，云南省昆明市凤翥村人，高小文化，出身于工商业兼地主家庭。杨毓兰填写的个人简历为：“本人1938年高小毕业，毕业后一直做家务。1951年，参加长春堂生产。1952年，到文化馆上簿记，8月1日参加八一建军节，为展览会解说员。11月，又参加中苏友好月展览会，为解说员。1953年至现在（1955年）都是参加长春堂生产。”杨毓兰登记的技术与特长是“国药配方”。

27 百龄堂（赵子衡）

百龄堂，1955年位于正义路261号，铺主为赵子衡。赵子衡1955年为42岁，男，云南省昆明市正义路人，中学文化程度，汉族，出身于工商业兼地主家庭。

据档案会员登记表，赵子衡填写的个人简历为："我出生于金刚村。家父赵衡三由村中至昆明帮人，曾帮过大安堂及寅生堂。我7岁在本村上小学，11岁时到昆明昆师附小读高小，14岁投考求实中学，16岁毕业。至正义西路百福堂照拂业务，至1936年，百寿堂并为家父独资，即转入百龄堂经营至今（1955年），做负责人。药业公会（昆明市工商业联合会药商业同业公会）小组长。"

赵子衡登记的技术与特长是"国药鉴别、加工方面"。据中药成药登记底册（1953年），百龄堂自制的成药有再造丸和保产达生丸两种。

药铺成员还有10人："儿子赵继光24岁，在北京装甲兵团，由1951年参军至今（1955年）。母亲昌洁玉59岁，（做）家务。妻子武士芝42岁，（做）家务。女儿赵咏春18岁，高中二年级。女儿赵燕春13岁，初中二年级。女儿赵莉春10岁，高小二年级。另有赵玉春5岁，赵国光7岁，赵龙光3岁，赵惠春1岁，总计10人。"

百龄堂的简历为："我店开设于1916年。开始与解幼山

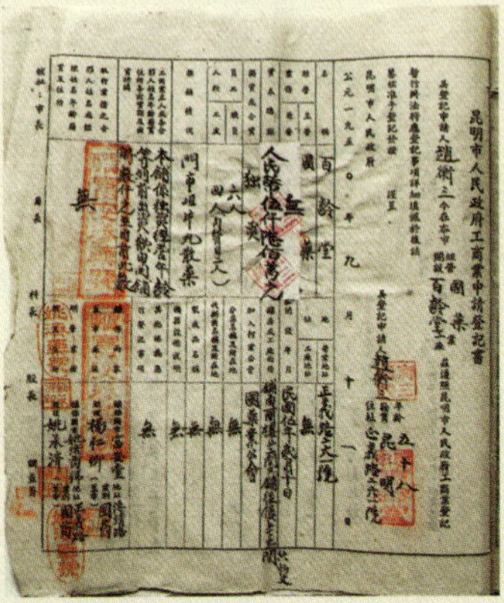

1950年百龄堂登记书（昆明市档案馆藏）

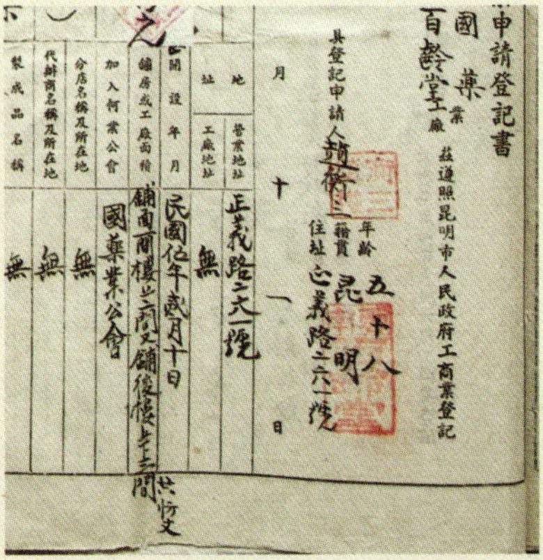

1950年百龄堂登记书局部（昆明市档案馆藏）

合伙，至1936年因营业不振亏损太大，并为家父（赵子衡的父亲）经营，将招牌百寿堂并归后，改为百龄堂到现在（1955年）。店员内有1人是会计。”

百龄堂，1955年的固定资金为2641元，流动资金为4026元（内有1105元，系公债），有职工5人，其中工人2人，店员3人，店员中有会计1人。1954年及1955年营业额不详。

在另一卷档案会员一览表里面，赵子衡填写的个人简历为：“旧制中学毕业。后即在药店照拂。1947年，任本企业（百龄堂）负责人至现在（1955年）。兼任本业公会（昆明市工商业联合会药商业同业工会）小组长。”药铺成员还有5人：“妻子武士芝42岁，（做）家务。儿子赵继光24岁，1951年参军，现在（1955年）在北京装甲兵团。女儿赵咏春18岁，高中二年（读书）。女儿赵燕春13岁初中二年（读书），母亲昌洁玉59岁，（做）家务。”百龄堂的企业情况：百龄堂有工人2人，店员3人。

28 厚安堂（黄玉仙）

厚安堂，1955年位于圆通街222号，铺主为黄玉仙。黄玉仙1955年为42岁，女，云南省个旧县人，初小文化程度，汉族，出身于小土地出租家庭。

据会员登记表，黄玉仙填写的个人简历为：“1914年出生，1927年求学。1930年同马厚安结婚，后在云南纺纱厂做工两年。1942年，参加店内经营业务，由于1951年马厚安亡故，1953年即接管负责店内一切业务。”

厚安堂的简历为：“厚安堂于1920年开业，由马厚安经营。1951年马厚安去世，企业由马厚安的妻子黄玉仙经营，到现在（1955年）。”黄玉仙登记的技术与特长是“配制丸散”。药铺成员还有2人：儿子马忠义22岁，在红十字会医院工作，业余协助药铺。黄玉仙的儿媳杨菊英，为药铺的从业人员。杨菊英1955年为22岁，女，云南省昆明市人，高小文化程度，汉族，出身于城市贫民家庭。据另一份会员登记

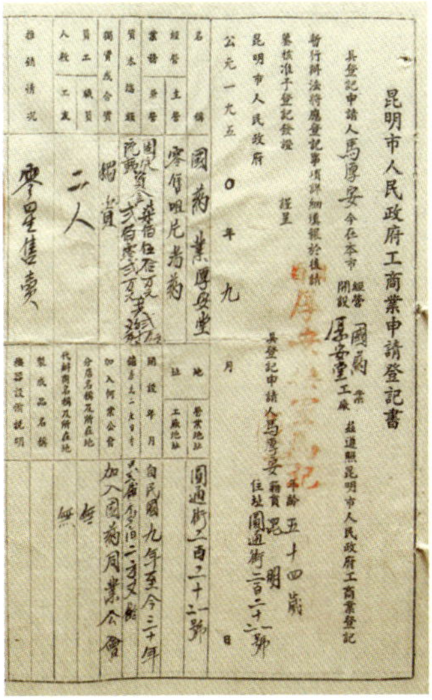
昆明市人民政府工商業申請登記書
具登記申請人馬厚安今在本市經營國藥業厚安堂 茲遵照昆明市人民政府工商業登記暫行辦法將應登記事項詳細填報於後請鑒核准予登記發證
謹呈
昆明市人民政府
具登記申請人馬厚安 年齡五十四歲 籍貫昆明 住址圓通街二百二十二號
公元一九五〇年九月 日
名稱：國藥業厚安堂
經營業務 主營：零售咀片劑藥
獨資或合資：獨資
職員工友人數：二人
推銷情況：零星售賣
營業地址：圓通街二百二十二號
開設年月：自民國九年至今三十年
加入何業公會：加入國藥同業公會
分廠名稱及所在地：無
代銷商名稱及所在地：無
製成品名稱
機器設備說明

1950年厚安堂登记书（昆明市档案馆藏）

表，杨菊英填写的个人简历为“1949年高小修业。1950年与马忠义结婚，结婚后参加铺内工作，并在居民委员会任妇女代表。”

厚安堂，1955年固定资金为1888元，流动资金为70元。股东人数为2人，均参加本企业工作。1954年全年营业额为597.34元，1955年1月至11月全年营业额为700.15元。

29 万安堂（戴瑞安）

万安堂，1955年位于金碧路4号，经理为戴瑞安。戴瑞安1955年为63岁，男，云南省昆明市端仕街仁德区2号人，中学文化，汉族，出身于贫农家庭。

万安堂，1955年的固定资金为4508元，流动资金为3955元。有职工8人，均为店员。1954年全年营业额为14930.49元，1955后1月至11月营业额为12494.53元。

据会员登记表，戴瑞安自述：“1899年至1901年，在昆明中和巷私塾专馆桂国光老师处读私学。1902年至1903年，在昆明体仁堂私塾袁培老师处读书。1904年至1907年，在金马坊寿安堂中药店当学徒。1908年至1918年，在寿安堂当店员。1920年至1955年，自行成立万安堂医药店，当中医师兼经理。”

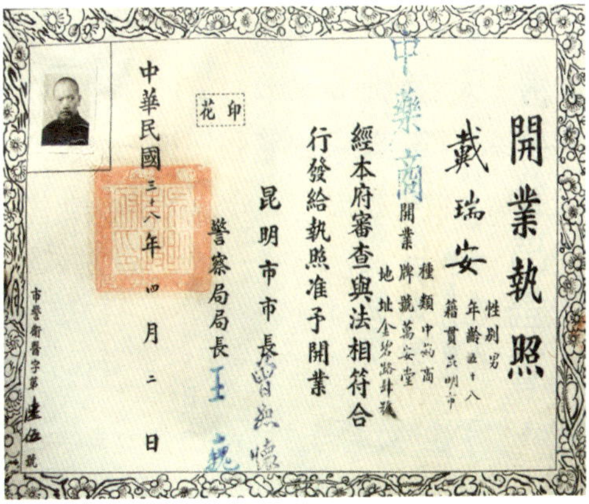
開業執照
戴瑞安
性別 男
年齡 五十八
籍貫 昆明市
中藥商
開業種類
牌號 萬安堂
地址
經本府審查與法相符合
行發給執照准予開業
昆明市市長
警察局局長
中華民國三十八年四月二日
印花
市警衛醫字第 號

1949年万安堂开业执照（昆明市档案馆藏）

戴瑞安登记的技术与特长是“中医师专业”。

家庭成员有4人：“妻子时秀珍42岁，家庭妇女。儿子戴兆永24岁，在贵阳市青年团贵州省工委会工作。女儿戴素芳31岁，在成都，家庭妇女。岳母时楼氏62岁，家庭妇女。”

万安堂的简历为：“1920年成立万安堂。1931年（因）得胜桥邻居不慎（失火），殃及万安堂，被火烧毁殆尽。后又向亲友借贷，另行成立至今（1955年）。对公债、税款，都已向外借贷完成任务。”

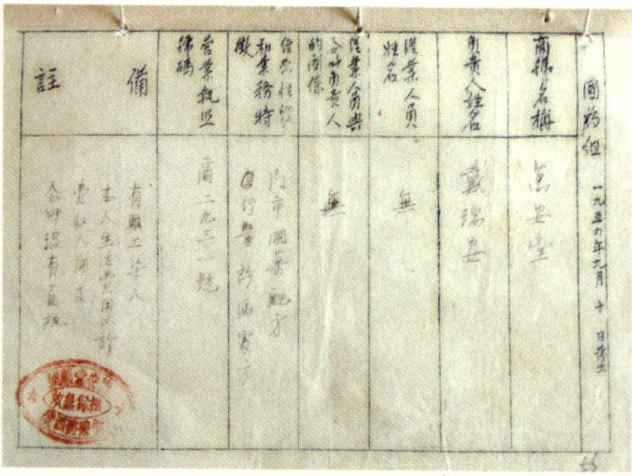
国药组 一九五四年九月十日填

商号名称	负责人姓名	从业人员姓名	从业合伙负责人的关系	经营性质和业务特征	营业执照号码	备注
万安堂	戴瑞安	無	無	[illegible]	商二九三一号	[illegible]

1954年万安堂呈报表（昆明市档案馆藏）

在另一份会员一览表档案里，万安堂简历、店主的家庭成员情况，与上述一致。昆明市国药业工业公会的职员记载：“他（戴瑞安）在店里行中医，已经有收入。在企业上应得的薪水，他老早地自动放弃，使管理费用不致浪费。重视学习，例如最近行业学习很紧张，第三区没有学习地点，他自动地将他的私人住宅腾出一部分，作学习地点。”

30 怡泰祥（黎伯海）

怡泰祥，1955年位于正义路18号，资方代理人、经理为黎伯海。黎伯海1955年为57岁，男，广东省南海市夏教乡人，中学文化，汉族，出身于工人家庭。

怡泰祥，1955年的固定资金为80736.44元，流动资金为26516.36元，有职工6人，均为店员。股东人数为6人，1954年全年营业额为104283.4元，1955年1月至11月营业额为67193.72元。

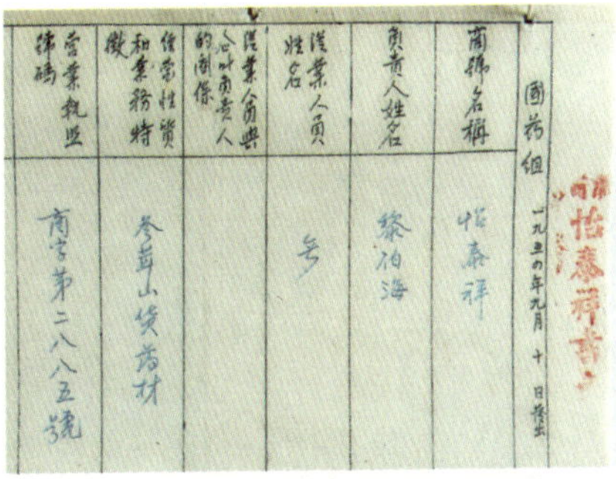

商号名称	负责人姓名	从业人员姓名	从业人员与合伙负责人的关系	经营性质和业务特质	营业执照号码
怡泰祥	黎伯海	乡		参茸山货药材	商字第二八八五號

国药组　一九五四年九月十日填报

1954年怡泰祥呈报表（昆明市档案馆藏）

据会员登记表，黎伯海记述：“黎伯海为广东省南海市夏教乡人，生于1898年至今（1955年）有57岁。1906年至1914年，在乡私塾读书，1915年，离乡出门，在广州市吴可宽药号当学徒1年。1916年，转在光复北路亲戚创设之晏光栈腊味店当使役4年。1920年结婚以后，当店号经理至1938年。1939年来昆明怡泰祥任经理。1944年离职返粤，在广州协同昌联号2年。到1946年再调来昆明怡泰祥复任经理至今（1955年）。黎伯海一向并无当过任何机构职务。”

黎伯海登记的技术与特长是“知识山货，分晓药材”。家庭成员有7人：“原配妻子吴香菊52岁，在乡做家务。儿子黎汉坚36岁，在香港受雇。儿子黎汉恩33岁，在广东四会国营工作。女儿黎艳珍31岁，已出嫁。女儿黎艳环22岁，在广州织布厂工作。女儿黎艳足19岁，在香港缝衣。女儿黎艳娥14岁，在乡读书。”

怡泰祥的简历为：“怡泰祥1920年开业在金碧路，至1939年迁来正义路。但开业3年后，业主郭日之离开昆明前往香港，现（1955年）仍在香港经商，没有来昆明。我号（怡泰祥）以前商品由港穗运来，土产在本市采购，过去以批发为主兼零售。抗战以后，零售为主，批发很少。解放前两年至现在（1955年），由港穗来货停顿，只在本市采购及销存货。经济方面，过去存款均汇港穗。解放后，不能汇出，将存收款购买正义路18号及附1号铺房两间，作为营业地址。自开业至

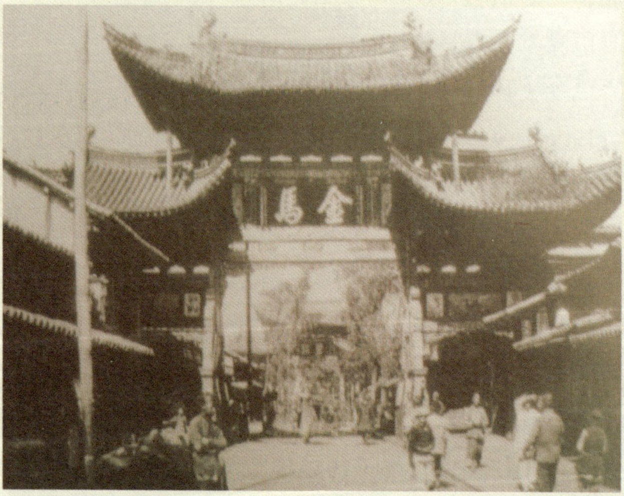

清末金马坊（昆明市档案馆藏）

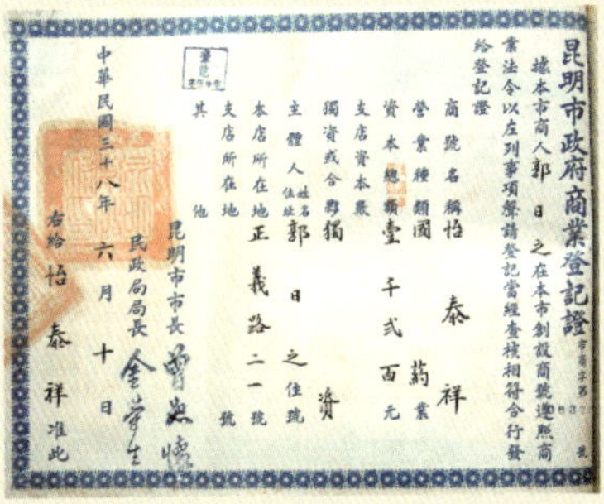
昆明市政府商業登記證
據本市商人郭 日之在本市創設商號遵照商
業法令以左列事項聲請登記當經查核相符合行發
給登記證
商號名稱 怡泰祥
營業種類 國藥業
資本總額 壹千弍百元
支店資本數
獨資或合夥 獨資
主體人姓名住址 郭 日之住址
本店所在地 正義路二一號
支店所在地
其他
右給 怡泰祥 准此
昆明市市長
民政局局長
中華民國三十八年 六 月 十 日

1949年怡泰祥的登记证（昆明市档案馆藏）

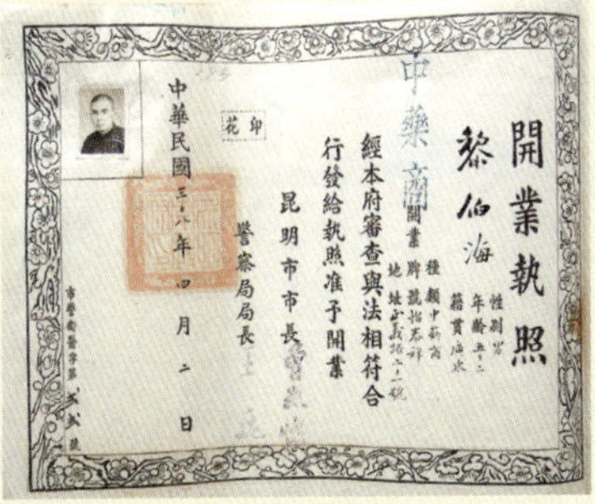
開業執照
黎伯海
經本府審查與法相符合
行發給執照准予開業
昆明市市長
警察局局長
中華民國三十八年 四 月 二 日

1949年怡泰祥的开业执照（昆明市档案馆藏）

今（1955年）。有经理、店员8人。经理黎伯海于1939年来昆明，到1944年回粤协同昌联号，又于1946年再来昆明复职至今（1955年）。”

黎伯海备注：“怡泰祥的流动资金、固定奖金，以换发私营商业营业证时为标准。店员6人，卢共康、萧观涛、萧观畴3人已参加工会，陈景文、郭笃林、梁元祥3人未参加工会。”图章印文为“怡泰祥”。

在另一份档案会员一览表里，黎伯海的简历、家庭成员、药铺情况，与上述会员登记表一致。该表记载：“怡泰祥有店员6人。企业向国营批购，零销。黎伯海是无股权的资方代理人，企业主郭日之现仍在香港经商。该号以前是由港穗运来土产，现在本市采购。过去以批发为主兼零售。解放后陆续只以零售为主，大部分售卖存货。”

31 张鸿记（张孝寿）

张鸿记，1955年位于顺城街9号，经理为张孝寿。张孝寿1955年为26岁，男，云南省昆明市人，中学文化，汉族，出身于工商业家庭。

张鸿记，1955年的固定资金为4068.047元，流动资金为65440.03元。有职工17人，均为店员。1954年全年营业额为59924.56元，1955年1月至11月营业额为36995.64元。

据员工登记表，张孝寿记述："本人生于公元1928年，7岁时在昆明私立生生保幼园读书，1937年进入昆明市私立南菁学校，读初小至高小。1943年转入私立峨岷中学，2年后，转入私立建设中学，初中二年毕业。1946年，由学校到企业学习药材业务。1950年，任药业劳资协商会委员。1954年，任药业公筹会（昆明市工商业联合会药商业同业公会筹备委员会）委员。1955年任药业公会（昆明市工商业联合会药商业同业公会）委员。"

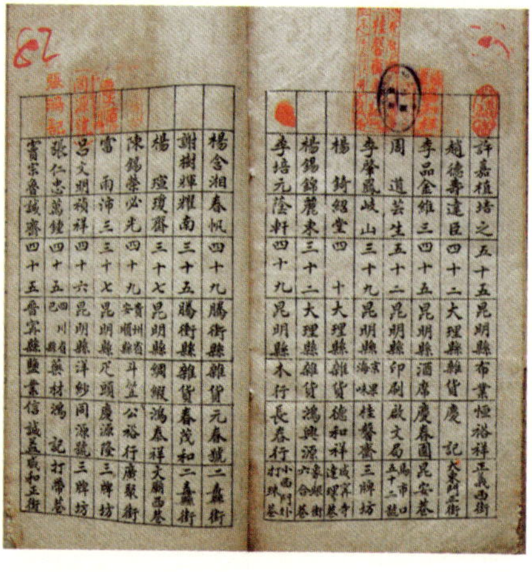

許嘉植	培之	五十五	昆明縣	布業	恆裕祥	正義西街
趙德壽	達臣	四十二	大理縣	雜貨	慶記	大東門正街
李品金	維三	四十五	昆明縣	酒席	慶春園	昆安巷
周道	芸生	五十二	昆明縣	印刷	啟文局	馬市口五十二號
李馨嵐	岐山	三十九	昆明縣	京果海味	桂馨齋	三牌坊
楊錡	紹堂	四十	大理縣	雜貨	德和祥	[illegible]
楊錫錦	麗東	三十二	大理縣	雜貨	鴻興源	象眼街六合巷
李培元	蔭軒	四十九	昆明縣	木行	長春行	小西門外打[illegible]巷
楊金湘	春帆	四十九	騰衝縣	雜貨	元春號	[illegible]街
謝樹輝	耀南	三十五	騰衝縣	雜貨	春茂和	[illegible]街
楊瓊	瓊齋	三十七	昆明縣	綢緞	鴻泰祥	文廟西巷
陳錫榮	必光	四十九	貴州省安順縣	斗笠	公裕行	廣聚街
雷南	沛三	三十七	昆明縣	尺頭	慶源隆	三牌坊
呂文明	穎祥	四十六	昆明縣	洋紗	同源號	三牌坊
張仁忠	萬鍾	四十五	四川省巴縣	藥材	鴻記	打帶巷
曹宗魯	誠齋	四十五	晉寧縣	鹽業	信誠益	[illegible]和正街

1926年张鸿记在云南总商会的名册（昆明市档案馆藏）

张孝寿登记的技术与特长是“擅长药材业务”。

药铺的家庭成员有1人：“妻子李桂媛，参加张鸿记企业劳动。”兄张孝禄现在草坝劳改。弟弟张孝武、张孝全、张孝才、妹妹张孝仙、侄女张昭珍等，均在学校读书。子女各一人，未满12岁未填。

张鸿记的简历为：“张鸿记在1920年开业，由先父（张万钟）创立。1943年张孝寿的父亲去世后，由家兄张孝禄经营，（张孝寿）本人参加经营。1946年起，因家兄张孝禄于1953年去改造，张孝寿正式负责张鸿记。1955年有职工17人，企业重估财产时资本额为93700元。因历年亏损68600元，（1955年）现有资金20000元。张鸿记企业铺房现（1955年）已出售。”

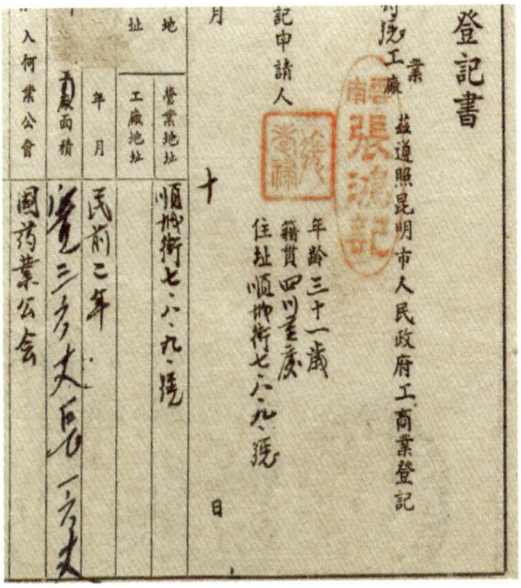
登記書
茲遵照昆明市人民政府工商業登記
記申請人
年齡三十一歲
籍貫四川重慶
住址順城街七八九號
月 十 日
營業地址 順城街七八九號
工廠地址
年月 民前二年
入何業公會 國藥業公會

1950年张鸿记登记书局部（昆明市档案馆藏）

在另一份档案会员一览表里，张孝寿的简历、药铺简历和情况，与上述会员登记表一致。表内记载：“该店系批发兼零售户。在解放初期，1951年至1952年，以批发为主，营业较好。1953年平常经营，从1954年到1955年都是下降。”

张孝寿的妻子李桂媛，为张鸿记药铺的记账员。李桂媛1955年为26岁，云南省昆明市人，中学文化，汉族，出身于小资产家庭。李桂媛填写的个人简历为：“本人7岁进本市忠爱小学读书，11岁进昆明女中读书，毕业后进天祥中学读书。16岁在家做家务。1952年（开始）学习会计工作，在企业做账。”李桂媛登记的技术与特长为“记账”。

32 百福堂（赵又仪）

百福堂，全称“百福堂药号”，1955年位于正义路53号，经理人为赵福（别号又仪）。赵又仪1955年为56岁，男，云南省昆明市人，小学文化程度，汉族，出身于贫农家庭。

据档案会员登记表，赵又仪填写的个人简历为：“1907年至1912年，入旧学读书。1913年至1922年，在本市济生堂充学徒5年，店员5年。1922年至1923年，在本市百寿堂充店员。1923年到1924年，在本市德福隆号充店员。1924年起至今（1955年），独资经营本企业。1955年至今（1955年），任昆明市工商业联合会第四区分会委员。”

赵又仪登记的技术与特长是“对识别国药及制造，有四十年经验”。药铺成员还有9人：“原配妻子萧翠青56岁，（做）家务。妻子王淑英39岁，（做）家务。女儿赵琴芝15岁，在本市第一女子中学初中三年级，少先队员。女儿赵琴焕13岁，本市第七中学初中二年级，少先队员。儿子赵镜平12岁，本市建新小学五年级，少先队员。女儿赵琴禄8岁，本市建新小学一年级。儿子赵镜国5岁。女儿赵琴珍2岁。外孙方光宗14岁，本市建新小学五年级。”

百福堂的简历为：“百福堂，1924年由赵又仪独资在正义路98号开设，经营国药。原资金半开4000元。零售汤药、丸散。至1925年经营批发兼零售，并自制丸、散、咀片，工商兼营。于1954年全部迁至本址（正义路53号）经营，营业情况正常。”据中药成药登记底册（1953年），百福堂制售的丸散有：鸡血藤膏。

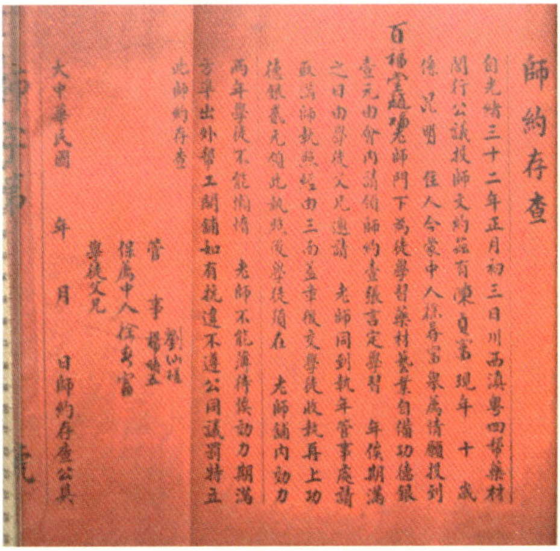

師約存查

自光緒三十二年正月初三日川西滇粵四幫藥材
閣行公議投師文約茲有[illegible] 現年 十 歲
係昆明 住人今憑中人保舉[illegible]情願投到
百福堂趙[illegible]老師門下爲徒學習藥材藝業自備功德銀
壹元由館內請領師約壹張言定學習 年依期滿
之日由學徒父兄邀請 老師同到執年管事處請
取出師執照經由三面並無變更學徒收執爲上功
德銀壹元領此執照後學徒須在 老師鋪內効力
兩年學徒不能徇情 老師不能[illegible]待俟効力期滿
方準出外幫工開舖如有抗違不遵公同議罰特立
此師約存查

管 事 [illegible]
保薦中人 [illegible]
學徒父兄
大中華民國 年 月 日師約存查公具

百福堂赵福的收徒师约（昆明市档案馆藏）

百福堂，1955年的固定资金为59880.02元，流动资金为22619.98元，有职工27人，其中工人12人，店员15人。1954年全年营业额为212416.60元，1955年1月至11月营业额为192193.60元。

在另一卷档案会员一览表里，赵又仪填写的个人简历为：“读过旧学。后即在国药业当学徒、店员。从1924年到现在（1955年）任本企业（百福堂）经理，同德行股东、代理经理，德泰药号股东，国药公筹会委员会（昆明市国药业同业工会公筹委员会）出纳，药商业公会（昆明市工商业联合会药商业同业公会）委员，市工商联第四区分会委员。药铺成员还有4人：“百福堂女主人2人，做家务。12岁以上的女孩3人，都在初中念书。百福堂的企业情况：有工人12人，店员15人。”

据会员登记表，百福堂药号的副经理为何文。何文1955年为39岁，男，广东省南海市德宣人，中等文化程度，汉族，出身于医生家庭。据何文填写的个人简历：“1923年至1929年，在广州第五小学读书。1929年至1932年，在广东江川师范肄业。1934年至1938年，在广东仲恺农工学校当练习生。1938年

10月至1939年1月，为广东开平县抗先队队员。1939年至1940年，在开平马岗乡小学任教员。1940年至1942年，在广东曲江第二戏剧教育队充队员。1943年9月至1944年1月，在连县励群小学充教员。1946年至1950年3月，在贵阳积成公司做职员。1950年12月至1953年9月，在本市（昆明）回春堂充经理。1953年9月，呈（承）工商局批准来本企业，充副经理至今（1955年）。”何文登记的技术与特长不详。药铺成员还有5人：“爱人邵杏华33岁，本市侨光小学教员，工会会员。儿子何小弟6岁，儿子何亚菲5岁，儿子何源3岁，儿子何明1岁。”

33 德寿堂（夏铸九、夏嘉祥）

德寿堂，1955年位于金碧路483号，铺主为夏铸九及长子夏嘉祥。夏铸九1955年为62岁，男，云南省昆明市金碧路人，私塾文化程度，汉族，出身于城市贫民家庭。夏嘉祥1955年为26岁，男，云南省昆明市金碧路人，初中文化程度，汉族，出身于自由职业家庭。

据会员登记表，夏铸九填写的个人简历为：“幼年因家贫失学。于12岁在济元堂学中药材业务。后在长龄堂学习中医，后在广寿堂担任店员。至民国十三年（1924年）开设德寿堂，至1949年初，因年迈，改由长子夏嘉祥负责。”

夏铸九登记的技术与特长是“现行中医业务”。药铺成员

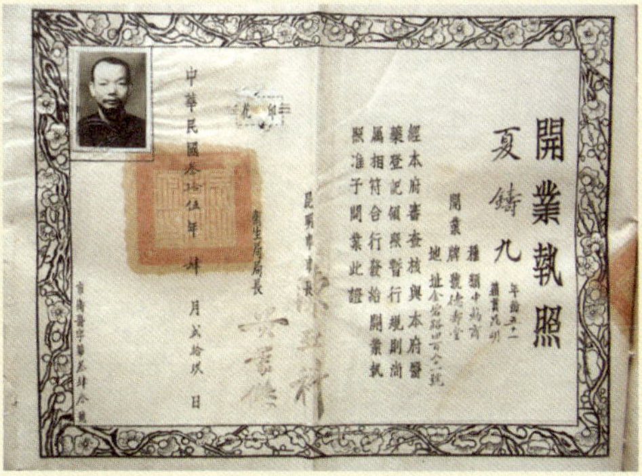

1946年夏铸九开业执照（昆明市档案馆藏）

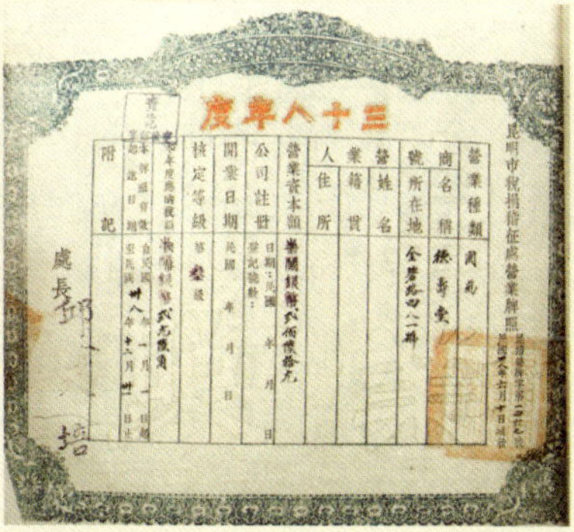

1949年德寿堂纳税牌照（昆明市档案馆藏）

还有9人："兄夏美68岁，在本店工作。儿子夏嘉祥26岁，在本店工作。儿媳钱桂馨25岁，做家务。儿子夏嘉龄19岁，在本店工作。儿子夏嘉寿10岁。儿子夏嘉喜7岁。女儿夏嘉淑5岁。孙女夏丽华7岁。孙子夏秋华、夏永度3岁。"

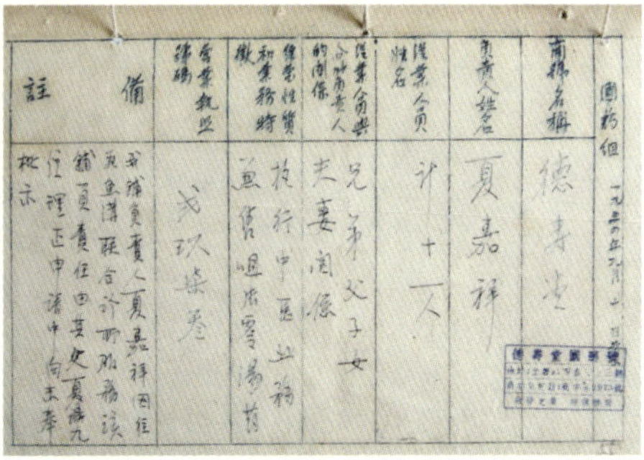

国药组	商号名称	负责人姓名	从业人员姓名	从业人员与负责人的关系	经营性质和业务特征	营业执照号码	备注
	德寿堂	夏嘉祥	计十一人	兄弟父子女夫妻关系		戊玖柒叁	

1954年德寿堂国药号呈报表（昆明市档案馆藏）

夏嘉祥的伯父夏美，为药铺的业务员。夏美1955年68岁，男，云南省昆明市金碧路人，私塾文化程度，出身于城市贫农家庭。夏美的技术与特长不详。

又据会员登记表，夏嘉祥填写的个人简历为："1949年担任本店负责人至今（1955年）。解放后，担任过药业公会（昆明市工商业联合会药商业同业公会）委员。有中医技术（家传，未读过高等学校）。1949年前，读书至初中肄业，后随父亲学习中医药业务。"

夏嘉祥登记的技术与特长是"现行中医业务"。

德寿堂的简历为："自民国十三年（1924年）开业。由父亲夏铸九负责，初在庆云街开设，后因退街，迁至现址。1949年初因家父（夏铸九）年老，改由夏嘉祥负责，经营至今（1955年）。目前家庭开支，依靠家父（夏铸九）中医业务收入及本店营业收入为主。因不善经营，业务较少，收支不能平衡。"

德寿堂，1955年的固定资金为1300元，流动资金为1150元。1954年全年营业额为3119.07元，1955年1月至11月营业额为2961.18元。

在另一卷档案会员一览表里，夏嘉祥的个人简历为："文化程度是初中。1949年任本店（德寿堂）负责人至今（1955年）。本省解放后，担任过药业公会（昆明市工商业联合会药商业同业公会）委员。"

德寿堂药铺的成员均为家庭成员。夏嘉祥的伯父夏美、父亲夏铸九、妻子钱桂馨和弟弟夏嘉龄，均协助店内业务。德寿堂无外聘职工。

夏嘉祥的弟弟夏嘉龄，为药铺的业务人员。夏嘉龄1955年19岁，男，云南省昆明市金碧路人，初中文化程度，出身于城市贫农家庭。据会员登记表，夏嘉龄填写的个人简历为："1947年读小学，1951年在中医专校毕业，后在企业工作。"夏嘉龄的技术与特长是"碾药、叠药、炮炒、铡药、炙药"。

34 庆元堂（杨美珍）

庆元堂，1955年位于园通街52号，经理为杨美珍。杨美珍1955年为46岁，女，云南省昆明市圆通街人，文盲，汉族，出身于小商业家庭。

据会员登记表，杨美珍的个人简历为：“我以前一直做家务。1926年与李子祥结婚，婚后做家务及经营点小摊贩。1951年停止做摊贩。1953年因我丈夫去世，我就接手经营这个企业了。”

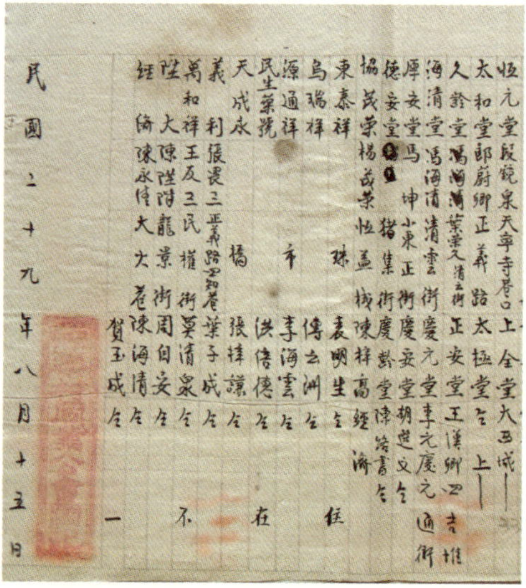

1940年昆明药材同业公会表中的庆元堂（店主李元庆，昆明市档案馆藏）

杨美珍技术与特长不详。药铺的成员还有3人：“女儿李光琼24岁，在上海市工业管理学校读书。儿子李光雄20岁，在昆明市第一中学校读书。儿子李光佑33岁，曾在云南省机制砖瓦厂工作。”

庆元堂的简历为：“庆元堂为李子祥开设于1927年，至

1955年已经28年，都在零售国药。1953年李子祥去世，由杨美珍接手经营。”

庆元堂，1955年的固定资产为1324.34元，流动资金548.96元。1954年全年营业额为1178.79元，1955年1月至11月营业额为1123.4元。

35 芝生堂（朱种葵）

芝生堂，1955年位于文明街9-10号，经理为朱种葵。朱种葵1955年为41岁，男，云南省大理市人，初中文化，汉族，出身于自由职业家庭。

芝生堂，1955年的固定资金为456元，流动资金为417元。股东人数为2人，其中参加药铺工作的1人，未参加药铺工作的1人。1954年全年营业额为2938.88元，1955年1月至11月营业额为2245.57元。

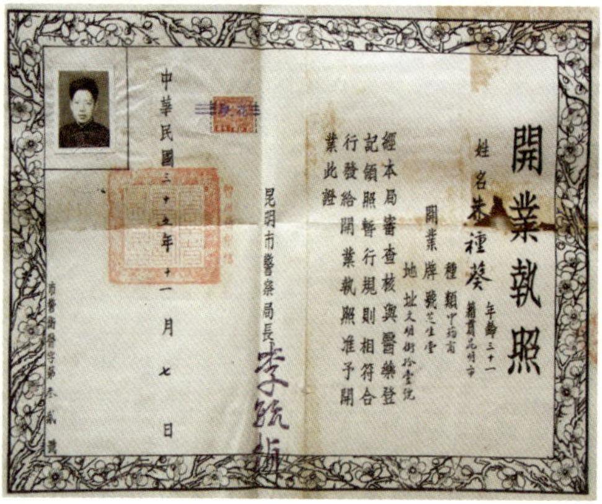

1946年朱种葵的开业执照（昆明市档案馆藏）

据会员登记表，朱种葵自述：“我于1919年在大理县立初小至高小上学，毕业于1927年。1927年至1928年读私学。1929年在大理八属中学修学1年。1930年至1931年，在昆明协助先父学习医药。1932年，考入云南道路工程学校，毕业后1933年在滇南公路任技士半年。1934年至1955年，都在芝生堂铺内工作。”

朱种葵登记的技术与特长是“医学，测量，咀片、滴药”。据中药成药登记底册（1953年），芝生堂所制成药有健体补肾丸、风湿跌打膏、清血扫毒丸和虎骨木瓜酒。

药铺成员有1人：“妻子杨纭义47岁，在芝生堂从业。”此外，家庭还有女儿朱丽华19岁，在昆女一中上学。

芝生堂的简历为：“芝生堂在1929年开业。1949年前在芝生堂兼行医。1949年以后专做丸、膏、药酒，至现在（1955年）。普查实有资本：固定资金456元，流动资金147元。”图章印文为：“大理芝生堂医药房，昆明市文明街10号”。

据会员登记表，杨纭义填写的个人简历为：“于1920年入小学，1924年以后在家做家务。1929年结婚后一直到现在（1955年）都在做家务，协助药铺工作。”

36 保安堂（蔡凤歧）

保安堂（药号），1955年位于顺成街1号，铺主为蔡凤歧。蔡凤歧1955年为52岁，男，云南省昆明市人，高小文化程度，汉族，出身于工商户家庭。

据会员登记表，蔡凤歧填写的个人简历为："蔡凤歧1955年52岁，昆明人。7岁入私塾，10岁转入昆明勤学所，17岁高小毕业，转入瑞兴盛绸布呢线业当学徒，22岁转入当业通济为店员，27岁转入药业保安堂为经理，至今（1955年）并无变化。1953年担任行业学习组组长，又兼任段管四区一中心组一大组四小组组长至今（1955年），无变更。"

蔡凤歧登记的技术和特长是"擅长管理业务"。药铺成员还有4人："妻子朱秀珍50岁，家庭妇女。儿子唐振荣22岁，赋闲在家。儿子唐振华18岁，十四中高中一年级学生。儿子唐振富14岁，一中初中一年级学生。"

保安堂（药号）的简历为："于1931年9月在顺城街开始营业至今（1955年），并无变更情况。经营方式为零售。"保安堂有兼（职）会计1人，杨文湿。

保安堂，1955年的固定资金为265元，流动资金为357.74元。有职工2人，均为店员，另有兼职会计1人。1954年全年营业额为836.22元。1955年1月至11月营业额为541.45元。

在另一卷档案会员一览表里，蔡凤歧填写的个人简历为：

蔡凤歧“读过小学，当过学徒、店员及本企业（保安堂药号）经理，行业学习组组长、段管小组组长等职。药铺成员还有4人：妻子朱秀珍，照料家务。儿子唐振荣赋闲在家；儿子唐振华在高中念书；儿子唐振富在初中念书。”保安堂（药号）的简历为：“原是唐蔚森所有，因唐蔚森去世后，蔡凤歧同唐蔚森的妻子朱秀珍成为夫妻，因此保安堂也就交到蔡凤歧手中，一直到1955年。唐蔚森的3个儿子也就被认作蔡凤歧的儿子。”保安堂（药号）有店员2人。

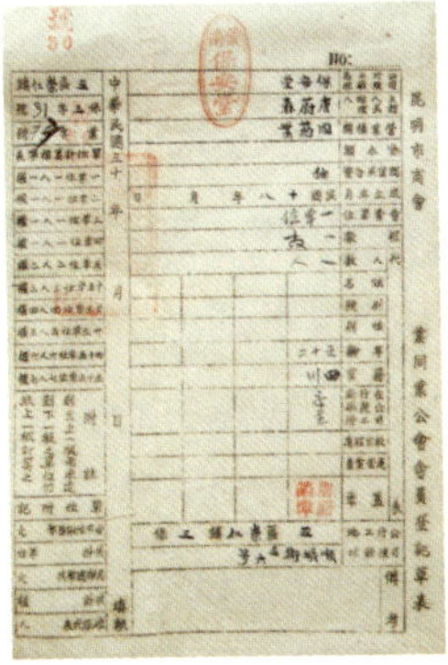

1944年保安堂登记表（昆明市档案馆藏）

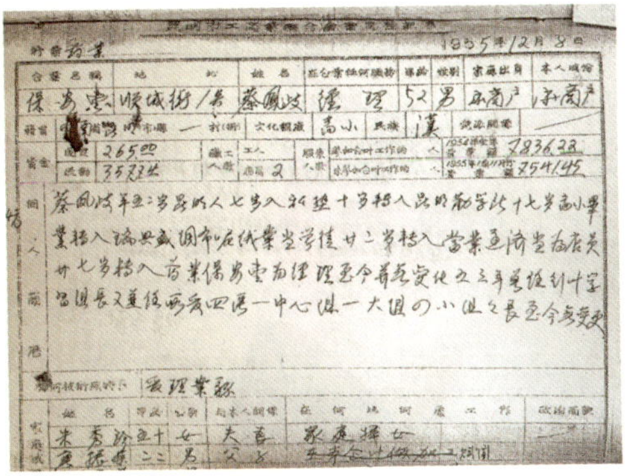

1955年保安堂登记表（昆明市档案馆藏）

37 协盛昌药房（李述尧）

协盛昌药房，1955年位于文庙直街67-69号，经理为李述尧。李述尧1955年为52岁，男，云南省昆明市人，高中文化，汉族，出身于工商业兼地主家庭。

协盛昌药房，1955年的固定资金为13350.51元，流动资金为28540.34元。有职工15人，其中工人7人，店员8人。1954年全年营业额为53624.71元，1955年1月至11月营业额为47067.57元。

据会员登记表，李述尧自述："1917年，14岁到利济堂药店傅玉卿名下为学徒，学习药材业务。1922年，到德生药材行当店员。1928年，又到利济堂当经理。1931年，与同业赵又仪、毛少林合伙在三市街开设协盛昌药房。1935年，分伙后即独资经营。"

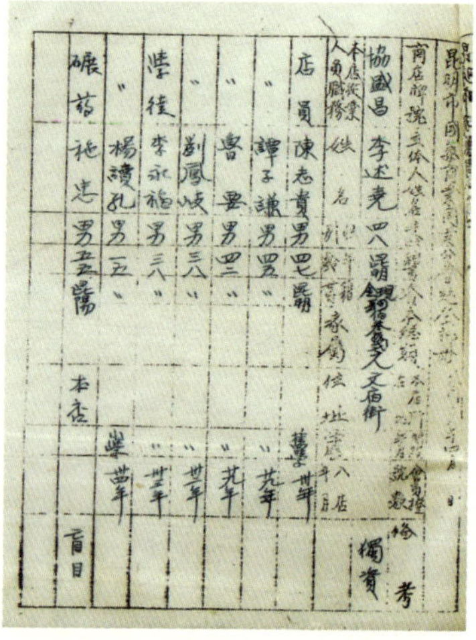

1949年协盛昌会员登记表（昆明市档案馆藏）

"1939年因门户上被派，当过反动政府第五区忠爱镇第一保保长。因本人业务事繁，由铺内先生刘子和，以本人名誉，为全权代理，至1944年1月辞职，在金碧路6号开设吉盛昌国药房。1951年11月，人民政府展开反动党团登记时，已向绥靖路派出所登记交

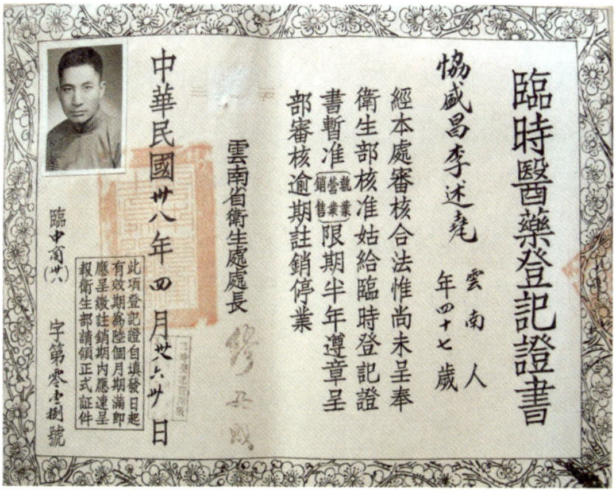
臨時醫藥登記證書

協盛昌李述堯 雲南 人 年四十七歲

經本處審核合法惟尚未呈奉衛生部核准姑給臨時登記證書暫准（執業/銷售）限期半年遵章呈部審核逾期註銷停業

雲南省衛生處處長

中華民國卅八年四月廿六日

此項登記證自填發日起有效期為陸個月期滿即應呈繳註銷期內應速呈報衛生部請領正式証件

臨中商（卅八）字第零壹捌號

1949年协盛昌登记书（昆明市档案馆藏）

代过。1948年，由三市街迁至宝善街。1949年，由宝善街迁至文庙街今址。溯至1917年起，至今（1955年），均在药材业工作，并无间断。1950年参加卫生医药工作者协会药剂组。”

李述尧登记的技术与特长是“辨识炮制中药材及咀片、成药，略有心得”。

李述尧的妻子王惠芳，为协盛昌药房的炊事员。王惠芳1955年为43岁，云南省昆明市人，小学文化，汉族，出身于工人家庭。王惠芳填写的个人简历为：“7岁至13岁小学毕业。后因家庭经济不能供给，即做针线补助生活。结婚后，负责家务。1940年（开始）负责企业的炊事工作。”

王惠芳登记的技术与特长是“针绣及机器绣花”。此外，长子李崇仁、次子李崇义、三子李崇礼、四子李崇智、女李琇华、长媳马仕英在高等专业学校，或高中，或小学等校念书。

协盛昌药房的简历为：“协盛昌药房于1931年开设，经营汤、丸药业务。1955年4月起，接受医药公司丸药的订货任务。”在另一份档案会员一览表里，协盛昌药房的店主、药房情况与上述会员登记表一致。公会职员记载：“李述尧是昆明市工商业联合会药商业同业公会筹委会委员。有文化水平，对社会主义改造有‘冷热病’的态度，有时积极，有时消极。劳资关系正常，大部分商品都是由公司进货。对公债、税收（都）能如期完成任务。”

38 宏济堂延记（李子延）

宏济堂，全称“宏济堂延记”，1955年位于武成路465–466号，药铺经理人为李子延。李子延1955年为55岁，男，云南省昆明市人，中学文化程度，汉族，出身于公教人员家庭。

据会员登记表，李子延自述：“我1900年12月出生。从8岁起读私塾至11岁止，后又进模范第一小学念了1年，到12岁因家境困难无力供读。在1912年到正义路太和堂当学徒，1913年升为员工。1914年，在护国路文安堂当员工，做了6年。到1920年该号又成立武成路宏安堂，又在此处工作了13年。到1933年，因该号分店多，不易照顾，就将宏安堂让给我独资经营，牌号改称宏济堂，直到现在（1955年）。此外，在兼职服务方面，解放前当过公会（昆明市国药业同业公会）监察委员。自解放后担任过本行业委员、组长及工商组长等职，未中断过。自己都是以为人民服务的理念去工作。”

李子延登记的技术与特长是“对国药识别，以及切、铡、炮制”。药铺主家庭成员有5人：“妻子顾兰英36岁，家务兼铺内杂物、伙食。儿子李耘30岁，在企业从事配方工作。儿媳栗惠如26岁，（做）家务。儿子李志高18岁，在第十四中学念高中二年级。女儿李菊仙15岁，在武成小学念五年级，是少年先锋队队员。”

宏济堂延记的简历为：“自1933年6月起到现在（1955年）

无变动。”图印为“云南宏济堂延记”。宏济堂，1955年的固定资金为1117元，流动资金为723.5元，有职工2人，均为店员。1954年全年营业额为5590.43元，1955年1月至11月营业额为5503.18元。

李子延的儿子李耘，为宏济堂的配方员。李耘，又名李慰，1955年为30岁，男，云南省昆明市人，中学文化程度，汉族，出身于工商业家庭。

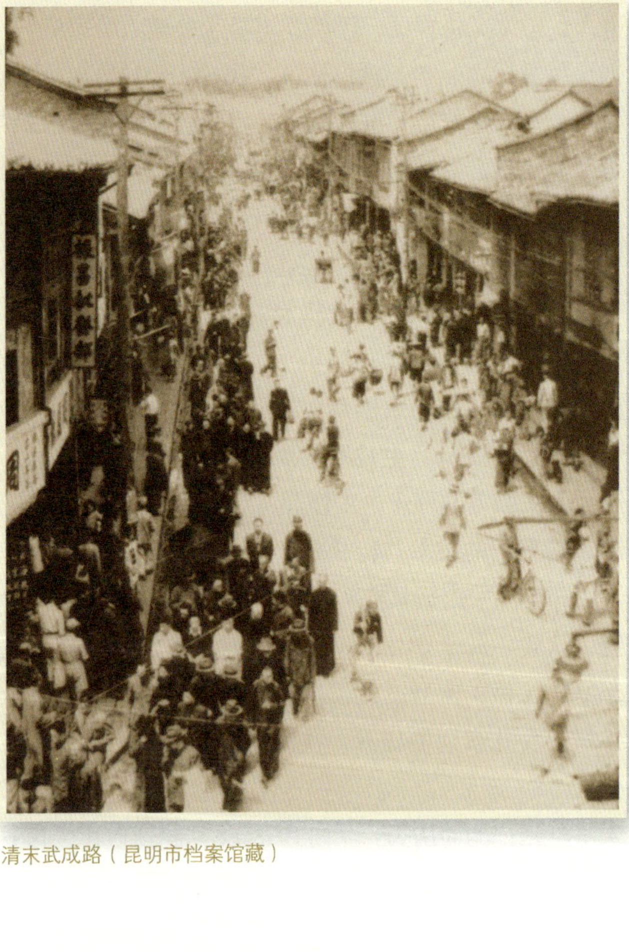

清末武成路（昆明市档案馆藏）

据另一份会员登记表，李耘自述：“我1924年2月出生，从8岁起进华山小学直到高小毕业，计6年。后在昆华中学上了两学期。因抗战日军轰炸昆明，疏散下乡，铺上乏人招呼，在1938年就上铺协助父亲经营。做配方、切铡、炮制等工作，直到现在（1955年）。中间在1953年从中华业余学校会计班毕业。”

李耘登记的技术与特长是“切铡、炮制、会计”。药铺或家庭成员还有5人：“父亲李子延55岁，宏济堂经理。继母顾兰英36岁，做家务兼办铺内的杂务伙食。妻子栗惠如26岁，家务兼办铺内的杂务伙食。弟弟李志高18岁，在第十四中学念高中二年级。妹妹李菊仙15岁，在武成小学念五年级。”

李子延的弟弟李子康开设“宏济堂康记”。在“一九五六年昆明市中药行业私营工商业参加公私合营店铺表（1987）”中未见记载。参见本书附录。

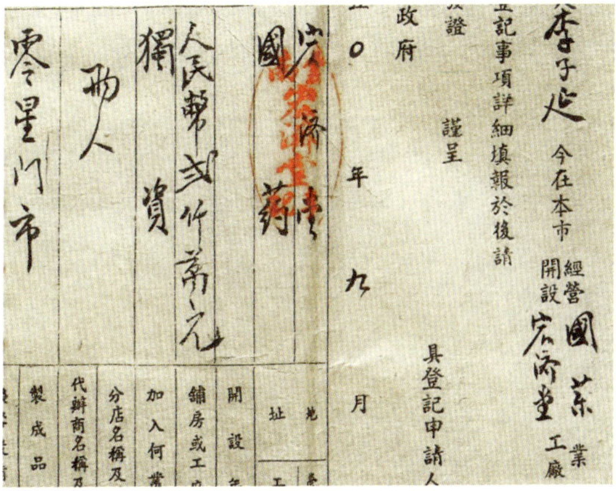

1950年宏济堂延记登记书局部（昆明市档案馆藏）

39 天福药号（郑继卿）

天福药号，又名“天福参药房”，铺址在光华街202号，铺主为郑继卿。郑继卿1955年为59岁，男，云南省昆明市人，高中文化，汉族，出身于学徒家庭。

天福药号，1955年的固定资金为5022.82元，流动资金为12588.37元，有职工6人，其中工人3人，店员3人。1954年全年营业额为21825.75元，1955年1月至11月营业额为23059.15元。

据会员登记表，郑继卿填写的个人简历为：“1903年至1909年，进私塾上学。1910年至1923年，在国药业大安堂当学徒，以及白龄堂等号担任店员。1924年至1933年，曾与陈子刚（合）伙，做药材进出口业务，分得少数盈余，即合并积蓄，

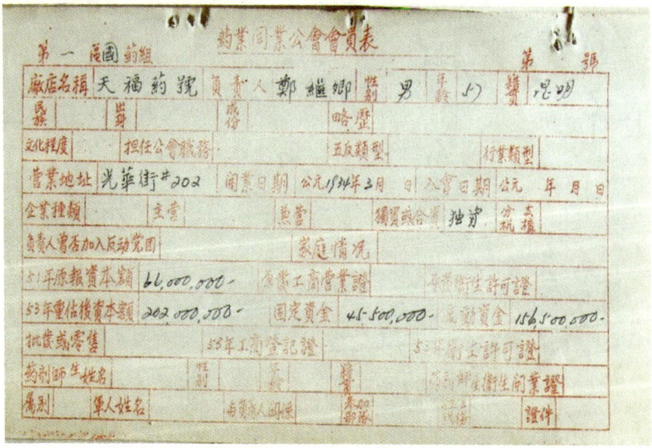
藥業同業公會會員表

第一 國藥組　　第　號

廠店名稱：天福藥號　負責人：鄭繼卿　性別：男　籍貫：昆明

略歷

文化程度　擔任公會職務　五反類型　行業類型

營業地址：光華街#202　開業日期：公元1934年3月　日　入會日期：公元　年　月　日

企業種類　主營　兼營　獨資或合資：独資

負責人曾否加入反動黨團　家庭情況

51年原報資本額：66,000,000-　工商營業證　衛生許可證

53年重估後資本額：202,000,000-　固定資金：45,500,000-　流動資金：156,500,000-

批發或零售　53年工商登記證　53年衛生許可證

藥劑師姓名　性別　籍貫　衛生開業證

類別　負責人姓名　證件

1953年天福药号会员登记表（昆明市档案馆藏）

自行经营。1934年至现在（1955年），开设天福药号，独资经营。1952年至现在（1955年），任同业公会（昆明市工商业联合会药商业同业公会）一区分会评议员，以及辅导组组员。1950年参加卫生医药工作者协会药剂组。”

郑继卿登记的技术与特长是“善于企业的经营管理、业务计划；对于国药鉴别及药性、药理多有研究”。

药铺成员还有4人：“爱人洪映霞54岁，在家做家务。女儿郑丽华23岁，在云南省卫生厅工作。女儿郑锦华19岁，在昆明市劳改局工作。女儿郑秀华13岁，在昆明一女中读书。”

天福药号的简历为：“天福药号于1934年开业以来，均系独资经营。专门零售国药及小量自产、自销各种古方，以丸、散为主。历年均无变化情况。”在另一卷档案会员一览表里，郑继卿填写的个人简历、家庭成员、药铺情况，与上述一致。

郑继卿的儿子郑鸿年，为天福药号的会计员。郑鸿年1955年为33岁，男，云南省昆明市人，大学文化，汉族，出身于旧职员家庭。

据会员登记表，郑鸿年填写的个人简历为：“学历：1942年前，在昆华高级工业学校、同济大学高职机械科、云南大学先修班及英语专科学校肄业。汉口大众函授学校工业企业成本计算科毕业。经历：（1）1942年12月至1945年10月，任第七会计分处会计员及主办会计，负责审核各单位预算及本处会计事务工作。（2）1945年11月至1948年3月，任云南田赋粮食管理处会计主任，负责本处会计事务及各县处经费预算审核及拨发工作。（3）1948年4月至1949年12月，任云南省政府会计处专门人员，负责会计的设计及临时工作。在职期间，曾（被）派兼任云南省监制戒烟药剂委员会会计员2个月及《平民日报》会计1个多月。（4）1949年12月至1955年12月，因父亲企业的需要，暂回店，担任会计工作。1951年12月至1954年4月，除在本企业外，曾兼任同业集生药号及百福堂的主办会计3年。（后）在工会学习。1954年4月遵工会通知，专任本号会计。群众工作：1952年以来，积极参加药业重估工作，并设计药业会计制度，带头推动药业各店自1952年起建立统一账册。曾历任药业公会（昆明市工商业联合会药商业同业公会）建账主委。在店员工会一区会计学习组，曾协助各会计，做好会计工作。1955年受到昆明市工商联合会函聘，为本市建账委员会会计专门人员，积极负责完成草拟1956年昆明市统一会计制度。其他：我解放前的历史已向公安部门彻底交代。”

郑鸿年登记的技术与特长是“工业、企业产品成本核算，对会计的设计、研究及实际工作有相当的基础。”家庭成员还有7人：“爱人何若琅28岁，因子女（共6人）过多，在家负责教养工作。”

郑鸿年备注：“我虽出身于工商业者家庭，但自成年后，即在外工作，并已分居他处。与父亲无往来、同住。仅依靠工资维持生活。故本表资金、职工人数、股东人数、营业额、企业简历等项无法填入。”

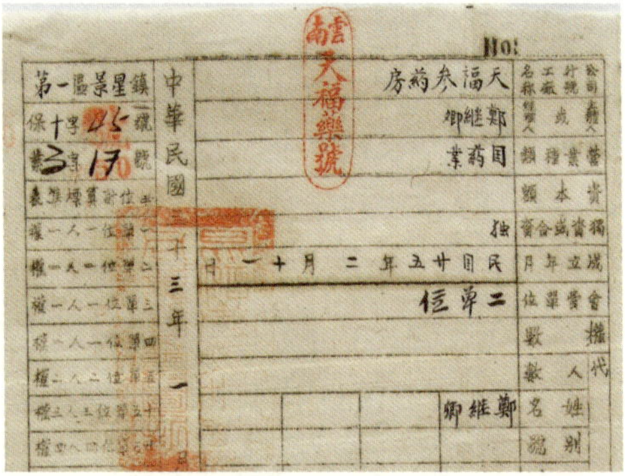

1944年天福参药房登记表局部（昆明市档案馆藏）

40 惠安药号（莫维新、莫能新）

惠安药号，又名“惠安参药号”，1955年位于绥靖路160号，分号地址位于武成路23号，经理为莫维新。莫维新1955年为53岁，男，云南省呈贡县斗南村人，高小文化程度，汉族，出身于中农家庭。

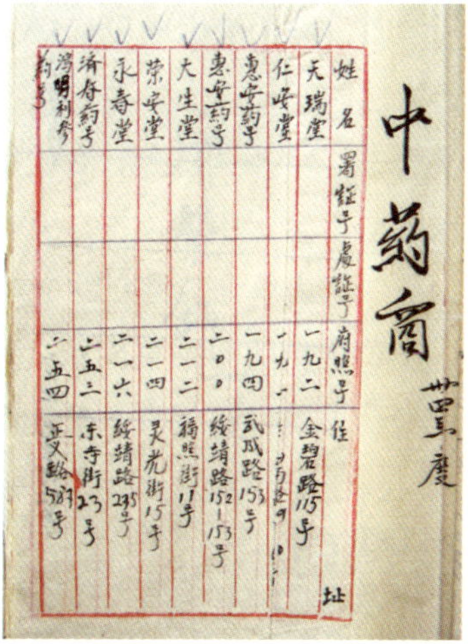

中葯商

姓名	署証号	處証号	府照号	住址
天瑞堂			一九二	金碧路115号
仁安堂			一九[illegible]	[illegible]
惠安药号			一九四	武成路153号
惠安药号			二〇〇	绥靖路152-153号
大生堂			二一二	福照街11号
荣安堂			二一四	灵光街15号
永春堂			二一六	绥靖路235号
济春药号			二五三	东寺街23号
鸿明利参药号			二五四	正义路[illegible]号

1945年昆明中药商名册（昆明市档案馆藏）

据会员登记表，莫维新填写的个人简历为：“莫维新，云南省昆明市呈贡县斗南村人，现年（1955年）53岁。中农出身。9岁至13岁在小学读书，14岁至16岁在高小读书。于1918年在昆明市宏寿堂当学徒，于1926年在宏安堂当店员。至1932年在大康药号任经理3年。1935年，我自己在绥靖路160号开设惠安药号。1944年又在武成路23号开设惠安分号，一直到现在（1955年）。”

企业简历栏，记载会计的变更情况：“因我店（惠安分号）由1953年9月份起开始建账，经呈报工商局，于1953年9月11日核准，自1953年9月1日将绥靖路惠安药号改为分号，武成路惠安分号改为总号，两号资本账务及纳税等，均合并在武成路惠安药号统一管理。”图章印文为“昆明惠安分药号，武成路二十三号”。

惠安药号，1955年的固定资金为1885元，流动资金为1565元，有职工3人（工人）。股东人数为2人，均在药铺工作。1954年全年营业额为16314元，1955年1月至11月营业额为12330.49元。

莫维新的家庭成员有5人：“儿子莫希文，在昆明市巡津街云大医院工作。女儿莫惠英，在蒙自专区屏边县新建区白云小学教书。女儿莫惠芳，在昆明市卫生学校读书。女儿莫惠芬，在昆明市第十中学读书。儿媳杨宜春做家务。”在另一卷档案会员一览表里，莫维新的个人简历、药铺简历与上述一致。

莫维新的弟弟莫能新，为惠安药号的副经理，负责绥靖路惠安药号的日常管理。莫能新1955年为48岁，男，云南省呈贡

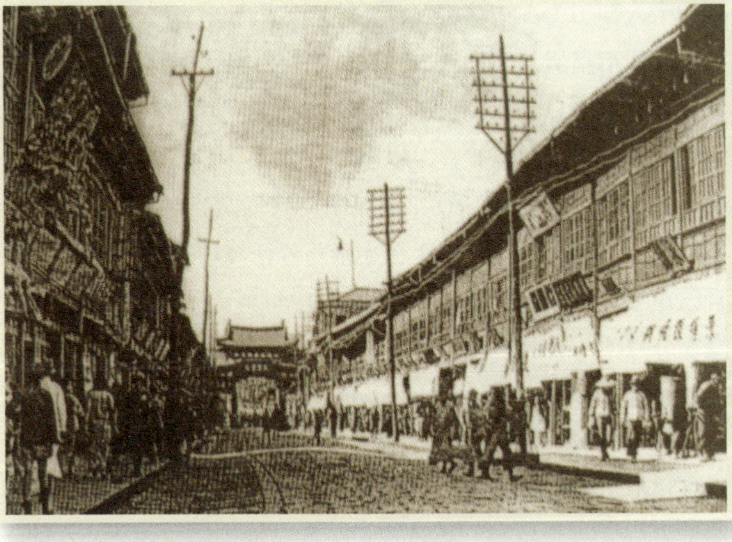

清末正义路（昆明市档案馆藏）

县斗南村人，高小文化程度，汉族，出身于中农家庭。

据会员登记表，莫能新填写的个人简历为："莫能新，云南省呈贡县斗南村人，现年（1955年）48岁。9岁至13岁在小学读书，14岁至16岁在高小读书。于1923年在昆明市张鸿记药号当学徒，至1935年在惠安药号参加企业工作，一直到现在（1955年）。"

惠安分药号的炮制人为张梅英。据会员登记表，张梅英填写的个人简历为："云南省昆明市王官庄人。现年（1955年）50岁，贫农出身。于1935年参加（惠安药号）企业工作，一直到现在（1955年），以前在原籍务农。"

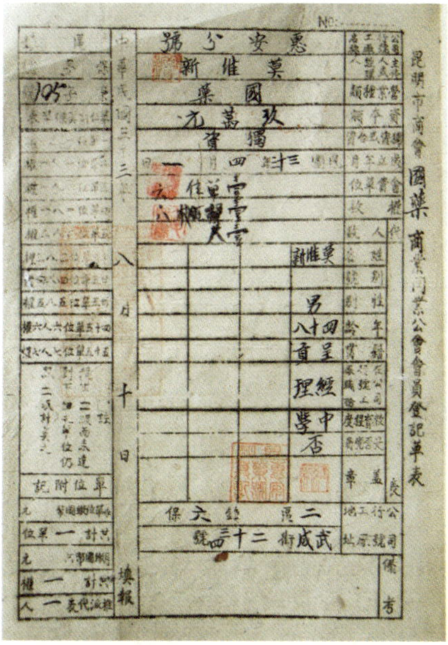
昆明市商會國藥商業同業公會會員登記單表

1944年惠安药号登记表（昆明市档案馆藏）

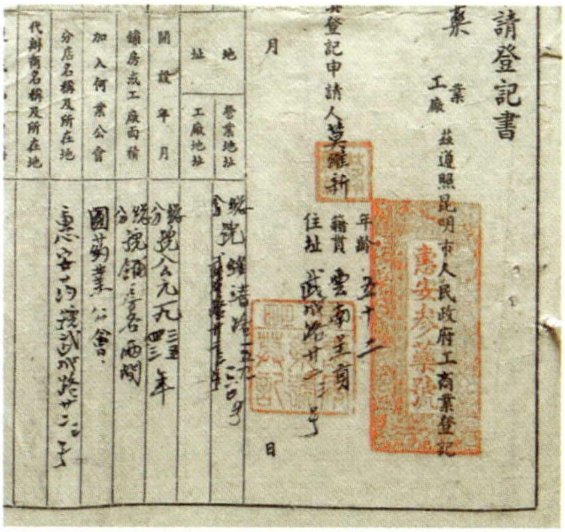
請登記書

1950年惠安药号登记书局部（昆明市档案馆藏）

41 姚济药号（姚承济、王植三）

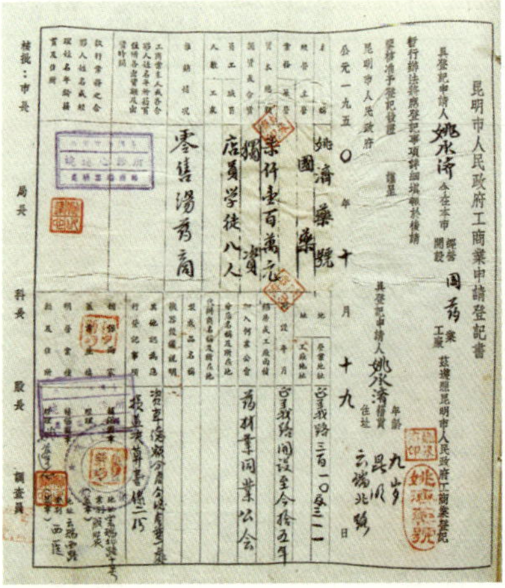

昆明市人民政府工商業申請登記書

1950年姚济药号登记书（昆明市档案馆藏）

姚济药号[①]，又名“姚济药室”，1955年位于正义路210-211号，店主为姚济[②]，资方为姚承济，资方代理人为王植三。王植三1955年为59岁，男，云南省昆明市义生巷32号人，小学文化，汉族，出身于商业资本家家庭。

姚济药号，1955年的固定资金为9845.23元，流动资金为7494.77元，有职工15人，其中工人8人，店员7人。1954年全年营业额为52964.07元，1955年1月至11月营业额为35448.90元。

据会员登记表，王植三填写的个人简历为：“出生于1896年，7岁时上旧学。1911年，商会学校毕业，即到据德堂当学徒。1916年，转入六合堂及崇仁药室。1921年，转往个旧时利

① 王植三所填写的会员登记表作“姚济药室”，据1950年姚济药号填昆明市人民政府工商业申请登记书改，姚家的另一药铺为姚济药室，地址为云瑞北路18号。

② 昆明市社会科学界联合会，昆明中药厂有限公司.昆中药的故事[M].云南人民出版社，2022：82.

和药店。1924年，同友人合伙，做昆明至个旧的运销药材生意。1928年，返回昆明做植记药材生意。1938年，因个旧货款欠账，无法收取，无本经营，时值大道生布店招考，我（王植三）考入做采买工作。1941年，由大道生请长假，约得友人集资，往柳州办药材。因柳州沦陷不能前往，遂在昆明做药材介绍经纪人。1945年，加入德生药材行，做劳资合作生意。1951年脱离德生行，于4月申请（转为）行商。1953年10月，申请转为国药运销商。参加过丽江、下关及个旧药材交流会。1955年申请停业。于8月2日为姚济药号资方代理人。”

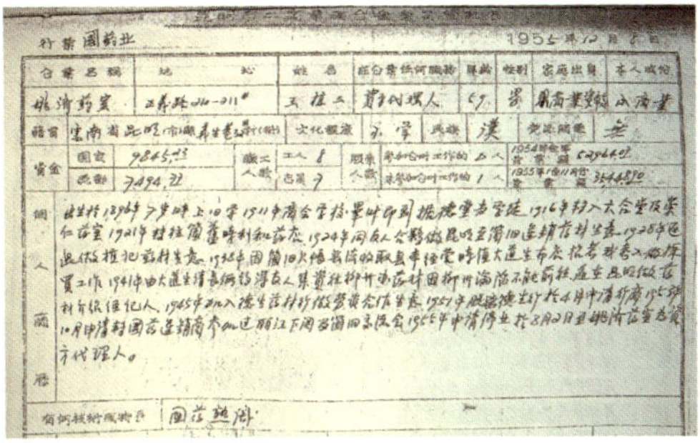

1955年姚济药室会员登记表（昆明市档案馆藏）

王植三登记的技术与特长是“国药熟识”。据中药成药登记底册（1953），姚济药号制售的成药有保产达生丸、姚济资生丸、双解散等。

王植三的家庭成员有10人：“妻子席佩秋，在居民委员会服务。儿子王汝辉，在成都西南军区服务。孩子王汝灿、王汝珍、王汝森、王宝珍、王汝聪、王汝贵、王汝延、王淑珍，均在上学。”

姚济药号的简历为：“姚济药号开设于1935年[1]，中间并

① 昆明市国药业商业同业公会总登记册（姚济药号），出自昆明市工商业联合会国药业会员总登记表（1949），昆明市档案馆，档号：7~3-31~18，总登记册的开设年月，与会员登记表合。

无变动情况。姚济药号的资金额所填系重估资本，普查实有资本未结出。原负责人姚贞白现到卫生局工作，资本系企业所有。”

在另一份档案会员一览表里，王植三的简历、家庭成员、药铺简历，与上述一致。该表还记载：“王植三未参加姚济药号之前，是做药材行商的。1955年8月因原负责人姚贞伯（又作“白”）被任命为昆明市卫生局副局长，开始由他担任企业代理人。由于参加企业的时间较短，目前还没有突出的表现。但由于该店过去有一定的基础，因而在工人同志的监督下，一贯能做到爱国守法。在经营方面，三分之二的进货，都来自国营公司。税收、公债等各项任务，基本也能按时完成，劳资关系正常。”

姚济药室，是姚家开设的另一家药铺。据1950年昆明市人民政府工商业申请登记书，姚济药室的业主为姚贞伯，营业地址为云瑞北路18号，开设于1948年初[1]，店员学徒共22人，工友3人，经营范围为零售汤药，图章文为“姚济医药室”。

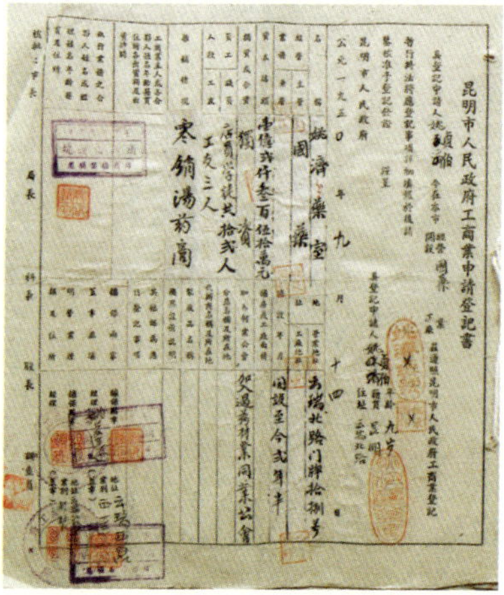
昆明市人民政府工商業申請登記書

姚濟藥室

國藥

獨資

店員學徒共拾貳人

工友三人

零銷湯藥商

雲瑞北路門牌拾捌号

1950年姚济药室登记表（昆明市档案馆藏）

① 1948年，与1949年昆明市国药业同业公会总登记册（姚济药室）合。

42 正康药号（施静康）

正康药号，1955年位于正义路354号，经理为施静康。施静康1949年为50岁，男，云南省昆明市人。

正康药号，1949年资本总额为现金432元，其他资金情况不详。

正康药号的简历为：“有职工3人。店员朱培仁，男，30岁，小学文化程度，入店时间为1935年，住本店。店员金万源，男，30岁，小学文化程度，1937年入店，住本店。练习生李绍思，男，15岁，小学文化程度，1936年入店，住本店。”[1]

据中药成药登记底册（1953年），正康药号的负责人为李正英，位于正义路345号，制售的成药有：保产达生丸、安胎丸和调经丸。

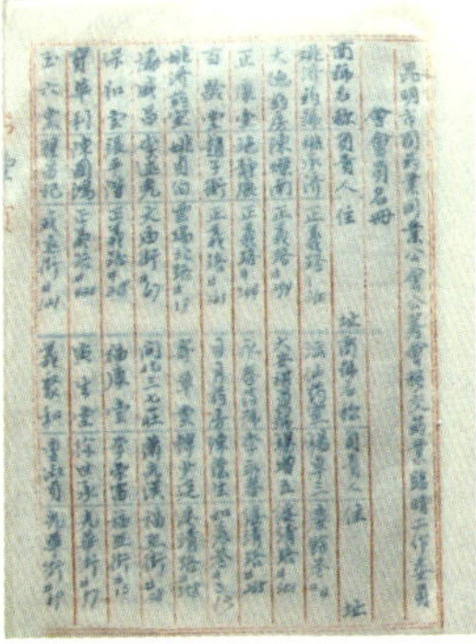

1953年会员名册（昆明市档案馆藏）

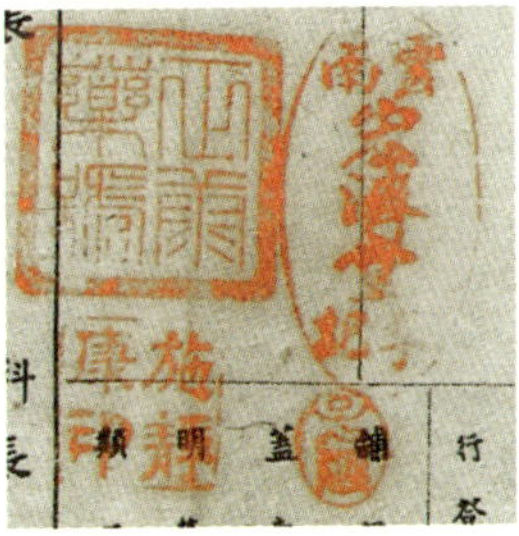

1950年正康药号、施静康、云南宏济堂李记、子延印记（昆明市档案馆藏）

---

① 昆明市工商业联合会国药业会员登记表（1949），出自昆明市工商业联合会“国药业会员登记表”，昆明市档案馆藏，档案号73~31~18。

43 润丰（罗鹤轩）

润丰，1955年位于灵光街165号，经理为罗鹤轩。罗鹤轩1955年为49岁，男，云南省昆明市灵光街人，初中文化程度，汉族，党派关系为国民党，出身于中农兼工商业家庭。

据会员登记表，罗鹤轩填写的个人简历为："1907年4月出生于昆明县南乡（今官渡区）七甲村。1913年至1918年，在咸和小学、省师附小读书。1919年至1923年，在中法学校读法文。1924年至1926年，在云南邮政管理局任邮务生；在昆明开远局工作。1927年至1936年，在鸿发油坊做榨油生意。1936年，到下关成立润丰任经理。1941年回昆明，任鸿发油坊经理。1941年至1950年，任鸿发油坊、润丰经理。1951年至1955年，任润丰经理。1943年至1949年，任油业同业公会常务干事、理事。1943年至1950年4月，任八区副区长。1950年至1951年，任3区段管大组长。1954年，任药业公会（昆明市工商业联合会药商业同业公会）组员、劳资协商会代表、查征户第五大组组长。"

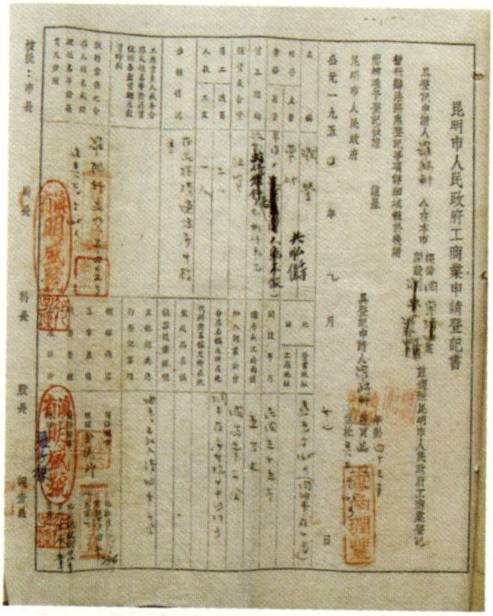

1950年润丰登记书（昆明市档案馆藏）

罗鹤轩登记的技术与特长是“对中药材有些见识，对榨油有点经验”。

药铺成员还有1人：“妻子安瑞清44岁，在润丰药号任出纳。”另外，女儿罗栋26岁，在北京都市规划委员会工作（共产党员）。女儿罗志庆，在哈尔滨东北农学院农业机械系读书。儿子罗志昌、罗志祥，在读书。

润丰药号的简历为：“润丰药号1936年成立，在昆设总号，在下关设分号。1938年在维西、兰坪、丽江设分号，至1940年即撤销。1938年至1940年，曾运销药材到香港销售，香港沦陷即结束。1945年，继续经营药材山货，赴香港、广州销售。由1936年至1950年，业务同鸿发油坊合并经营。1951年同鸿发油坊分开，增加经营淮、浙、川、广药材，运到昆明销售。”

润丰药号，1955年的固定资金为9340.86元，流动资金为100912.7元，有职工11人，均为店员。1954年全年营业额为123742.39元，1955年1月至11月营业额为54839.69元。罗鹤轩备注：“原登记资金130500元，现有资金110253.56元，比原登记少20246.44元（历年亏损）。”

在另一卷档案会员一览表里，据罗鹤轩的个人简历、药铺情况，与上述一致。表内记载：“罗鹤轩一向经营批发。过去经营范围广，如牛羊皮、海味等，都经营。从1951年以来，才逐渐转变，1954年以经营国药为主。他担任劳资协商代表，凡是有关劳资问题及检查合同等，都能负责地搞好。对同业如有不能完成税额、公债任务的，他能尽力给予经济上的帮助。在他本企业认购的公债和税收，他都非常重视，能按期完成，表现很好。”

44 炽记昌沐记（余灼和）

炽记昌沐记，1955年位于同仁街144–145号，药铺资方的代理人为余灼和。余灼和1955年为38岁，男，广东省台山县永塘村人，高小文化程度，汉族，出身于小手工业者家庭。

据会员登记表，余灼和填写的个人简历为：“我8岁入小学读书，到14岁双亲去世，生活无法维持，就停了学，帮人做临工，做了1年。到15岁，朋友介绍我到义和堂药房做学徒，做了6年。后因敌机把该号（药房）炸了，我失业有五六个月。后又当单车夫五六个月，至该药房（义和堂药房）复业，我又回去做了1年多店员。到1940年1月，由余文国出旅费，我来昆明，就在炽记昌做店员。做了2年，我出了炽记昌，到金碧路永寿堂做店员，做了1年半。又出来到天瑞堂做店员，做了1年多。到1945年，又回到炽记昌做店员。至1948年，资方余飈伟回广东，托我代理资方，直到现在（1955年）。”

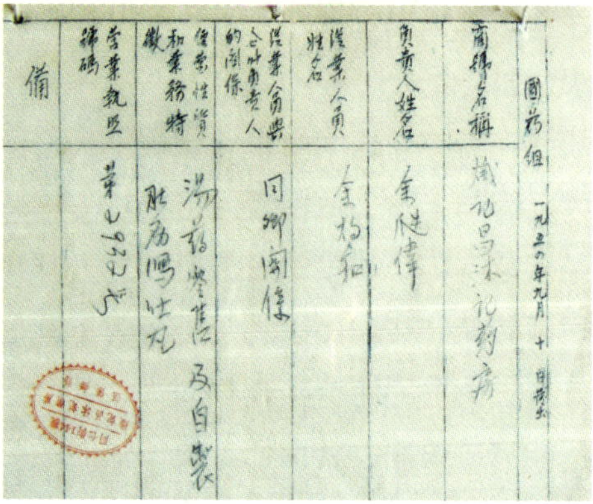

國藥組 一九五〇年九月十日填

商號名稱	負責人姓名	從業人員姓名	從業人員與負責人的關係	營業性質和業務特徵	營業執照號碼	備
熾記昌沐記藥房	余飈偉	余灼和	同鄉關係	[illegible]	[illegible]	

1954年炽记昌沐记药房呈报表（昆明市档案馆藏）

余灼和登记的技术与特长是“本行业前柜、后柜”。据中药成药登记底册（1953年），炽记昌沐记所制成药有肚痛疴痢丸。

药铺成员还有6人：“妻子黄瑞卿31岁，在金碧路350号卖香烟、洋火等兼营小生意。女儿余淑芳9岁，在读书。女儿余淑慈8岁，在读书。女儿余淑惠6岁，在家。儿子余明伦3岁，在家。儿子余明诚1岁，在家。”

炽记昌沐记的简历为：“我号是由余飏伟祖父余炽庭开设于1937年。1943年余炽庭去世，遗给余飏伟与余飏开，两人合股经营。又至1948年余飏伟与余飏开分股。时年余飏伟在这个地方（同仁街144–145号）做下去，而至现在（1955年）。余飏开在金碧路另开设炽记昌余记。营业情况：门市零售。”

炽记昌沐记，1955年的固定资金为794元，流动资金为2395元。有职工4人，均为店员。1954年全年营业额为8950元，1955年1月至11月营业额为7199元。余灼和在表内加了一条备注：“余飏伟是本号的投资方。余灼和是资方代理人。余飏伟现（1955年）不在昆明，在香港教书。”

另一卷档案会员一览表里，余灼和填写的个人简历为：“余灼和文化程度为旧制高小。当药业店员，先后计15余年。1948年，资方余飏伟回粤，委托我（余灼和）代理资方职务，以至现在（1955年）。”炽记昌沐记药号的情况为：“炽记昌沐记药号有职工4人。于1937年开业。余灼和是资方代理人，创设炽号（炽记昌沐记）是余飏伟、余飏开等人，合股经营。1948年分股后，余飏开另设炽记昌余记。余飏伟到香港后，企业才交由余灼和代理。”

45 大德药房（陈灿南）

大德药房，1955年位于正义路292-293-294号，铺主为陈灿南。陈灿南1955年为50岁，男，云南省昆明市正义路人，小学文化程度，汉族，出身于雇员家庭。

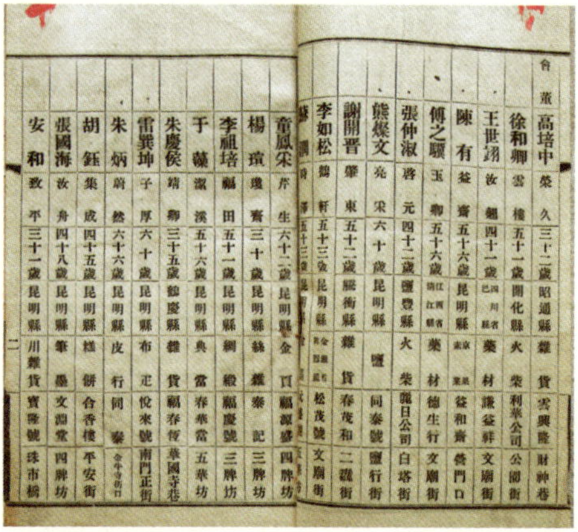

會董 高培中	榮久	三十二歲	昭通縣	雜貨	雲興隆	財神巷
徐和卿	雲樓	五十一歲	開化縣	火柴	利華公司	公園街
王世翊	汝翹	四十一歲	四川巴縣	藥材	謙益祥	文廟街
陳有	益齋	五十六歲	昆明縣	京果業	益和齋	舊門口
傅之顯	玉卿	五十六歲	江西清江縣	藥材	德生行	文廟街
張仲淑	路元	四十二歲	鹽豐縣	火柴	龍日公司	白塔街
熊燦文	亮采	六十歲	昆明縣	鹽	同泰號	鹽行街
謝開晉	肇東	五十二歲	騰衝縣	雜貨	春茂和	二纛街
李如松	鶴軒	五十三歲	昆明縣	金銀首飾	松茂號	文廟街
[illegible]						
童鳳采	芹生	六十二歲	昆明縣	金貝	福源盛	四牌坊
楊璜	幾齋	三十歲	昆明縣	絲蔴	泰記	三牌坊
李祖培	福田	五十一歲	昆明縣	綢緞	福慶號	三牌坊
于蘅	潔溪	五十六歲	昆明縣	典當	春華當	五華坊
朱慶侯	靖卿	三十五歲	鶴慶縣	雜貨	福春恆	華國寺巷
雷巽坤	子厚	六十歲	昆明縣	布疋	悅來號	南門正街
朱炳	蔚然	六十六歲	昆明縣	皮行	同泰	金牛寺街口
胡鈺	集成	四十五歲	昆明縣	糕餅	合香樓	平安街
張國海	汝舟	四十八歲	昆明縣	筆墨	文淵堂	四牌坊
安和	致平	三十一歲	昆明縣	川雜貨	寶隆號	珠市橋

1917年德生行傅玉卿为云南总商会会董的名册（昆明市档案馆藏）

据会员登记表，陈灿南填写的个人简历为："我出生于1905年。先父陈道本，籍贯江西，到昆明文庙街德生药材行帮工，资方肖衡德，至1914年（先父）去世。先母于1911年去世。我系弟兄二人。我陈灿南（在）6岁时先母去世，7岁时上小学，9岁时先父去世，到10岁时就没有上学，由家兄补助（我的）生活，同时帮家兄做家务。13岁到马市口利济堂（当）学徒，老师是利济堂资方代理人傅玉卿。17岁老师另开设分店种德堂，由师兄傅幼卿负责。20岁因种德堂顶（抵）给益兴和，老师同师兄一齐回江西原籍，我即转入寅生堂分店敬畏堂，经理（是）徐兴让。21岁转入张鸿记药号，经理（是）张万钟。22岁时，师兄李述尧是利济堂经理，约我转回利济堂。25岁离开利济堂到蒙自宏龄堂，资方（是）陈伯全。27岁离开宏龄堂到个旧，在个旧时，赢了一笔钱，至28岁转回昆明。由昆明购买鹿茸到个旧售卖，将售卖鹿茸款，又赢了一笔钱，寄存在张鸿记，张鸿记违意，立转入本企业（大德药房），方是长远利益。同时，利济堂听张鸿记、肖荣和介绍，顶入，改招牌为大德药房，经营至今（1955年），中间企业无变动情况。”

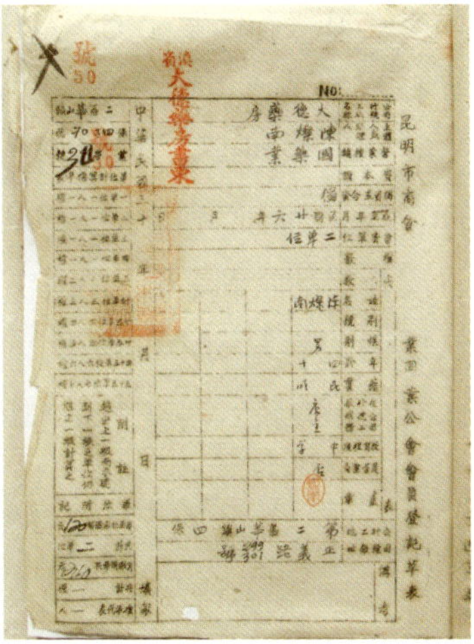

1944年大德药房登记表（昆明市档案馆藏）

陈灿南登记的技术与特长是“生熟药材、山货，炮炒叠炙、切铡、打包、打箩”。据中药成药登记底册（1953年），大德药房制售的成药有白瘀药、保产达生丸、附子膏药等。

药铺成员还有11人：“妻子张琼瑶29岁，家庭妇女。妻子刘桂英43岁，八中女工。儿子陈瑞生16岁，在十二中上初中。儿子陈保生13岁，上小学。（除此）之外，2岁至10岁7人。”大德药房的简历为：“大德药房1937年开设至今（1955年），中间并无变动情况。零售丸、散。”

大德药房，1955年的固定资产为1744.52元，流动资金7354.37元（流动资金包括公债700元）。有职工13人，其中工人5人，店员8人。1954年全年营业额为36761.03元，1955年1月至11月营业额为23824.24元。

在另一卷档案会员一览表里，陈灿南填写的个人简历为："13岁在马市口利济堂当学徒，17岁在种德堂，因益兴和师兄一同回江西原籍，我即转入寅生堂分店敬畏堂，（任）经理。22岁即转回利济堂，25岁离开利济堂，到蒙自宏龄堂。27岁离开宏龄堂到个旧，在个旧，赢了一笔钱。28岁后回昆明。从昆明购鹿茸到个旧售卖。售卖鹿茸后又赢了一笔钱。后在张鸿记，即转入到本企业大德药房至今（1955年）。"国药组记载："陈灿南个人能力强，是学徒出身，一切业务都能胜任。"

46 德生堂（赵德斋）

德生堂，1955年位于绥靖路476号，铺主为赵德斋。赵德斋1955年为51岁，男，云南省昆明市人，私学10年文化程度，汉族，出身于医生家庭。

据会员登记表，赵德斋填写的个人简历为：“我生于公元1904年6月30日。自1911年至1920年，上私学10年。1921年至1923年，在中药店当学徒3年。1924年至1936年，在中药店当

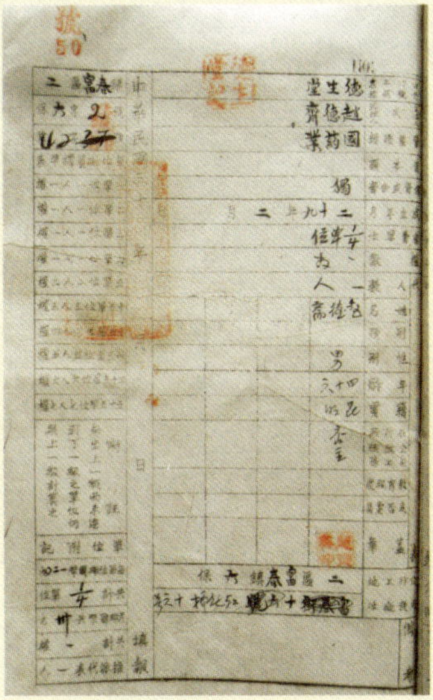

1944年德生堂登记表（昆明市档案馆藏）

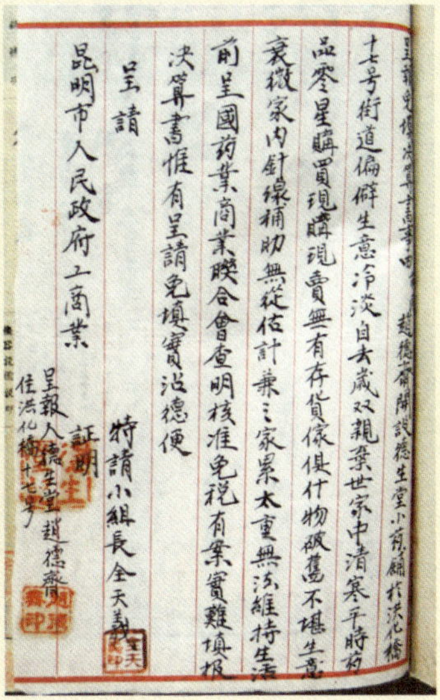

十七号街道偏僻生意冷淡自去歲父親棄世家中清寒平時药
品零星購買現購現賣無有存貨傢俱什物破舊不堪生意
衰微家內針線補助無從估計兼之家累太重無法維持生活
前呈國药業商業聯合會查明核准免稅有案實難填报
決算書惟有呈請免填實沾德便
呈請
昆明市人民政府工商業
特請小組長全天義 證明
呈報人德生堂趙德齋
住浹化橋十七号

1950年德生堂函（昆明市档案馆藏）

店员、工人14年。1937年自设德生堂中药店，直到现在（1955年）。”

赵德斋登记的技术与特长是“能够配方和制造丸、散”。药铺成员还有3人：“儿子赵光汉18岁，初中毕业失学在家。女儿赵毓华10岁，在大观小学上学。妻子太秀英50岁，家庭妇女。”德生堂的简历为：“德生堂于1937年1月10日开业，到现在（1955年）。1952年由洪化桥17号迁移到绥靖路476号。”

德生堂，1955年的固定资金为648.79元，流动资金为100元。股东人数为4人，其中参加企业工作的1人，未参加药铺工作的3人。1954年全年营业额为987.45元，1955年1月至11月营业额为973.82元。

赵德斋备注：“德生堂重估时资本总额785.985元，固定资金665.44元，流动资金120.54元。普查后现实有流动资金100元，固定资金为648.79元，合计748.79元。”

47 万春堂（周廉臣）

万春堂，又称“万春参药号”，铺址在绥靖路432-433号，负责人为周廉臣。周廉臣1955年为70岁，男，云南省昆明市绥靖路人，汉族，私塾文化，出身于商业资本家家庭。

据会员登记表，周廉臣自述：“1896年至1911年，在福林堂任店员。1912年至1925年，在镒源堂任店员。1935年至1936年，在百寿堂任店员。1936年至1937年，在大安堂任店员。1937年开设万春堂至今（1955年）。”

周廉臣登记的技术与特长是“配方、叠炒、炮炙等”。周廉臣的儿子周肇勋，在万春堂，协助业务工作。此外，家庭成员有2人：“妻子刘桂英和叔嫂谢淑英，均为家庭妇女。”

万春堂的简历为：“万春堂于1937年开设至今（1955年），中间无变动情况。万春堂系配方零铺。”

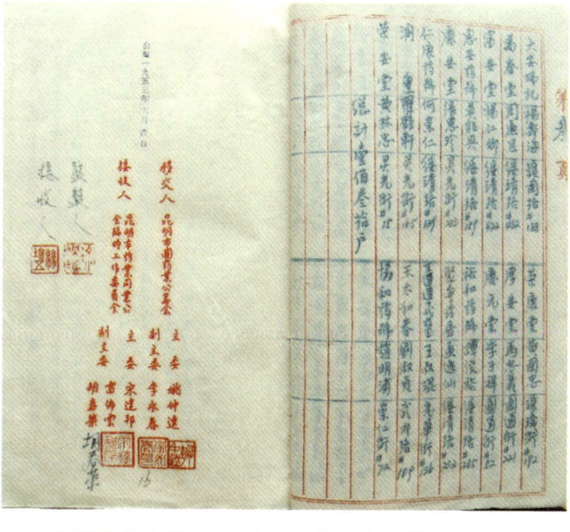

1953年昆明中药铺130户（昆明市档案馆藏）

万春堂，1955年的固定资金为2136元，流动资金为2059.7元，有职工4人，其中工人2人，店员2人。1954年全年营业额为11025元，1955年1月至11月营业额为5887.2元。周廉臣备注：“万春堂流动资金内包括公债190元在内。”

在另一份档案里面，周廉臣的简历、家庭成员和药铺情况，与上述一致。儿子周肇勋1955年为28岁，男，云南省昆明市绥靖街人，初中文化程度，汉族，出身于商业资本家庭。周肇勋填写的个人简历为：“1934年至1939年在上学。1939年至1955年在长春堂任从业人员至今（1955年）。”周肇勋登记的技术与特长是“配方、切铡、水叠、蜜丸等”。

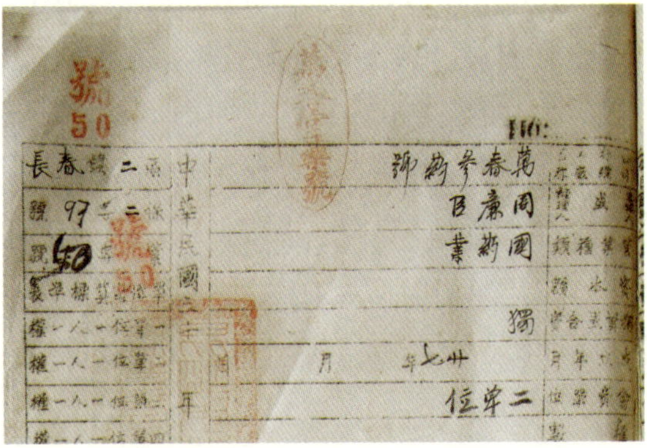

1944年万春参药号登记表局部（昆明市档案馆藏）

48 永春参药号（李永春）

永春参药号，又名“永春堂药号”，位于绥靖路235号，药铺经理人为李永春。李永春1955年为46岁，男，云南省昆明市七甲村人，小学文化，汉族，出身于小地主家庭。

永春参药号，1955年的固定资金为346.03元，流动资金为1110.12元。有职工1人，为店员。1954年全年营业额为5322.445元，1955年1月至11月营业额为4708.38元。

据会员登记表，李永春自述：“我于1909年出生于昆明县属七甲村。1916年至1922年，在原籍七甲村上小学。1923年至1925年，到昆明市恒元堂药号当学徒。1926年至1927年，在石陈氏药房当店员。1927年至1928年，在仲和堂药号当店员。

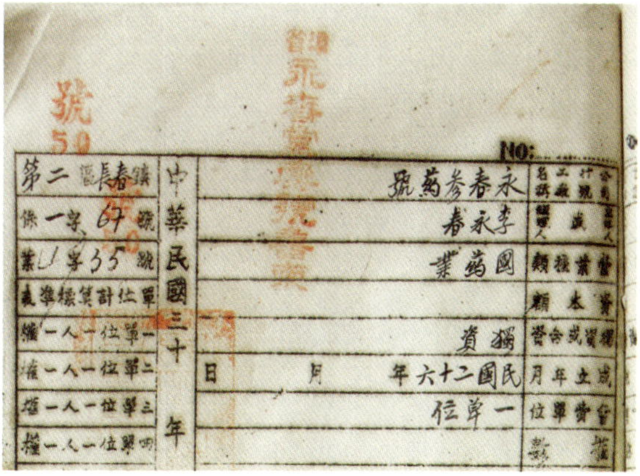
NO:
永春參藥號
李永春
國藥業
獨資
民國二十六年 月 日
一單位
中華民國三十 年

1944年永春参药号登记表局部（昆明市档案馆藏）

1929年，在大安堂瑞记药号当店员。1930年至1933年，在百福堂药号当店员。1934年至1938年，在同信堂药号当店员。1938年至1939年，我与家兄庆元堂合伙经营延春堂药号，于1939年底与家兄分伙，后改牌号为‘永春堂药号’，由我负责经营到现在（1955年）。”

“解放后1950年至1955年，担任过国药业副主委、检查组长、卫协药剂组干事、税评会委员、工商联委员、段管大组长等职务。”

李永春登记的技术与特长是“切铡、丸散、配方”。

李永春的妻子郭桂英，为永春参药号的从业人员。郭桂英1955年为46岁，女，云南省昆明市五甲村人，汉族，出身于富农家庭，本人为家庭妇女。

据会员登记表，郭桂英口述：“我于1909年出生于昆明县属五甲乡。7岁至19岁时没有上过学，在这段时间是在家中务农，兼学习织布手工业。于1938年与李永春结婚，在七甲村仍然务农、织布。至1939年，李永春在昆明市经营永春参药号，那时就从原籍七甲村迁移至昆明市绥靖路235号，帮助李永春经营永春药号到现在（1955年）。”儿媳尹静兰，也在永春堂药号工作。

李永春的家庭还有：儿子李光辉，在云南省景东县文化馆工作。女儿李光莲、儿子李光铨、女儿李光珍、李光媛、孙女小琴，均在上学。

永春参药号的简历为：“永春堂药号于1938年5月经大生堂药号经理徐洪介绍，接顶李仲迁经营之延春堂药号。由旧东家同信堂经理陈云翔，借得国币500元与家兄庆元堂合伙经营，不够之货款尚有1000余元国币，经商量，得李仲迁同意，到1938

年底，按月赔还清楚。至1939年底，同家兄庆元堂分伙。分伙后改牌号为‘永春堂药号’，由本人负责经营到现在（1955年），已有16年。”

李永春备注：“永春堂药号重估时资金系固定资金523.05元，流动资金2058.478元，合计资本2581.53元。”药号图章印文为“永春参药号”。

49 源昌生药庄（杨继光）

源昌生药庄，位于宝善街225号，经理为杨继光。杨继光1955年为39岁，男，四川省成都市双槐树人，私塾（中学）文化，汉族，出身于手工业家庭。

源昌生药庄，1955年的固定资金为877.67元，流动资金为47708.73元。有职工7人，均为店员。股东人数为3人，均未参加药铺工作。1954年全年营业额为136368.9元，1955年1月至11月营业额为33169.7元。

据会员登记表，杨继光自述："1931年（我）在成都天府街东一药行（当）学徒。1937年我与友人6人合做益聚祥药号，贩运药材。1938年，来昆明做宝善街顺兴昌堆店。1939年返川（与益聚祥药号）分伙，自行同胞弟仲宝经营源昌生药庄，原企业在成都。1948年，因来昆明，结束合伙，办理分伙手续，因此在昆明设立源昌生分庄到现在（1955年）。中间1947年，本人曾因友拉连投资大明公司，并担任该公司协理，负责重庆、汉口、上海、广州、香港专员，开展药材业务。1948年（与朋友）因经营情绪不合，辞职。在昆明经营源昌生药庄到现在（1955年）。解放后，1951年担任行商业公会（昆明市工商业联合会药商业同业公会）委员，现任市工商联委员。"

源昌生药庄的简历为："源昌生药庄在成都1939年开业，1948年来昆设分庄。1951年正式登记为昆明行商。1952年秋申请转入座商。1954年成都源昌生药庄全部合并到昆明源昌生分庄，故变更登记源昌生药庄到现在（1955年）。成都劳方全部来昆工作。”

杨继光登记的技术与特长是“熟悉、专长中国药物”。

杨继光的家庭成员有5名：“母亲刘静如、兄嫂杨玉筠，均在成都原籍。胞弟杨承福在四川省工业厅工作。弟媳刘华利在四川省农业厅工作。妻子张范卿在昆明照料家务。孩子杨先雯、杨先培，均在读书。”

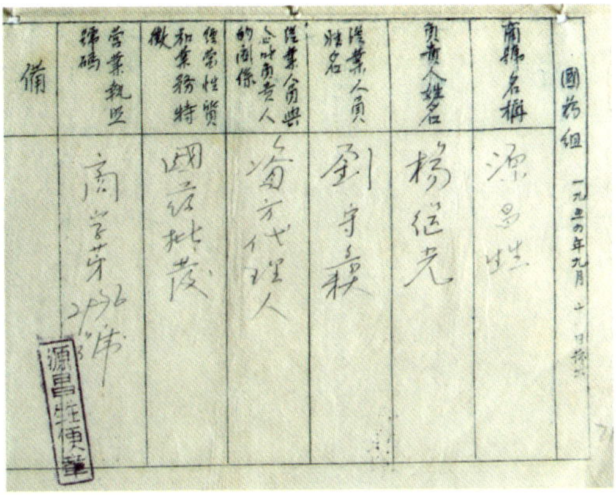
國藥組 一九五四年九月十 日填

商號名稱	負責人姓名	從業人員姓名	從業人員與企業負責人的關係	經營性質和業務特徵	營業執照號碼	備
源昌生	楊繼光	劉守彝	資方代理人	國藥批發	商字第[illegible]號	

源昌莊便章

1954年源昌生药庄呈报表（昆明市档案馆藏）

杨继光记载：“本企业源昌生药庄于本年（1955年）11月18日，经昆明市商业局批准，全部转入公私合营昆明投资股份有限公司。交入公司现金1万元，1954年至1955年公债共50080元已上缴，企业现有存货约6000元均投入公司。企业正在申请停业中。”

在另一份档案会员一览表里，杨继光的简历、药铺情况和药铺简介，与上述会员登记表一致。该表记载：“源昌生药庄为药业中的大户。经营积极，有信心尤其在市场管理政策未公布之前，他的营业很好。”

源昌生药庄的资方代理人为刘守彝。刘守彝1955年为27岁，男，四川省新都县及第村人，初中文化，汉族，出身于工商业家庭。刘守彝填写的个人简历为："1933年，在新都读幼稚园。1937年，在县中心小学上学，1942年，读铭章中学。1944年，在成都向阳街德厚亨当学徒。1947年，在庆成药行当店员。1949年，曾经自己做过一段合伙小药材生意。1950年，在新都德新元当职员，管账至1952年底。1953年，到源昌生药庄任资方代理人。"

刘守彝登记的技术与特长是"药材"。刘守彝备注："父亲刘世昌56岁，在家做棉布业。此外，尚有3岁至10岁弟弟4人。"

50 开化三七庄（萧光汉）

开化三七庄，1955年位于正义路132号，铺主为萧光汉。萧光汉1955年为49岁，男，云南省文山县平坝村人，大学文化程度，汉族，出身于工商业兼地主家庭。

据会员登记表，萧光汉填写的个人简历为："8岁至14岁于文山平坝小学读书。15岁至18岁于文山县城中学读书。19岁至21岁于昆明第一高级师范学校读书。1929年至1934年于北京农学院读书，毕业后返回昆明。1934年于昆明军需局当科员，以及昆一中云瑞中学、农校任教员。1944年于昆明军粮局当科员。1947年于龙武县（今石屏县）设治局当局长。1948年至1952年任职于开化三七庄，为经理。"

萧光汉登记的技术与特长是"农业经济"。药铺成员还有3人："爱人柏松君48岁，开化三七庄的从业人员。长子萧惠堂22岁，在中国人民解放军5039部队一区队服役。次子萧伟堂15岁，在昆明第十一中学读书。"

开化三七庄的简历为："开化三七庄于1940年3月1日开设[1]于福照街28号，1954年2月1日迁移至正义路132号。1953年以前，我庄营业批发较多，门市零售较少；1954年1月以后纯

① 1940年3月1日，与开化三七庄商业创设登记呈请书（云南省档案馆档号：1077～1～5126～29）合。《昆明市文史资料选辑·第17辑》开化三七庄开设时间为1938年有误。

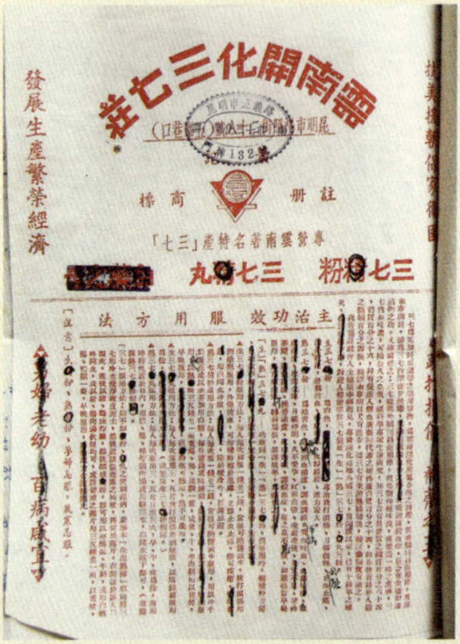

1954年开化三七庄仿单（昆明市档案馆藏）

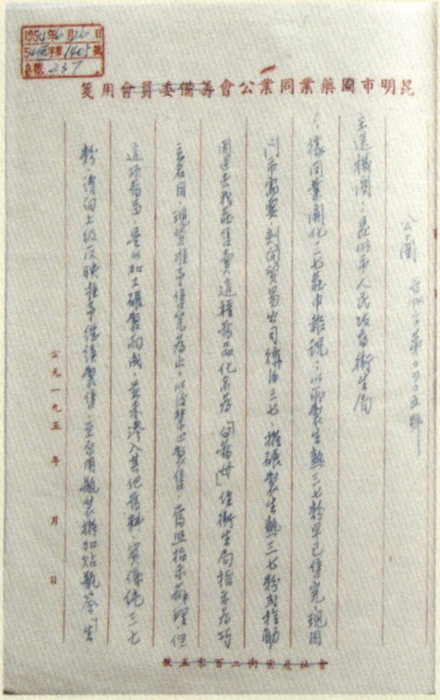

1954年昆明市国药业同业公会致开化三七庄的公函（昆明市档案馆藏）

系零销，无批发。1952年11月，重估财产时原登记资本额7580元，逐年收支均有盈余，业务正常。1954年及1955年，我庄认购公债4500元，包括在流动资产内。流动资产17111.9元，系以1955年8月31日账面结存。”在另一卷档案会员一览表里，萧光汉的个人简历、药铺成员、药铺情况，与上述一致。

开化三七庄，1955年的固定资金为540元，流动资金为17111.9元，有职工2人，均为工人。1954年全年营业额为42492.67元，1955年1月至11月营业额为53806.97元。

萧光汉的妻子柏松君，为开化三七庄的从业人员。柏松君1955年为48岁，女，云南省西畴县人，初中文化程度，汉族，出身于自由职业者家庭。

据会员登记表，柏松君填写的个人简历为：“9岁至12岁于西畴县初级小学读书。14岁至15岁于西畴县高级小学读书。1929年于昆明第一女子中学读书。1931年于昆明入云南航空学校。1935年离开云南航空学校。1936年于昆明结婚，后做家庭妇女，直到解放。1955年5月，开化三七庄订立劳资合同，列入从业人员，参加工作。”

柏松君登记的技术与特长是“在企业内制三七粉，机器手工业”。据中药成药登记底册（1953年），开化三七庄所制成药有三七精粉、三七精丸和白药母。

后质昌为开化三七庄的从业人员。后质昌1955年为41岁，男，云南省昆明市人，住福照街五福巷37号，中学文化程度，汉族，出身于旧职员家庭，本人为旧军人。

据会员登记表，后质昌填写的个人简历为：“9岁后于西畴县城小学读书。1929年至1931年，于昆明第五中学读书。此后，于西畴县当小学教员。1939年9月，从昆明军校毕业，分发至昭通独立旅当排长。先后任排长、连长。1950年10月，于昆明军大学习。1951年3月，于安宁13军37师109团当军事教员。1952年5月，由云南军区复员。1952年9月16日，受铺主之邀，到开化三七庄工作。”开化三七庄除制售三七粉外，还销售山货。

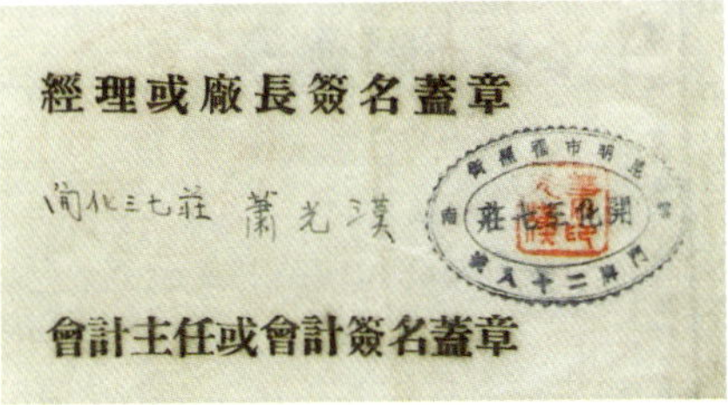

1952年开化三七庄的签章（昆明市档案馆藏）

51 吉盛昌药号（周盛阳）

吉盛昌药号，1955年位于金碧路6号，铺主为周盛阳。周盛阳1955年为43岁，男，云南省昆明市金碧路人，中学文化程度，汉族，出身于店员家庭。

据会员登记表，周盛阳填写的个人简历为：“7岁时读小学6年，毕业后又读初中3年。后因家庭关系，经济不好，父亲送我到福兴利当学徒。3年后，由亲戚介绍在正义路荣利当店员9年，在此期间内因年龄关系，按门户编为甲长。于1941年同刘贵（别号子和）合资，在金碧路6号，开设吉盛昌药号至现在（1955年）。（担任）本业辅导组第三区汤药组组长。”

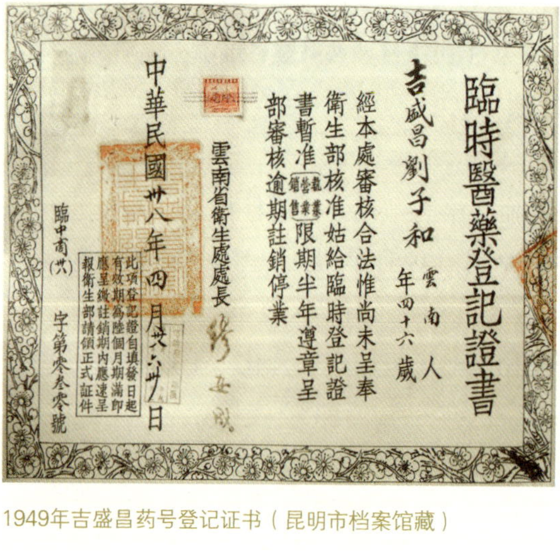

臨時醫藥登記證書

吉盛昌 劉子和 雲南人 年四十六歲

經本處審核合法惟尚未呈奉衛生部核准姑給臨時登記證書暫准（執業/營業/銷售）限期半年遵章呈部審核逾期註銷停業

雲南省衛生處處長

中華民國卅八年四月日

此項登記證自填發日起有效期為陸個月期滿即應呈繳註銷期內應速呈報衛生部請領正式証件

臨中商（卅）字第零叁零號

1949年吉盛昌药号登记证书（昆明市档案馆藏）

周盛阳登记的技术与特长是“会计、汤药、配方、营业员”。药铺成员或家庭成员还有7人：“妻子邓兰英，家庭妇女，参与药铺业务。女儿周详华、周伟华、周荫华、周淑华、周秀华、周治华等，均在读书。”

吉盛昌药号的简历为："吉盛昌药号于1941年同刘贵合资成立，由刘贵任经理至1953年。刘贵病故后，由我（周盛阳）任经理。刘贵原股权，由其妻子杨秀珍继承，经第三区人民委员会批准备案。杨秀珍持股计人民币376.2元。"

吉盛昌药号，1955年的固定资金为100元，流动资金为1781元。有店员4人。股东人数为2人，其中未参加药铺工作的有1人。1954年全年营业额为13645.73元，1955年1月至11月营业额为12988.45元。

在另一卷档案会员一览表里，周盛阳的个人简历、药铺情况，与上述一致。1955年12月18日，昆明市国药业同业公会国药组在表中记载："周盛阳思想正确，经营积极，有信心。他愿与三区同业争取走入国家资本主义高级形式——公私合营。全区正在酝酿拟定计划。在他的企业中，他曾几度与店员协商，已取得同意。他说，在他思想上，确实无顾虑，要求提前走上（公私合营）为好。"

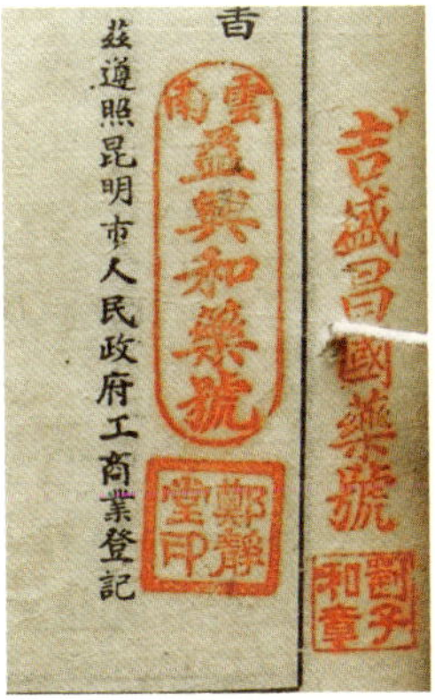

1950年吉盛昌国药号刘子和印记（昆明市档案馆藏）

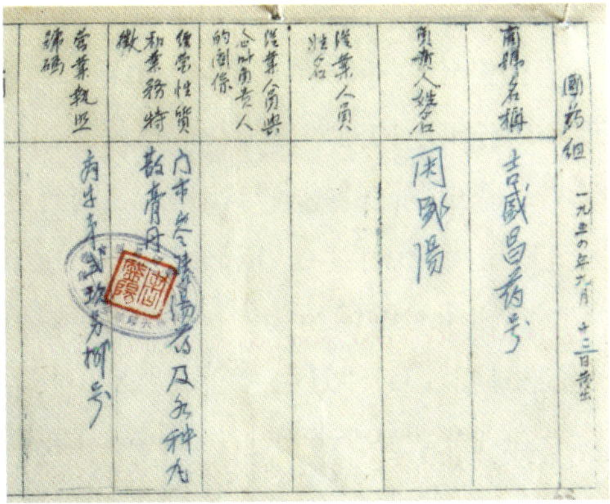

1954年吉盛昌药号呈报表（昆明市档案馆藏）

52 萱和药号（赵映初）

萱和药号，位于正义路590号，经理为赵映初（别名赵萱）。赵映初1955年为48岁，男，云南省昆明市人，初中文化，汉族，出身于中农家庭。

萱和药号，1955年的固定资金为3028元，流动资金为10711元，有职工3人，均为店员。1954年全年营业额为14524.56元，1955年1月至11月营业额为14845.57元。

据会员登记表，赵映初记述："1916年至1921年，在日新小学毕业。1922年至1924年，入昆明普安堂国药店做学徒。1925年至1934年，在华山西路仁安堂任店员。1935年至1937年，在姚济药号任店员。1938年至1940年，在姚济药号任代理经理。1941年至1950年，在华山西路开设仁安堂任经理。1951年至1955年，迁移在正义路590号，改招牌'萱和药号'任经理。1952年至1955年，为行业段管小组长。"

赵映初登记的技术与特长是"国药业务管理"。据中药成药登记底册（1953年），萱和药号制售的成药有保产达生丸一种。

萱和药号的简历为："萱和药号是于1941年在华山西路开设仁安堂，1951年迁移至正义路590号开设，（改招牌为）萱和药号到现在（1955年）。"主营：国药零售。制成品有丸药、膏丹。

赵映初的妻子李美英，在萱和药号炮制药材。李美英1955

年为48岁，女，云南省昆明市人，汉族，出身于富农家庭。据李美英记述：“（我）是从业人员。1927年结婚后在家务农。1941年至1951年，在华山西路仁安堂从业。1951年至1955年，在正义路590号萱和药号从业，炮炙药材，加工成药。”

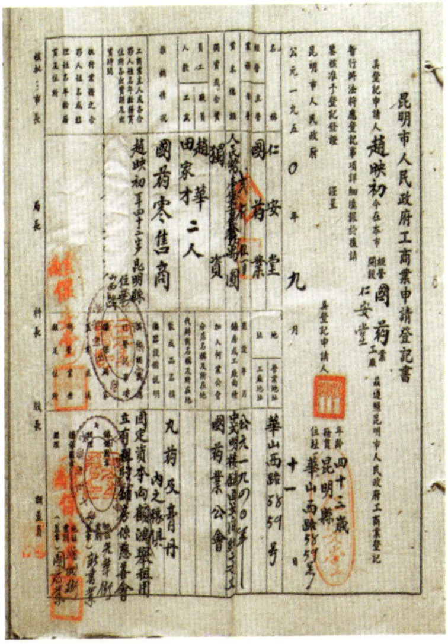
昆明市人民政府工商業申請登記書
具登記申請人趙映初今在本市開設經營國藥業仁安堂
暫行辦法將應登記事項詳細填報敬請
鑒核准予登記發證
謹呈
昆明市人民政府
公元一九五〇年九月十一日
具登記申請人
年齡 四十三歲
籍貫 昆明縣
住址 華山西路58/59号
仁安堂
國藥業
二人
國藥零售商
華山西路58 59号
國藥業公會
丸藥及膏丹

1950年仁安堂登记书（昆明市档案馆藏）

赵映初的家庭成员有4人：“弟弟赵华，在陆良县新华书店工作。女儿赵玉兰，在成都财经学院读书。儿子赵家驹、女儿赵慧兰，均在上学。”

在另一份档案会员一览表里，赵映初简历、药铺情况、简历，与上述会员登记表一致。昆明市药业同业公会职员记载：“劳动关系比较正常。能服从市场管理，进货多向交易所或国营公司批购，公债、税收能按期缴纳。对群众工作、公会工作具有热情，也能按时完成。”

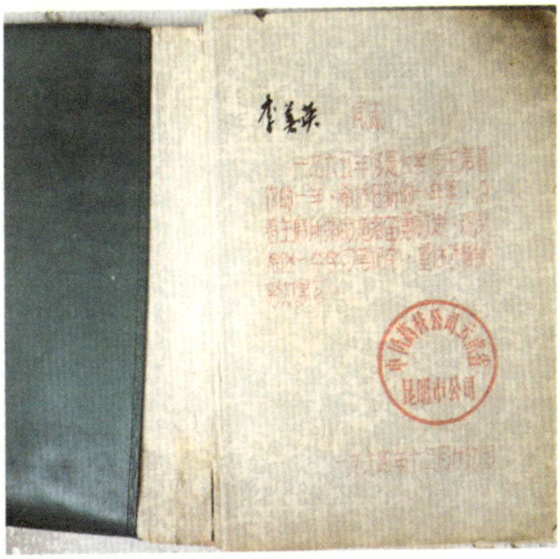

1964年李美英获得的奖品（赵慧兰提供）

1956年2月24日，李美英被调到中国药材公司云南省昆明市公司药材加工厂，在炮制组承担炒药工作。1964年1月调往昆明市药材公司福元堂工作。同年底，获得该公司的一个奖品笔记本。

53 保康堂（陈明潼）

保康堂，1955年位于拓东路513号，铺主为陈明潼。陈明潼1955年为41岁，男，云南省个旧县人，初中二年文化程度，汉族，出身于手工业家庭。

据会员登记表，陈明潼填写的个人简历为：“（我）出生于1914年。1922年8岁，在个旧文澜小学读书。至1928年在个旧当学徒。至1930年，又在个旧学医药。至1942年，来昆明开设保康堂中药店，兼行医至今（1955年）。”

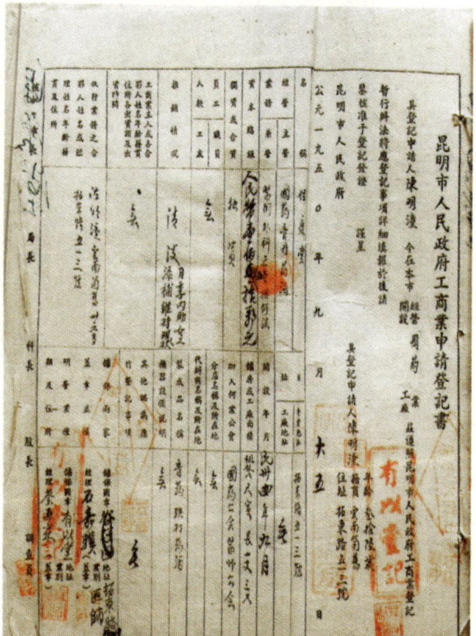
昆明市人民政府工商業申請登記書

1950年保康堂登记书（昆明市档案馆藏）

陈明潼登记的技术与特长是“外科，正骨”。药铺成员还有1人：“妻子皮富御40岁，在本药店（工作）。”

保康堂的简历为：“保康堂系夫妻商店，无店员、青工。独资（经营）。由1942年开设至今（1955年）无间断。保康堂原登记资金为552.09元。”

保康堂，1955年的固定资金为240元，流动资金为

130元。1954年全年营业额为664.1元，1955年1月至11月营业额为317.55元。

据另一份会员登记表，登记了陈明潼的妻子皮富御情况。皮富御为药铺杂务人员。云南省弥勒县人，不识（字），汉族，出身于手工业家庭。“从小至民国三十四年（1945年）前，系做针线谋生。民国三十四年（1945年）同陈明潼结婚后，即在药店中帮助工作。生有子女3人，大的9岁，小的1岁半。”皮富御的技术与特长登记为“缝纫”。

54 源通药号（杨佰森）

源通药号，位于同仁街53号，负责人为杨佰森。杨佰森1955年为52岁，男，四川省万县七甲学堂弯村人，初中文化程度，汉族，出身于贫雇农家庭。

源通药号，1955年的固定资金为60元，流动资金为240元，有职工1人，为兼职会计。股东人数为14人，其中参加企业工作的2人，未参加企业工作的12人。1954年全年营业额为7649.82元，1955年1月至11月营业额为9535.85元。

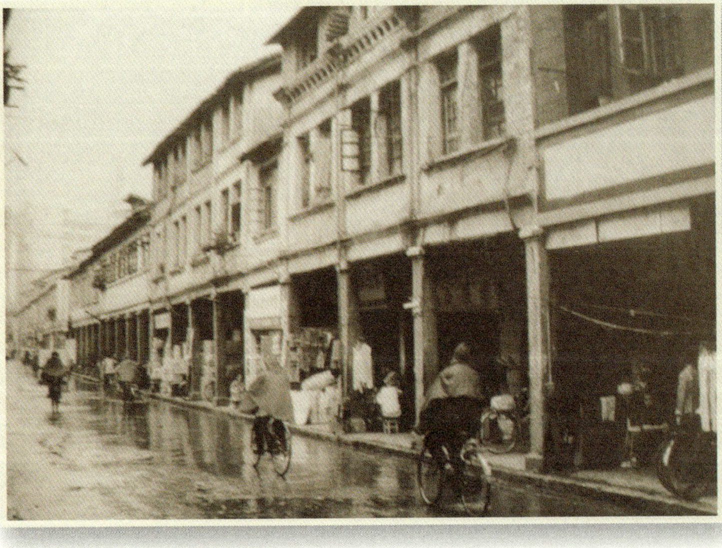

清末同仁街（昆明市档案馆藏）

据会员登记表，杨佰森记述："8岁上学，16岁学事，24岁开山货店。36岁做趸头百货、药材行商。36岁至40岁开设复民工厂（厂址：南东郊外），专造石棉线、石棉纸、中国毛呢与毛线。40岁至52岁开设源通药号。"

杨佰森登记的技术与特长是"对工业石棉品、毛织品有专长"。

杨佰森的家庭成员有4人："儿子杨光，解放军驻通化市辽东边区（大学学历、任书记、党员）。女儿杨春秀，在重庆公安总局工作（大学学历）。儿子杨高中，原住昆明公安局，后住四川大学（大学学历）。女儿杨春贞，在重庆卫生处工作（高中学历）。"

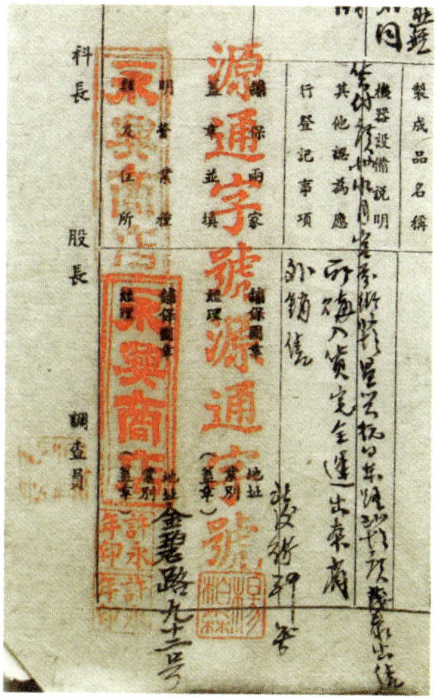

1950年源通药号杨佰森印记（昆明市档案馆藏）

源通药号的简历为："1942年开设源通药号，专做中国药材12年。"

源通药号的出纳兼外务人员为王淑珍。王淑珍1955年为32岁，女，云南省楚雄把马街小银定村人，初小文化，汉族，出身于贫雇农家庭。王淑珍填写的个人简历为："12岁上学至17岁，在当地做小商业。24岁结婚。24岁至32岁，做本企业的出纳工作，是源通药号的从业人员。"家庭成员与杨佰森相同。

王淑珍登记的技术与特长是"文艺"。王淑珍填写的源通药号简历为"源通药号1942年至1955年专门做药材业务"。

55 荣安堂（黄林忠）

荣安堂，全称“荣安堂国药室”，1955年位于灵光街15号，铺主为黄林忠。黄林忠1955年为35岁，男，云南省昆明市白马村人，初中文化程度，汉族，出身于雇农家庭。

据会员登记表，黄林忠填写的个人简历为：“自8岁上学。12岁在小西门国药业德安堂，学徒3年，在万春堂当店员3年，在庆安堂当店员13年。于1944年5月1日[1]自己开设荣安堂，至今天（1955年）。1950年至1951年，（在）街支会、工商组药业公会（昆明市工商业联合会药商业同业公会）任联络干事、工商小组长、行业小组长，（主要工作是）街支会联络群众，工商界带动工商同业学（习）及药业1小组，（办理）上级指示、同业中事件。1951年10月至12

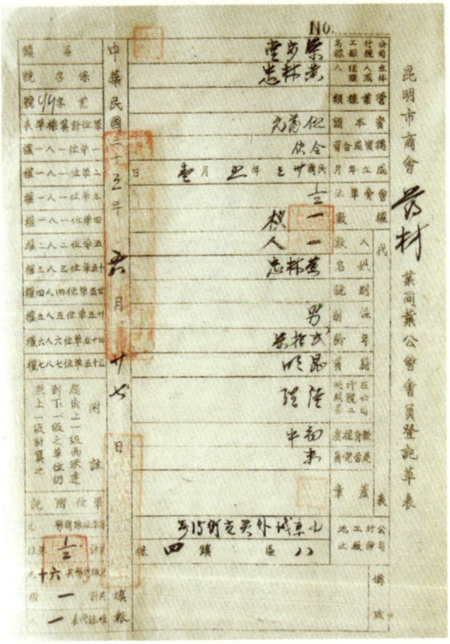
昆明市商會药材業同業公會會員登記表

1944年荣安堂登记表（昆明市档案馆藏）

① 1944年5月1日，原作“1943年”，据昆明市商会药材业同业公会会员登记表（荣安堂，1944）改。

月，在云南省土特产展览会上担任药材组长，负责管理展览药材及说明员工作。1952年7月至12月，任云南爱国卫生展览会说明员，说明爱国卫生运动的好处及中药必须科学化，新药大众化。1952年12月至1953年7月，任昆明市节约检查组组员，以互助友爱的精神，帮助同业搜集材料，解决问题。1953年8月至1954年1月，（担任）第二区分会药业副主席。联系同业学习，办理文教、劳保费，评议营业税、所得税两税，传达有关文件。1953年至1955年，（任）税务第一分局、工商第一区分会、30和22段管大组长。服从双重领导，指办各项工作。”

黄林忠登记的技术与特长是“对国药鉴别真伪及配方，炮制丸散，切铡咀片。稍懂点药性用途”。

药铺成员还有1人：“妻子金映贞27岁，在荣安堂企业内做内部辅助工作。”此外，胞弟黄国忠20岁，在云南纸烟厂做临时工（复员军人）。

荣安堂的简历为：“荣安堂于1944年[1]开始成立，又于1951年在珠玑街口分设荣康堂铺店，这个店于1954年经上级同意，合并在荣安堂内。经营形式：批购、零售各种咀片、丸散，自己加工。”

荣安堂，1955年的固定资金为663.37元，流动资金为2752.59元。有职工3人，其中工人1人，店员2人（另有兼职会计1人）。1954年全年营业额为10183.21元，1955年1月至11月营业额为7188.87元。黄林忠备注：“荣安堂另有兼职会计1人。他兼职万春堂，姓名黄舜华。”

药铺成员还有黄林忠的弟弟黄贵忠，为荣安堂的勤杂工。

---

① 1944年，原作“1943年”，从上条校注引据改。

黄贵忠1955年为26岁，男，云南省昆明市白马村人，初小文化程度，汉族，出身于雇农家庭。黄贵忠自述："我自幼生长在白马村，上小学至12岁。我家兄于1944年[1]开设荣安堂，我便到店来学习国药的各项工作，至今年（1955年）5月。"黄贵忠登记的技术与特长是"切铡药材，加工咀片，叠制各种丸散"。

① 1944年，原作"1943年"，据昆明市商会药材业同业公会会员登记表（荣安堂，1944）改。

56 协兴泰药号（李森煊）

协兴泰药号，位于拓东街484号，经理为李森煊。李森煊1955年为34岁，男，云南省昆明市人，初中文化，汉族，出身于手工业家庭。

协兴泰药号，1955年的固定资金为120元，公债190元，流动资金为350元。1954年全年营业额为1954.31元，1955年1月至11月营业额为1142.3元。

据会员登记表，李森煊记载：“（我）生于1920年9月。1928年3月至1930年2月，在昆明市立第二学校读书。1930年2月至1933年2月，在昆明市立第五校读书，后又在省师附小读书。1933年3月至1937年3月，在益兴和（当学徒）。1937年3月至1939年2月，在益兴和（当店员）。1939年3月至1940年2月，在张鸿记（当店员）。1940年3月至1941年2月，在百龄堂（当店员）。1941年3月至1943年3月，在石陈氏（当店员）。1943年3月，自立协兴泰药店当经理至今（1955年）。担任三区药业小组长4年。”

李森煊登记的技术与特长是“在中医进修学校三期学习毕业”。李森煊的妻子张兆兰，在本店协助业务。此外，父亲李光九和母亲陈李氏，在家赋闲。

协兴泰号的简历为：“我店原为合资，开业于1944年10月

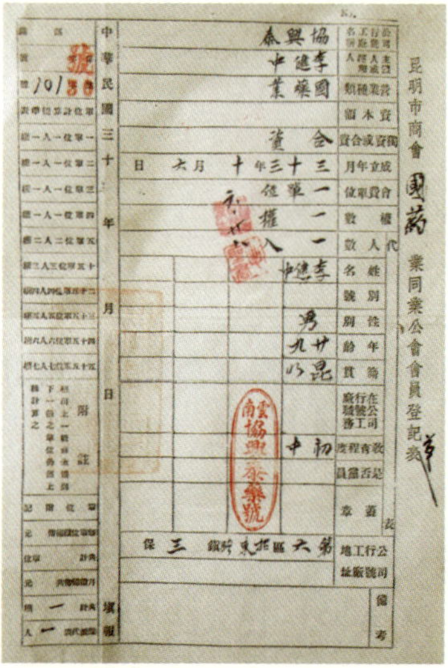

昆明市商會國藥業同業公會會員登記表

公司行號名稱	協興泰
主要負責人姓名	李健中
營業種類	國藥業
資本額	
獨資或合資	合資
成立年月	三十三年十月六日
合資單位	一單位
權數	一權
代表人數	一人
姓名	李健中
別號	
性別	男
年齡	廿九
籍貫	昆明
教育程度	初中
公司行號工廠地址	第六區北東□鎮三保
備考	

中華民國三十　年　月　日填報

1944年协兴泰药号股东代表李健中登记表（昆明市档案馆藏）

6日[1]。有股东和我（李森煊）共3人，后于1945年退出股东1人，又于1947年退出股东1人。1947年至今（1955年），由我（李森煊）开店。夫妻商店，无职工，无青工。”协兴泰药号主营：国药配方。经营方式是：门市零购零售。

“原登记资本额中，流动、固定（两项共有）资金878.39元。每月尚（承）担养父母生活补助10元，父母另在一处居住。自1933年学药材业至今（1955年），无一日间断过。”

李森煊的妻子张兆兰，为协兴泰号的门市人员。张兆兰1955年为28岁，云南省昆明市西坝人，初小文化，汉族，出身于中农家庭。张兆兰填写的个人简历为：“1937年以前（我）在家中盘田（务农）及做针线。1937年同李森煊结婚。1947年后即在本药店担任杂务工作至今（1955年）。能做药店中一般的购销工作。”

张兆兰登记的技术与特长是“高级缝纫”。

① 1944年10月6日，原作“1943年”，据昆明市商会国药商业同业公会会员登记表（协兴泰，1944）改。

57 泰安堂（冯仲文）

泰安堂，又名“泰安药号”，铺址在拓东路375号，经理为冯仲文。冯仲文1955年为52岁，男，云南省昆明市人，中学文化程度，汉族，出身于中医家庭。

据会员登记表，冯仲文填写的个人简历为：“8岁至13岁读书。1917年在寿安堂（当）学徒，至1922年出师，帮了2年。1924年在万安堂任店员，有20年。1944年，在拓东路375号，开设泰安堂至今（1955年）。在任店员、开药铺时期，均从事中医业务。”

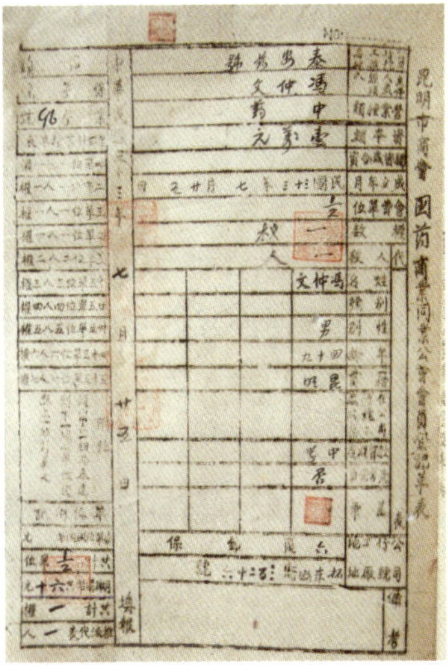
昆明市商会国药商业同业公会会员登记草表

1944年泰安药号登记草表（昆明市档案馆藏）

冯仲文登记的技术与特长是“中医”。据中药成药登记底册（1953年），泰安堂制售的成药有：保产达生丸等。

药铺成员还有4人：“姑姑钱玉珍48岁。儿子冯学良14岁，在中学读书。女儿冯丽媛8岁，在小学读书。女儿冯丽芳3岁。”泰安堂的简历为：“泰安堂从1944年7月25日[1]开业

① 7月25日，原作“6月”，据昆明市商会国药商业同业公会会员登记草表（泰安药号，1944）改。

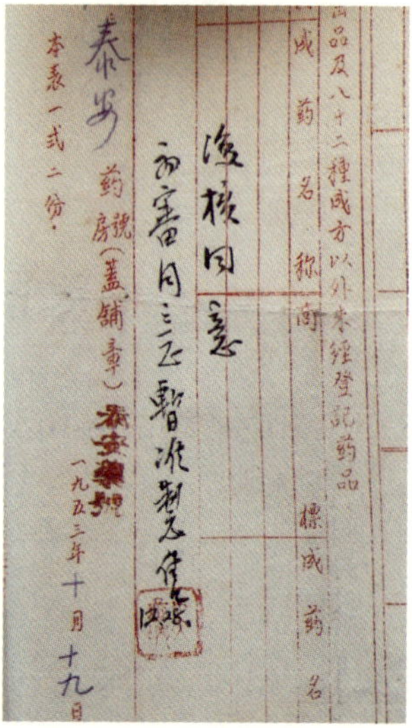
本表一式二份。
泰安药房號（蓋舖章）泰安藥號
一九五三年十月十九日

1953年泰安药号印记（昆明市档案馆藏）

直到现在（1955年）。”

泰安堂，1955年的固定资金原为970元（当年有972.155元），流动资金原为3529.897元（当年有1297.85元公债在内）。有职工2人，均为工人。1954年全年营业额为3053.62元，1955年1月至11月营业额为3005.52元。冯仲文备注：“泰安堂（原无资金结算），现资金系1955年6月结算之数字。”

在另一卷档案会员一览表里，冯仲文的个人简历为：“文化程度旧制中学。1917年至1924年，先当学徒，后当店员20余年。1944年（泰安堂）开业并兼代中医业务。（冯仲文）懂中医，有文化、有卫生常识。”其他与上述会员登记表一致。

冯仲文的妻子万明珠，在泰安堂制药兼后柜。万明珠1955年为39岁，女，云南省昆明市人，小学文化程度，汉族，出身于手工业家庭，本人为城市平民。

据会员登记表，万明珠填写的个人简历为：“8岁至12岁读书。13岁至16岁在家同母亲搞手工业。1933年结婚，仍搞手工业。1944年爱人冯仲文开设泰安堂而参加制药及铺内工作。”

58 同济药号（夏兆祥）

同济药号，铺址在东寺街125号，负责人为夏兆祥。夏兆祥1955年为46岁，男，云南省昆明市人，高小文化，汉族，出身于自由职业者家庭。

同济药号，1955年的固定资金为4936.79元，流动资金为3365.46元，有职工2人，其中兼职会计1人，店员1人。股东人数为10人，其中参加药铺工作的2人，未参加药铺工作的8人。1954年全年营业额为8806.96元，1955年1月至11月营业额为6405.54元。

据会员登记表，夏兆祥记述："我由民国七年（1918年）在昆明县立师范学校上学，至民国十三年（1924年）高小毕业。后因家庭环境困难，就到本市杨大安堂集生药号做学徒，继任杂务之职、咀片之职、炮制之职、配制丸散之职、丸药加工之职、批发称货之职、门市汤药配方之职，至民国三十三年（1944年）家庭生活更困难，遂辞去店员之职，另谋生计。"

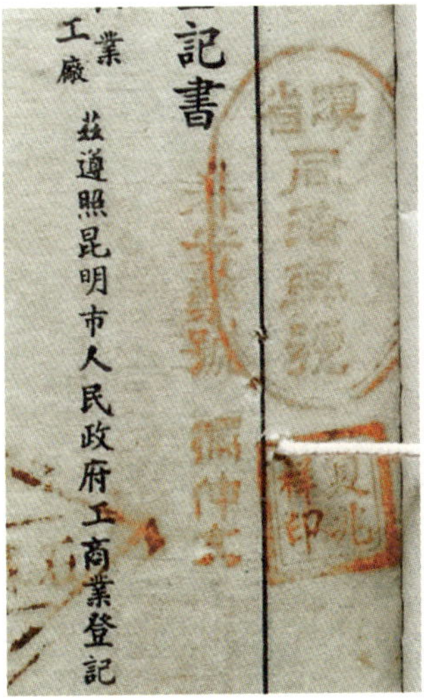

1950同济药号夏兆祥印记（昆明市档案馆藏）

"我由民国三十三年（1944

年）出大安堂（集生药号）之后，与股东杨希文合资，经营同济药号于武成路104号。到民国三十四年（1945年）底，因杨希文另有工作，无意继续经营，遂分股各自经营。同济药号的招牌分给我。我于民国三十五年（1946年）搬到东寺街125号，经营到现在（1955年）。”

夏兆祥登记的技术与特长是“家传中医内科。粗通医学，常有亲戚朋友及相熟的人来看病，送看的占多数。还擅长于国药的各种加工”。据中药成药登记底册（1953年），同济药号所制成药有救苦丹。

参加药铺的成员还有2人：“妻子苏嘉珍和儿媳陈宝珠，均在药铺参加劳动，兼做家务。”此外，孩子夏琼仙、夏文恭、夏文惠、夏琼芬、夏文信、夏文宽和孙女夏凤鸣，在上学或在家。

在另一份档案会员一览表里，昆明市国药业同业公会工作人员记载：“夏兆祥文化程度高小，做店员多年，1945年同济药号开业，兼做中医。该店业务正常，负责人兼行中医，经营积极，有信心，收支得到平衡。对公债、税收都能按期完成。”

59 宝华利（陈国鸿）

宝华利，1955年位于正义路第425号，铺主为陈国鸿。陈国鸿1955年为41岁，男，广东省南海县夏教简池乡人，中学文化程度，汉族，出身于工商业家庭。

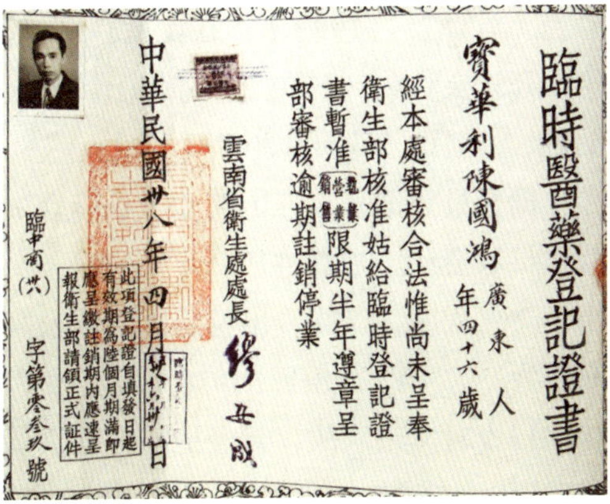

1949年宝华利的登记证（昆明市档案馆藏）

据会员登记表，陈国鸿填写的个人简历为：“（我）出生于1914年，广东省南海县夏教简池乡。1921年，在本乡私塾读书11年。1932年，在香港文盛西街83号永盛祥参茸号当学徒，至管账及营业员。1936年，在广州市仁济路永盛昌参茸号，当会计及营业员。1939年，在昆明正义路怡泰祥参茸号药店，任职营业员，至1945年底离开怡泰祥。1946年，合伙开设宝华利参茸号，直至现在（1955年）。”

陈国鸿登记的技术与特长未详。药铺成员还有9人：“母亲黎容68岁，年老无劳动力，现在佛山永宁新街15号。妻子李森桃37岁，参加本企业工作业务及会计。”

宝华利的简历为："宝华利从1946年开业，做零售、山货、药材业务，到现在（1955年）正义路425号营业。"宝华利，1955年的固定资金为685.36元，流动资金为4112.35元。有职工2人，均为店员。原股东人数为2人，未参加药铺工作的2人。1954年全年营业额为16859.59元，1955年1月至11月营业额为18167.53元。

在另一卷档案会员一览表里，陈国鸿填写的个人简历为："1921年，在本乡私塾读书11年。1932年，在香港文盛西街永盛祥（当）营业员。1936年在广州仁济（路）（永盛）昌（当）营业员。1939年，在昆明怡泰祥（当）营业员。1946年，开设宝华利到现在（1955年）。本人原在昆明恰泰祥当店员7年，（后）筹资开设宝华利。"

据会员登记表，陈国鸿妻子是李森桃，李森桃为宝华利的营业员兼会计。李森桃1955年为37岁，女，广东省顺德市人，小学文化程度，汉族，出身于工商业家庭。李森桃填写的个人简历为："（我）出生于1918年，从10岁在香港保葵学校读书3年。13岁时父亲病故，无经济能力继续读书。16岁在香港同兴织造厂做女工3年。18岁就与陈国鸿订婚。20岁结婚，就离开工厂做家庭妇女工作。1944年来昆（明），陈国鸿在怡泰祥当职工。1946年我丈夫开设宝华利，（我）开始在企业参加工作到现在（1955年）。"

60 彩云祥（冯振扬）

彩云祥，又名“彩云祥参药号”，为药商业山货组，位于第三区同仁街30号，药铺的代理人为冯振扬。冯振扬1955年为42岁，男，原籍浙江省慈溪县三民路18号，初中文化程度，汉族，出身于贫民家庭。

据会员登记表，冯振扬填写的个人简历为：“1920年至1922年，在浙江慈溪县北城小学读书。1923年至1926年，在浙江慈溪县中城中学及师范读书。1927年至1930年，在上海中和裕药行当学徒。1931年至1933年，在上海中和裕药行当职员。1934年至1935年，在上海协隆鑫药行当职员。1936年至1939年，在昆明绥靖路祥盛协号当职员。1940年至1945年，在昆明做百货经纪人。1946年至1948年，在昆明彩云祥当职员。1953年至1955年，任昆明彩云祥代理人。（1955年）任第三中心第十六组第四小组组长，以及药商业辅导组山货组组长。

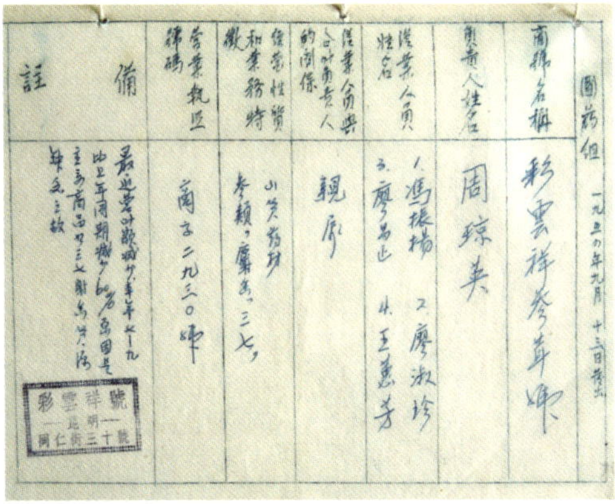

1954年彩云祥参药号呈报表（昆明市档案馆藏）

本人系浙江消防队队员，现任浙江消防队消防车修选组组长，系义务职。”

冯振扬登记的技术与特长是“熟悉药材、百货、业务”。药铺成员还有9人，岳母周琼英55岁，做家务（家庭妇女）。妻子廖淑珍35岁，彩云祥出纳兼营业员。大女儿冯建华15岁，昆明第六中学（少先队员）。二女儿冯瑞华13岁，第四区中心小学（少先队员）。儿子冯耀华7岁，侨光小学一年级。三女儿冯映华5岁，新民幼儿园。四女儿冯幼华1岁。小姨廖崇贤23岁，参军后于本年（1955年）转入四川医学院（青年团员）。生母冯月香68岁，在浙江慈溪家乡。

彩云祥，1955年的固定资金为6771.46元，流动资金为3635.37元。股东人数为12人，其中参加药铺工作的3人，未参加药铺工作的9人。1954年全年营业额为21406.18元，1955年1月至11月营业额为12942.4元。

在另一卷档案会员一览表里，冯振扬填写的个人简历为：

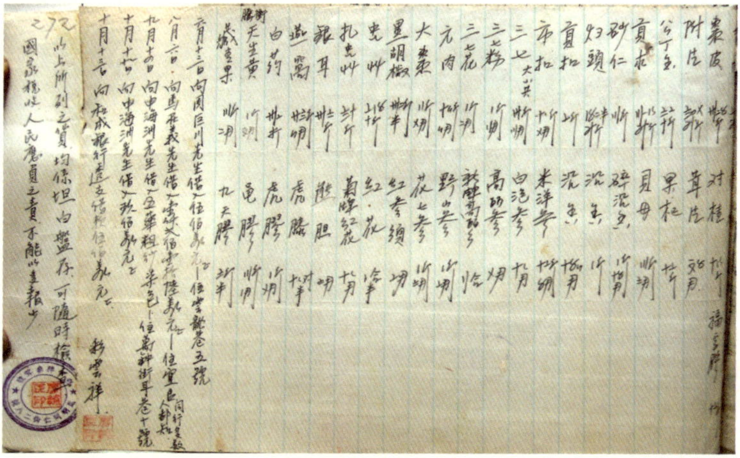

1950年彩云祥经销药材名单（昆明市档案馆藏）

“本人系浙江慈溪县人。读过中学和师范，当过学徒、店员、药商业公会（昆明市工商业联合会药商业同业公会）辅导组山货组组长、浙江消防队修造组组长、本企业经理等职。”药铺成员还有6人：“岳母周琼英负责照料家务。妻子廖淑珍参加企业工作，担任出纳（工作）。长女冯建华为中学生，次女冯瑞华在小学读书。小姨廖崇贤参军后转入四川医学院（青年团员）。生母冯月香在慈溪原籍。”

彩云祥的简历为：“彩云祥无职工。1946年开业由原负责人廖辅臣独资经营。1953年1月15日廖辅臣突然因故去世，由廖辅臣的妻子周琼英继续经营，但周琼英是一老弱妇女，又是文盲，不谙业务，经（岳母周琼英与女婿冯振扬家庭会议协商同意）由冯振扬负责经营。”

冯振扬的妻子廖淑珍，为彩云祥的出纳兼营业人员。廖淑珍1956年35岁，女，四川省隆昌市人，高小文化程度，汉族，出身于小商人家庭。

据另一份会员登记表，廖淑珍填写的个人简历为：“1928年至1932年在省师附小读书。1933年至1935年，在昆女中附小读书。1936年至1937年，失学在家做家务。1938年，同浙江人冯振扬结婚。1946年至1952年，因丈夫做百货经纪收入不敷支出，当时即由父亲叫我们帮他做事。1953年到目前（1955年），父亲在1953年去世后，店中由我负责出纳至现在（1955年）。”

廖淑珍的技术与特长是“出纳及门市售货员”。

廖昌心为原店主廖辅臣的义子，廖昌心为彩云祥的会计兼营业员。廖昌心1955年为32岁，男，四川省隆昌县响石镇人，高中文化程度，汉族，党派关系为国民党，出身于工商业家庭。

据会员登记表，廖昌心填写的个人简历为：“1923年7月出生于四川隆昌响石镇。家里无田地。13岁前靠拾煤度日，生活是有早无晚。1935年来昆明，为大伯父廖辅臣的立嗣儿子。自1935年秋季始，读初小二年级，至1938年毕业于景星小学。1940年，高小毕业于南菁学校。1943年，初中毕业于粤秀中学。1944年春，高中修业于育德中学校。1944年秋季，考入重庆军需学校，至1946年毕业。1946年5月，被分发到昆明云南供应局第三科（财务科），任三等佐料员，审核该科隶属的单位经费。1947年1月，在伪滇东师管司令部军需室任二等佐粮料材军需。至1948年6月止，因免职而脱离。1948年7月，参加彩云祥企业。1953年7月1日，任会计兼售货员。”

廖昌心登记的技术与特长是“会计，药材业务，泥工，石工”。药铺成员还有6人：“义母周琼英55岁，家庭妇女。姐姐廖淑珍35岁，在本企业（彩云祥）工作。妹妹廖崇贤22岁，成都医学院（青年团员）。生母廖曾氏60岁，家庭妇女。弟弟廖昌明23岁。妻子王慧芳32岁，在绥靖路祺昌药号任会计。”

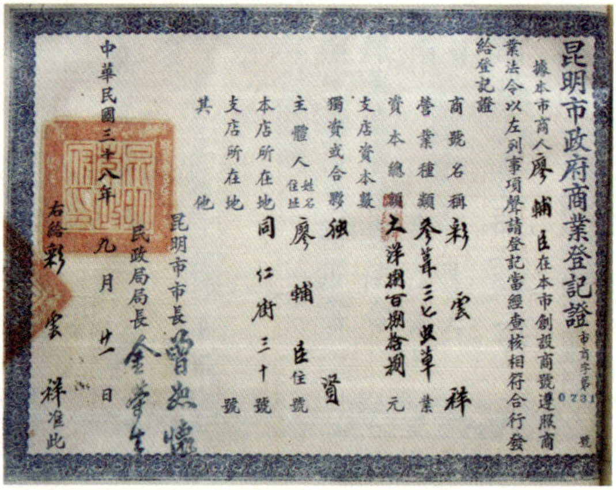
昆明市政府商業登記證 市商字第0731號

據本市商人廖輔臣在本市創設商號遵照商業法令以左列事項聲請登記當經查核相符合行發給登記證

商號名稱 彩雲祥

營業種類 參茸三七藥草業

資本總額 大洋捌百捌拾捌元

支店資本額

獨資或合夥 独資

主體人姓名住址 廖輔臣住號

本店所在地 同仁街三十號

支店所在地 號

其他

昆明市市長

民政局局長

右給彩雲祥准此

中華民國三十八年九月廿一日

1949年彩云祥的登记证（昆明市档案馆藏）

61 福康药号（李荣富）

福康药号，又名“福康堂”，1955年位于福照街14号，铺主为李荣富。李荣富1955年为41岁，男，云南省昆明市金刚村人，小学文化程度，汉族，出身于贫农家庭。

据会员登记表，李荣富填写的个人简历为：“原籍昆明市五区金刚村人。7岁开始上学，累计6年，毕业后跟随父母务农。民国十六年（1927年）来昆明，在太和堂当学徒。民国十九年（1930年）在百福堂当店员。1946年开设福康药号至今（1955年）。”

李荣富登记的技术与特长是“药铺的业务管理”。药铺店员还有1人：“妻子武成英36岁，在本企业工作。”有孩子4人。

福康药号的简历为：“福康药号于1946年开设在光华街口。在1947年迁移至甘公祠街口。1949年迁移至福照街14号至今（1955年）。”

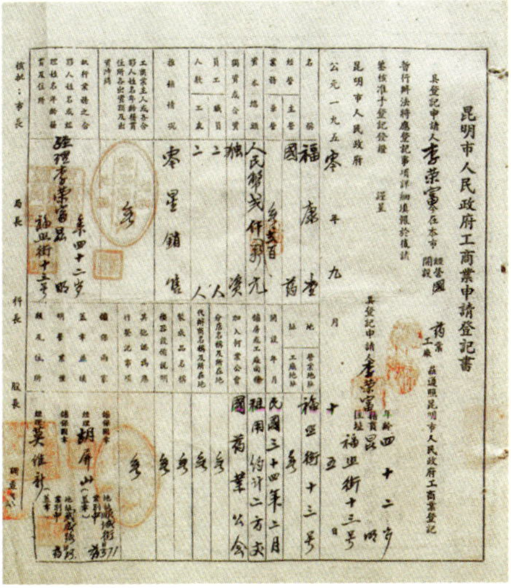
昆明市人民政府工商業申請登記書

1950年福康堂登记书（昆明市档案馆藏）

李荣富的妻子武成英，为福康药号的制药人员。武成英1955年为36岁，女，云南省昆明市金刚村人，出身于贫农家庭。武成英自述：“7岁至18岁跟随父母务农。18岁与李荣富结婚。1946年进入福康药号为职工。”武成英登记的技术与特长是“做药”。

福康药号，1955年的固定资金为310元，流动资金为360元，有职工2人，其中店员1人，兼职会计1人。1954年全年营业额为9947.56元，1955年1月至11月营业额为4538.91元。

62 全安益记药号（全梓益）

全安益记药号，1955年位于武成路130号，经理为全梓益。全梓益1955年为40岁，男，云南省昆明市人，中学文化程度，汉族，出身于城市贫民家庭。

据会员登记表，全梓益填写的个人简历为："我出生于1916年，13岁小学毕业后，入中法学校二年，因父死（亡）停学。1931年入商界，到大东书局为学徒，继升为店员，有8年。1939年，入当时的公路火药局任会计，以及火药厂组员，有3年。1942年，入四川渠县水利委员会，任庶务员，为时数月，因并归水利局，被遣散。后做食品店生意，有1年多。入前地方法院，任雇员，后补实为录事，约1年。1946年，与堂兄全天义合伙开全安药号。1948年分伙后，即由我一人独自经营全安益记药号，到现在（1955年）。"

全梓益登记的技术与特长是"配制国药丸、散"。

药铺成员还有4人："儿子全永生19岁，在云南铁工厂工作。儿子全永照17岁，在昆明工校上学。女儿全永丽13岁，在又新小学上学（红领巾）。儿子全永庆12岁，在云江小学上学（红领巾）。

全安益记药号的简历为："1946年（全梓益）与堂兄合伙成立。1948年分伙后由全梓益独立经营到现在（1955年）。"图章印文为"全安益记药号"。

全安益记药号，1955年的固定资金为125元，流动资金为100元，参加企业工作的股东人数为2人。1954年全年营业额为794元，1955年1月至11月营业额为1113.61元。全梓益备注：“全安益药号现负债848元，内有640元系欠公产租金，因住铺子系自己建盖，有3880元（旧滇票未解决），外欠电费38元，欠私人债款约170元，共合计欠款上数。”

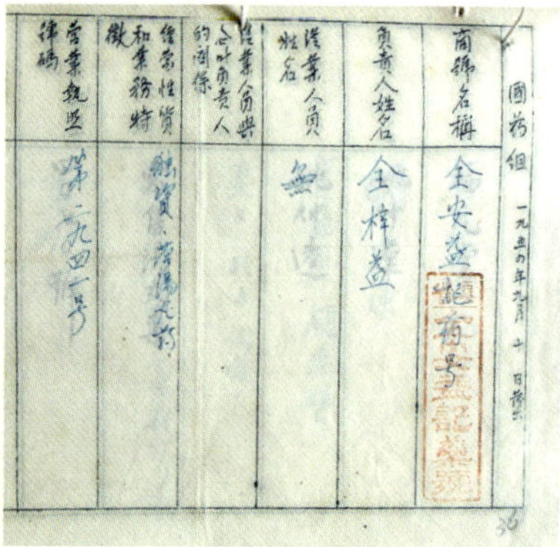
国药组　一九五四年九月十日填

商號名稱	負責人姓名	從業人員姓名	從業人員與負責人的關係	經營性質和業務特徵	營業執照號碼
全安益	全梓益	無		[illegible]	[illegible]

1954年全安益记药号呈报表（昆明市档案馆藏）

全梓益的妻子蔡焕英，为药铺的从业人员。蔡焕英1955年为37岁，女，云南省文山县人，小学文化程度，汉族，出身于小摊贩家庭。

据会员登记表，蔡焕英填写的个人简历为：“生于1919年，8岁读小学，毕业后上初中简师（即简易师范学校的简称）2年。1929年回家后做家务。1940年与前夫陈兴国结婚，至1955年2月前夫去世后，9月与全梓益结婚，帮助照料业务。”

63 泰和药号（杨汉辉）

泰和药号，又名“泰和参药号”，1955年位于昆明市一区正义路514–515号，铺主为杨汉辉。杨汉辉1955年为48岁，男，云南省安宁市人，中学文化程度，汉族，出身于地主家庭。

据会员登记表，杨汉辉填写的个人简历为：“我出身于地主家庭，自幼来昆明求学。因家庭有庶母关系，受封建压迫，中学未完，于1928年投入本市徐寅生堂，学习国药业务。2年后，开设大生堂汤药店于本市福照街。1935年生母亡故，家庭更起纷争，乃收歇，出顶，停业（停业出售药店）。之后始与同业陈云翔合伙，招牌名‘永兴隆’，采办外埠药材，1938年分伙。1939年，应友人周润广相邀，进入大道生工厂服务，初任业务主任，继任该号经理。在此期间，仍兼做药材生意，招牌名‘炳利和’，1942年又分伙。1944

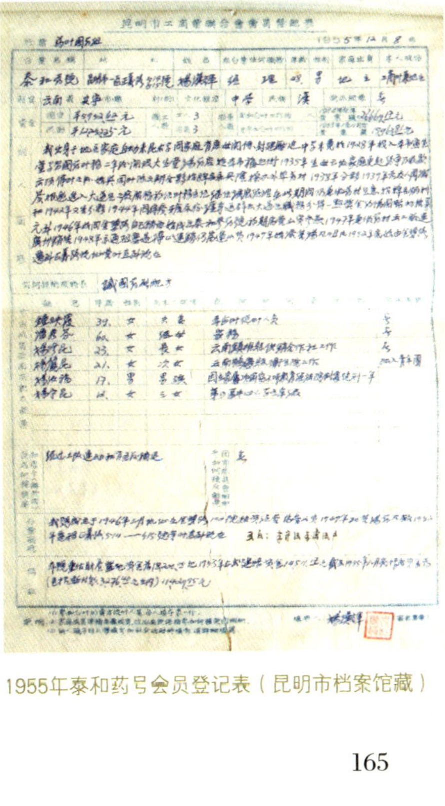

1955年泰和药号会员登记表（昆明市档案馆藏）

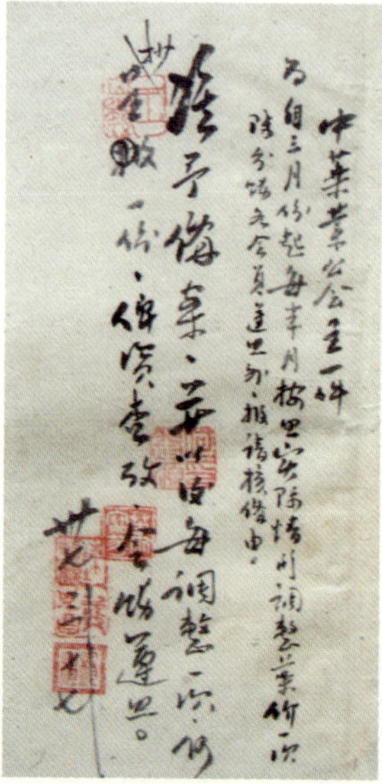

1948年昆明市警察局局长致中药公会函（昆明市档案馆藏）

年因痔疮、糖尿病症缠身遂辞去大道生工厂职务，分得一点奖金，约为国币40万元。到1946年，收回金碧路自己家的铺面，始成立泰和参药号，初期经营山货、人参、燕窝。1947年，兼做药材出口，贩运广州销售。1948年交通阻塞遂停止运销，仍专运山货，1949年始添售汤药、丸散、咀片。1952年底，始由金碧路迁到正义路现址（正义路514–515号）营业，直到现在（1955年）。”

杨汉辉登记的技术与特长是“识国药，能配方”。据中药成药登记底册（1953年），泰和药号所制成药有达生丸一种，蜡壳包装。

药铺成员还有：“妻子钟映霞39岁，为本企业的从业人员。继母潘秀芬60岁，（做）家务。长女杨修昆23岁，在云南镇雄县供销合作社工作。次女杨丽昆21岁，在云南鹤庆县卫生院工作。儿子杨汝福17岁，在家闲着。三女杨宁昆12岁，第四区中心小学五年级。”

泰和药号的简历为：“泰和药号成立于1946年3月，1955年在金碧路100号，独资经营参茸、山货。1949年加售汤药、丸散。1952年迁移至正义路514–515号营业，直到现在（1955年）”。

泰和药号，1955年的固定资金为5952.62元，流动资金为12252.25元，有职工6人，其中工人3人，店员3人。1954年全年营业额为26669.17元，1955年1月至11月营业额为15963.81元。杨汉辉备注：“本号重估财产登记资金为18200元，至1953年正式建账资金14511.17元，截至1955年8月底账面资金为（包括暂付款3276.4元在内）11429.95元。”在另一卷档案会员一览表里，杨汉辉的个人简历、家庭成员和药铺情况，与上述一致。

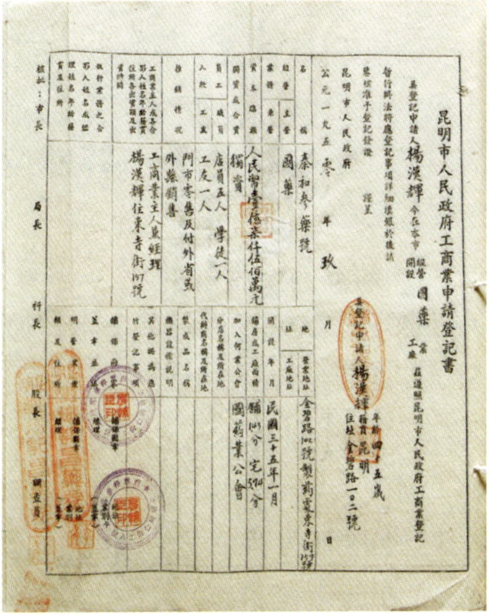
昆明市人民政府工商業申請登記書

具登記申請人楊漢輝今在本市開設經營國藥業工廠茲遵照昆明市人民政府工商業登記暫行辦法特應登記事項詳細填報於後請
鑒核准予登記發證 謹呈
昆明市人民政府
公元一九五零年玖月 日
具登記申請人楊漢輝 年齡四十五歲 籍貫昆明 住址金碧路一〇二號

名稱：泰和參藥號
經營業務 主營：國藥
資本總額：人民幣壹億柒仟伍佰萬元
資本組成：獨資
員工人數 職員：店員五人 學徒一人
工友：工友一人
營銷情況：門市零售及付外省與外縣銷售
工商業主人或各合夥人姓名年齡籍貫住所及出資額：工商業主人兼經理楊漢輝住東寺街157號
地址 營業地址：金碧路104號製藥處東寺街157號
開設年月：民國三十五年一月
鋪房及工廠面積：鋪143分 宅584分
加入何業公會：國藥業公會

批示：市長 局長 科長 股長 調查員

1950年泰和参药号登记书（昆明市档案馆藏）

杨汉辉的妻子钟映霞，为泰和药号的从业人员。钟映霞1955年为39岁，女，云南省昆明市人，初中文化程度，汉族，出身于工人家庭（1950年结婚后为家庭妇女）。据会员登记表，钟映霞填写的个人简历为：“我又名钟裕兴，与杨汉辉结婚后改名为钟映霞。出生于1915年8月。从1923年至1929年在昆华女中附属小学肄业。1930年至1932年，在昆华女中学初级中学27班肄业。1932年至1933年在昆华女中高中修业。1933年至1936年，进云南陆地测量学校肄业。1937年至1940年，在云南陆地测量局制图科工作。1941年至1943年居家缝纫。1944年至1948年，在云南大戏院售票股工作。1949年赋闲在家。1950年5月与杨汉辉结婚。1951年至1955年参加企业工作，直至现在（1955年）。”钟映霞登记的技术与特长是“在企业上任营业员及一切业务”。

64 同德药行（古芝纯）

同德药行，又名“同德药材行”，铺址在威远街云兴巷8号（1950年铺址在庆云街205号），经理为古芝纯。古芝纯1955年为54岁，男，广东省番禺县石基村人，旧学文化，汉族，出身于店员家庭。

同德药行，1955年的固定资金为500元，流动资金为2056元。股东人数为16人，其中未参加药铺工作的15人。1954年全年营业额为3184.74元，1955年后1月至11月营业额为6100.52元。

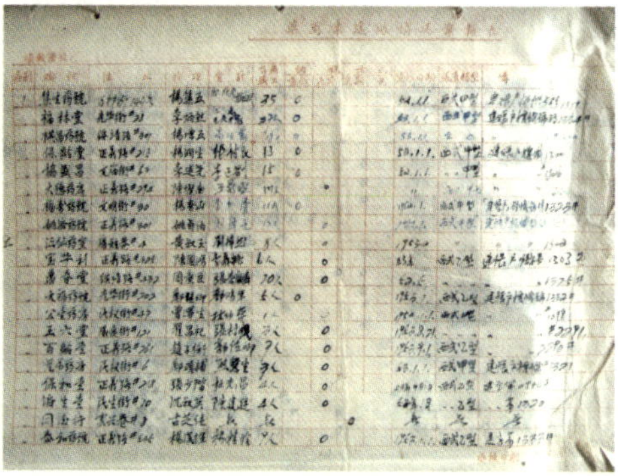

1944年药号调查表（昆明市档案馆藏）

据会员登记表，古芝纯的简历为：“6岁在云南楚雄读私塾。14岁来昆明在合安百货店做学徒，17岁又入广永昌牛皮店做伙食（炊事员），18岁在大利做打杂工作，25岁在祥益号做集货员。35岁时由张鸿记等出资开设鸿昌衡，我专责采购货物。45岁时，又由赵衡三等15人集资，开设同德药行（原址在庆云街），直到现在（1955年）。”

“1951年，参加云南省土特产展览会，作为云南省代表被派往重庆。至重庆以后，又被选为西南参观团团员，赴汉口出席交流会。回昆明后，任土特产展会业务组组长。同年，又任商行及药业公会（昆明市工商业联合会药商业同业公会）委员。1953年，任药业大组长至现在（1955年）。”

古芝纯登记的技术与特长是“认识土产品及药材，了解产、运销情况”。

同德药行的简历为：“同德药行于1946年成立。初为代客买卖及自己办货运销。解放后转为纯运销商，但继之因经营管理不善，亏损，负债10800元。1954年以后改为手工切制药材，家中成员参加，自己劳动，以维持生活。”

“古芝纯的妻子雷继美44岁，在同德药行切制药材。长子古家荣28岁，在云南大学医学院读书。长媳赵琴秀26岁，也在同德药行切制药材。次子古家齐17岁，在昆一中高中二年级读书。”

据会员登记表，雷继美1955年为44岁，女，云南省昆明市人，小学文化程度，汉族，出身于工商业家庭，为家庭妇女。雷继美填写的个人简历为：“7岁至16岁时在毅盛祥做卷烟女工。17岁在张鸿记做缝衣女工。24岁与古芝纯结婚。现在（1955年）参加同德药行工作。”雷继美登记的技术与特长是“切制中药”。

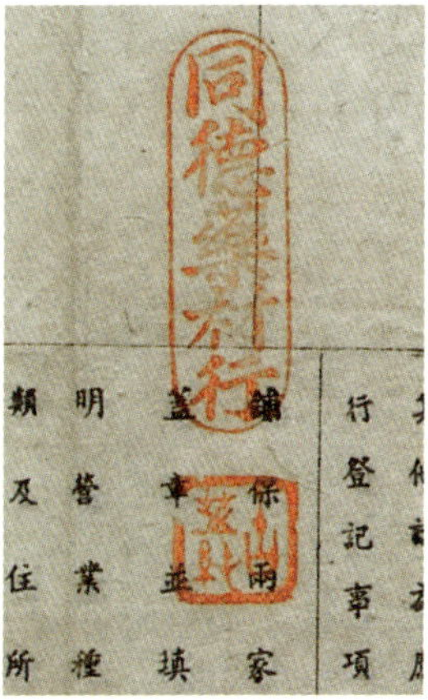

1950年同德药材行古芝纯印记（昆明市档案馆藏）

古芝纯的长儿媳赵琴秀，为同德药行的从业人员。赵琴秀1955年为26岁，女，云南省昆明市人，初中文化，汉族，出身于工商业家庭。赵琴秀填写的个人简历为：“7岁至15岁，在官渡中心小学及昆女中读书。15岁至18岁，在家照理家务。18岁与古家荣结婚至现在（1955年）。1951年曾参加过云南省土特产展览会，做计算员工作。现（1955年）参加企业生产。”赵琴秀登记的技术与特长是“略识普通簿记，切制中药”。

65 益寿药号（梁文义）

益寿药号，位于正义路546号，经理为梁文义。梁文义1955年为38岁，男，云南省昆明市日新村人，高小文化，汉族，出身于中农家庭。

据会员登记表，梁文义记述："1926年至1931年，在昆明市第一区春华小学毕业。1931年至1936年，在华山西路仁安堂，（当）学徒5年。1936年至1946年，在正义路546号益寿堂，当店员10年。1946年9月，该店业主刘绍宗回家（做）生厂，将该店转让给我，一直开到现在（1955年）。"

"1950年参加药业公会，任药业行业小组长及各季度评税委员、重估财产委员。1952年至1955年，参加第四区正义路居民委员会，任居民小组组长、调解委员、卫生工作委员会主委、市人民法院第一次司法代表，现（1955年）任居民委员会主任委员。1953年参加昆明市第四工商联区联评议委员会，任各季度评议委员及第一段业专管纳税大组长。"

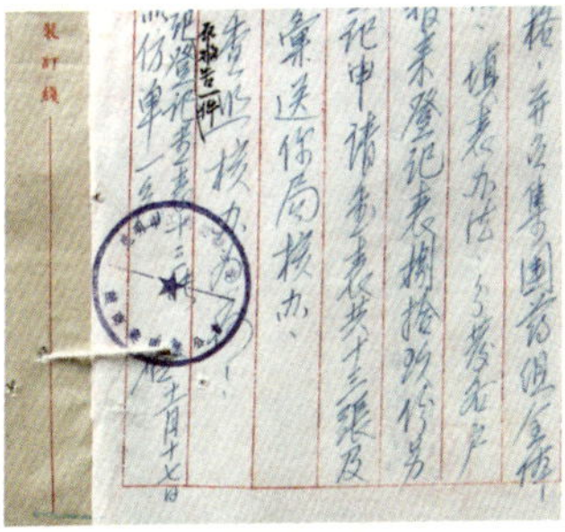

1955年药商业同业公会的函件（昆明市档案馆藏）

梁文义的技术与特长不详。益寿药号的人员还有："梁文义的妻子徐永秀35岁，在本店任炊事员，参加居民学习。徐永秀原系从业人员，1946年从农村到昆明，在店从事炊事员工作，一直到现在（1955年）。”此外，还有梁文义的母亲梁张氏和小孩梁学芝（在育青小学读书）。

益寿药号的简历为：“益寿药号1946年9月由（益寿药号）业主刘绍宗转让给我。全部生、财、器、具及一些土货、大理货，共计币800元的货，（这些）全系同业、同事、亲友互助赊给存（借给）的资金，陆续还了两年才还清，实际（店内）有的资金太少。一直开设到现在（1955年）已有9年。”

益寿药号，1955年的固定资金为335.8元，流动资金为333.14元，有职工3人，均为店员。1954年全年营业额为6010.46元，1955年1月至11月营业额为5734.81元。梁文义申明：“益寿药号1955年重估时资金2738元，现在申请换证，实有资金共计668.94元。过去未建账，妻子参加企业吃饭（伙食）；建账后就由我的薪金按月扣除伙食。并未向企业支取分文。该人有劳动（能）力。”

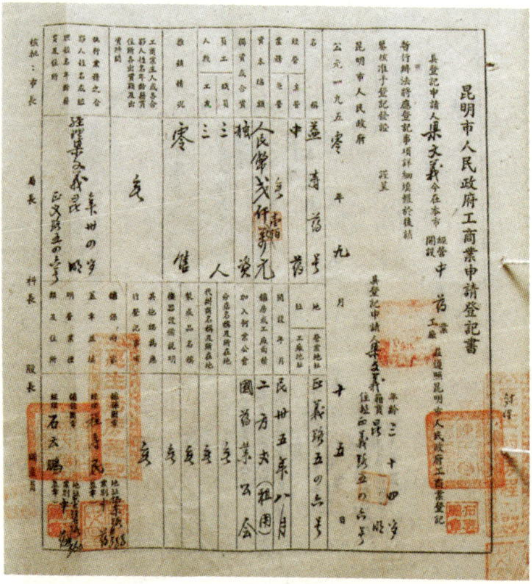
昆明市人民政府工商業申請登記書

1950年益寿药号登记书（昆明市档案馆藏）

在另一份档案会员一览表里，1955年12月昆明市药业同业公会职员记载：“益寿药号自1946年开业到现在，由双间铺面改为单间铺面。进货方面，过去多向私商进货。最近进货，能接受国营领导，并通过劳资协商，决定完全向公司或交易所批购。他妻子徐永秀一向负责该店炊事工作。在建账前，每月由企业付给他伙食费，随后建起账来，他自动降低管理费用，把这项伙食费由他个人薪金项下支付，希望收支能够平衡。这是好的表现。对税收公债偶有拖欠，尚能依期完成。1953年，经第四区卫生运动委员会评选，评为卫生工作模范。”

1950年益寿药号梁文义印记（昆明市档案馆藏）

66 炽记昌余记（李秀霞）

炽记昌余记，1955年位于金碧路197-198号，铺主为李秀霞。李秀霞1955年为49岁，女，广东省台山县马尾湖村人，小学文化程度，汉族，出身于华侨家庭。

据会员登记表，李秀霞填写的个人简历为："李秀霞，广东台山马尾湖人，7岁的时候，是在本村的求是小学读书。后在18岁时结婚，就同丈夫到个旧经商。又于民国三十六年（1947年），来昆明金碧路197号，开设炽记昌余记，经营中药材，到现在（1955年）。"

李秀霞登记的技术与特长是"管理经营业务"。据中药成药登记底册（1953年），炽记昌余记所制成药有肚痛疴痢丸，纸袋包装。

药铺成员还有4人："儿媳李瑞婵29岁，在金碧路197号炽记昌余记，任会计。儿子余飏开28岁，在金碧路197号炽记昌余记任营业员（段管组长）。孙女余丽娟16岁，在建新小学幼儿园读书。孙女余丽芳5岁，未入学在家。"

炽记昌余记的简历为："炽记昌余记于民国三十六年（1947年）开业到现在（1955年）。经营方式：独资、零售。"

炽记昌余记，1955年的固定资金为910.7元，流动资金为373.546元。有职工2人，均为工人。1954年全年营业额为7586.62元，1955年1月至11月营业额为6089.92元。

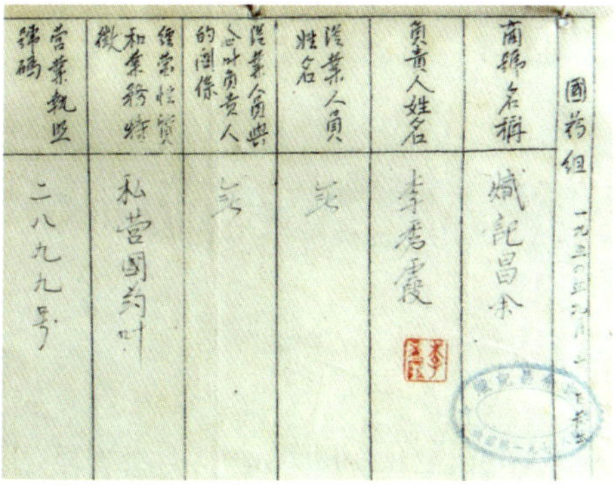

國药组

商號名稱	負責人姓名	從業人員姓名	從業人員與企業負責人的關係	經營性質和業務特徵	營業執照號碼
熾記昌余	李秀霞	無	無	私营国药叶	二八九九号

1954年炽记昌余记呈报表（昆明市档案馆藏）

在另一卷档案会员一览表里，李秀霞填写的个人简历为：“7岁入小学，18岁结婚。结婚后同丈夫到个旧经商。1936年至现在（1955年）担任本企业（炽记昌余记）经理。”

李秀霞的儿子余飏开，在药铺任营业员。余飏开1955年为28岁，男，广东省台山龙安村人，高中文化程度，汉族，出身于工商业兼地主家庭。

又据会员登记表，余飏开填写的个人简历为：“（本人）为从业员，是广东省台山龙安村人。7岁的时候在个旧市文华小学读书。13岁时到贵阳的贵阳中学读初中。又在15岁时回到昆明，在昆华中学读高中。于19岁回到广东结婚。结婚后，就回到昆明，在炽记昌余记工作到现在（1955年）。”药铺成员有3人：“母亲李秀霞，任炽记昌余记经理。妻子李瑞婵，任炽记昌余记会计。余飏开为营业员。”

李秀霞的儿媳李瑞婵，为药铺的会计员。李瑞婵1955年为28岁，女，广东省台山流郎村人，高小文化程度，汉族，出身于华侨家庭。

又据李瑞婵的会员登记表，李瑞婵填写的个人简历为：“为从业人员，是广东台山流郎村人。7岁的时候在本村明德小学读书。后于20岁结婚，就随同丈夫到昆明，在炽记昌余记工作到现在（1955年）。”李瑞婵登记的技术与特长是“会计，会使用缝纫机”。

67 春和堂（李振芳）

春和堂，1955年位于大观路25号，铺主为李振芳。李振芳1955年为40岁，男，云南省昆明市人，高小文化程度，汉族，出身于小土地出租家庭。

据会员登记表，李振芳填写的个人简历为：“李振芳出生于1916年4月4日。从1922年开始读书。1930年，在百福堂当学徒，共计在百福堂9年。1940年，友人李成贵介绍我到宝善街福安堂，做切药、铡药工作，共计在福安堂做了3年。至1943年，仍转百福堂写账，同售趸货，又做了3年。至1946年底，我得友人李荣富先生介绍，到小东门内7号，（将）陈络书开的庆龄堂全部顶了过来，计合国币550万元。中间并未间断，至现在（1955年）。”

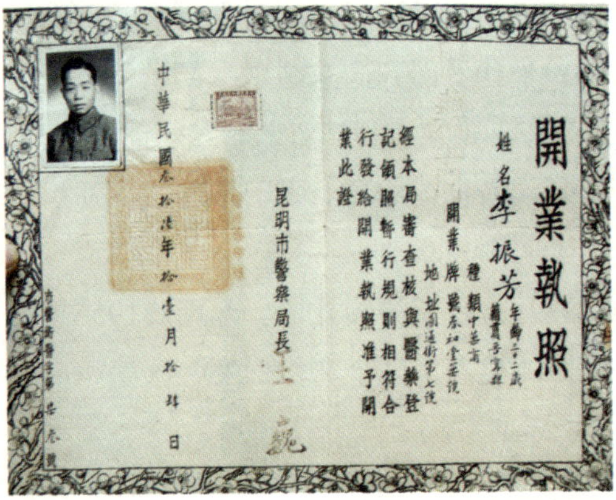
開業執照
姓名 李振芳
開業
地址
經本局審查核與醫藥登記領照暫行規則相符合行發給開業執照准予開業此證
昆明市警察局長
中華民國

1947年春和堂药号的开业执照（昆明市档案馆藏）

李振芳的技术与特长不详。药铺成员还有7人：“妻子洪琴英36岁，在春和堂参加企业工作。儿子李铭浩14岁，在八中读书。女儿李荣丽10岁，在大观小学上学。儿子李小丰10岁，在家。儿子李小麦4岁，在家。儿子李小毛2岁，在家。儿子李小小1岁，在家。”

春和堂的简历为：“我号于1947年1月3日由李荣富先生介绍，在小东门内7号，（将）陈络书先生开的庆龄堂全部顶了过来，共合国币550万元。开至1948年3月13日移至小西门外大观路21号周姓铺内。至同年7月25日，移至庆丰街64号周成贵铺内，营业了4年。1953年5月，移至大观路25号，即现（1955年）经营地点。（经营）汤、丸、药、散零售。”

春和堂，1955年的固定资金为712.7元，流动资金为916.3元。1954年全年营业额为3654.71元，实评450元，合计4104.71元。1955年1月至11月营业额为3317.16元，实评460元，合计3777.16元。

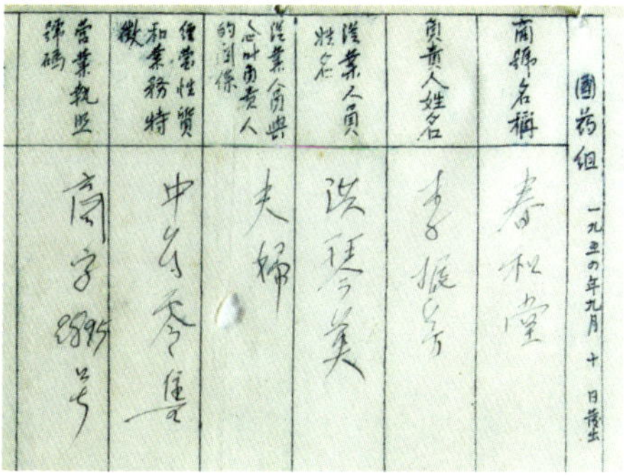
國药组

商號名稱	負責人姓名	從業人員姓名	從業人員與企業負責人的關係	經營性質和業務特徵	營業執照號碼
春和堂	李振芳	洪琴英	夫婦	中药零售	商字2895号

1954年春和堂呈报表（昆明市档案馆藏）

李振芳备注：“春和堂原工商局登记资本总额是1204元，按1954年资产负债表亏损25元。从业人洪琴英于1954年7月份将缝衣机一架售出，后购得西安马路13号铺房1间，合新币450元。1955年普查工作开始，李振芳报入企业增资固定房屋1间，合450元。家具262.7元，房屋450元，公债150元，流动资金766.3元。合计总额1629元。有兼职会计王斌1人，发工资10元。”

“李振芳的妻子洪琴英，为春和堂药号的售货员。洪琴英1955年为36岁，女，云南省晋宁县二行政村人，高小文化程度，汉族，出身于城市贫民家庭。”

又据会员登记表，洪琴英填写的个人简历为：“洪琴英出生于1920年，1927年读书，1936年同李振芳结婚。现在（1955年）参加企业工作。现在有6个小孩。”洪琴英的技术与特长不详。

68 宏康药号（皮绍梁）

宏康药号，又名“宏康参药号”，1955年位于金碧路361号，经理为皮绍梁。皮绍梁1955年为26岁，男，云南省通海县人，高中文化程度，汉族，出身于小商业家庭。

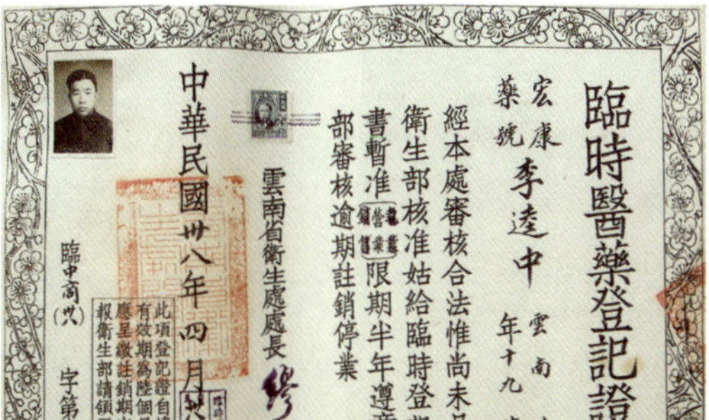

宏康药号登记证（昆明市档案馆藏）

据会员登记表，皮绍梁填写的个人简历为：“1932年开始读书，至1946年在省立云瑞高级中学毕业，父亲经商。1948年，从事经商，做行商。1949年起，在本市延龄药号任资方代理人。1950年，仍在延龄药号任代理人。1952年，延龄药号歇业；宏康药号前负责人无资金，由我增资开业。1953年起正式负责本号经营至今（1955年）。现（1955年）任药业第四区大组长。”

皮绍梁登记的技术与特长是“管理经营药材，初级农业技术，会计”。药铺成员还有1人：“妻子刘淑华，在宏康药号任营业员。”家庭中还有儿子皮增祥2岁和女儿皮增敏1岁。

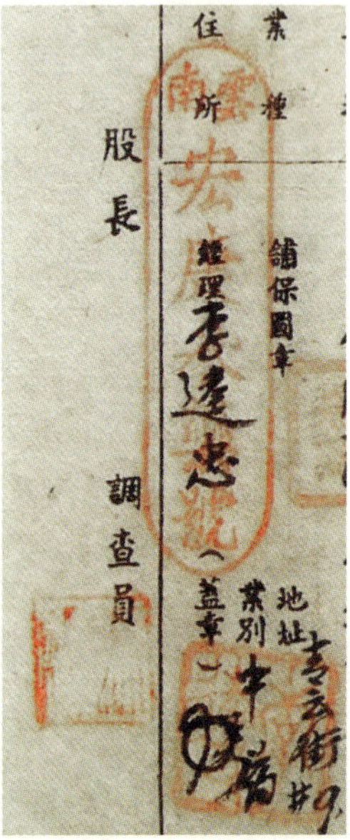

1950年宏康参药号李逵中印记（昆明市档案馆藏）

宏康药号的简历为：“宏康药号于1947年开业，至1952年12月在青云街由李逵中负责经营，1953年因亏损无法经营，由现负责人增资，迁至金碧路开业至今（1955年）。现在（1955年）经营山货药材。无劳方，有兼职会计1人。”宏康药号，1955年的固定资金为410元，流动资金为1419元（包括公债500元）。1954年全年营业额为14556元，1955年1月至11月营业额为16534元。

在另一卷档案会员一览表里，皮绍梁的个人简历、药铺成员、药铺简历与上述会员登记表一致。又据刘淑华的会员登记表，皮绍梁的妻子刘淑华简历为：刘淑华，1955年为21岁，女，云南省昆明市人，初中文化程度，汉族，出身于小手工家庭。刘淑华填写的个人简历为：“1950年初中毕业，家庭小手工业者。1952年与负责人（皮绍梁）结婚。1953年在宏康药号企业，任营业员至今（1955年）。”

69 仁康药号（何崇仁）

仁康药号，1955年位于绥靖路129号，经理为何崇仁。何崇仁1955年为35岁，男，云南省昆明市绥靖路人，高中文化程度，汉族，出身于工商业家庭。

据会员登记表，何崇仁填写的个人简历为："（学历）1928年至1932年读小学，1949年中医专科学校，1953年中医进修学校。（经历）1932年至1935年，在厚安堂药号任学徒。1936年，在延春药号任店员。1937年，在真元堂任店员。1938年至1945年，在益兴和药号任店员。1947年至1955年，成立仁康药号任经理。1954年，组织昆明市第七区花鱼沟联合诊所，任医师。1955年，任昆明市第三区运输工会特约医师及昆明市第一区麻绳生产社特约医师。"

何崇仁登记的技术与特长是"中药配方及中医内科"。药铺成员还有8人："父亲何春68岁，闲居。爱人杨维英35岁，在家做家务。此外，孩子何汝聪、何

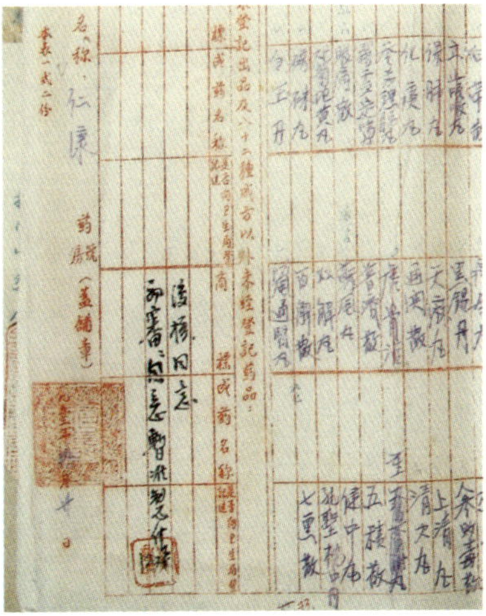

1953年仁康药号登记表（昆明市档案馆藏）

淑丽、何汝明、何淑华、何汝敏、何淑昆在读书或在家。”

仁康药号的简历：“仁康药号自1947年开业至今（1955年）。”仁康药号，1955年的固定资金为736.38元，流动资金为3185.09元，有职工5人，为店员。1954年全年营业额不详，1955年1月至11月营业额为14121.55元。

何崇仁记述：“我虽是该号的经理，自1951年至今（1955年），并未向企业取用薪水、伙食。家庭生活靠本人诊费收入，作开支。”

在另一卷档案会员一览表里，何崇仁填写的个人简历、药铺情况、药铺简历，与上述一致。

70 天义药号（全天义）

天义药号，又名“天义参药号”，铺址在武成路126号，经理为全天义。全天义1955年为44岁，男，云南省昆明市人，初中文化程度，汉族，出身于城市贫民店员家庭。

据会员登记表，全天义填写的个人简历为：“本人生于1911年4月11日，家庭出身城市贫民。5岁丧父，依靠母亲做针线抚育长大。1919年为8岁，入小学读书。至1924年到本市（昆明市）光华街荣厚祥当学徒，至1927年出师，到小西门内长安堂（当）店员，半年后又到个旧正街培康药号当店员2年半。1931年回昆明在秀衣街口杨大安堂瑞记当店员15年，先后共当店员22年。1946年结婚，1947年由大安堂瑞记出铺，由家兄补助资本，在本市钱局街开设全安堂药铺，次年迁至武成路130号，仍开设全安堂。1948年移至（武成路）126号现址，改换招牌为‘天义药号’。由1947年至今（1955年），先后当资方8年，一贯在药业，并未参加过任何反动党团及会道门。

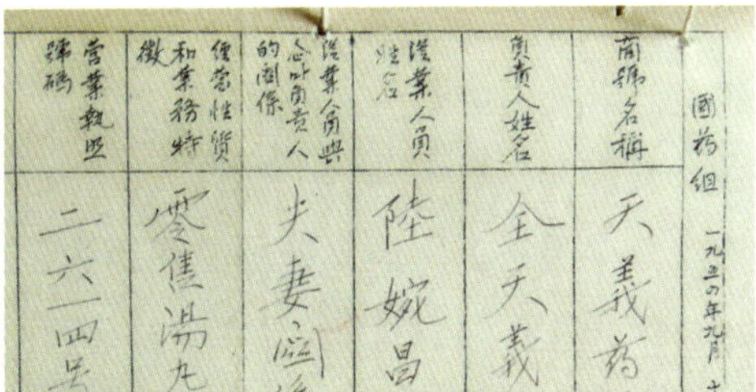

國藥組 一九五四年九月十日填

商號名稱	負責人姓名	從業人員姓名	從業人員與負責人的關係	經營性質和業務特徵	營業執照號碼
天義藥號	全天義	陸婉昌	夫妻關係	零售湯丸藥獨資	二六一四号

1954年天义药号呈报表（昆明市档案馆藏）

解放后至今（1955年），担任药业（昆明市工商业联合会药商业同业公会）小组长。1950年担任居民小组组长，1952年担任治安委员，1953年担任段管工商小组长，1955年担任第二区建账委员会委员等工作。”

全天义登记的技术与特长是“能知各种药性、病状，叠炒炮炙丸、散、膏、丹及配方前柜，切铡药片”。

天义药号的简历为：“本店自1947年在本市钱局街开设全安堂药铺，次年迁至武成路130号，仍开全安堂药号。1948年移至武成路126号改换招牌为‘天义药号’至今（1955年），先后共有8年。”

天义药号，1955年的固定资金为币250元，流动资金为币887元。有职工2人，均为店员。1954年全年营业额为币5294元，1955年1月至11月营业额为币5332元。全天义备注：“天义药号关于所填报1954年及1955年之营业额数内有评补数在内。母亲全吴氏76岁，不识字，照管家务。还有小孩3人。”

在另一卷档案会员一览表里，全天义填写的个人简历为：“1919年至1924年在小学读书。1924年（在）荣厚堂（当）学徒。1927年在长安堂（当）店员，本年到个旧培康药号（当）店员2年半。1931年在昆明大安堂瑞记（当）店员15年。1947年在天义药号工作至今（1955年）。1952年担任治安委员，二区建账分会委员。”天义药号的简历为：“天义药号有店员2人。1948年开业，国营批购、零销。”内容与会员登记表一致。

全天义的妻子陆婉昌，为天义药号的制药人和营业员。陆婉昌1955年为34岁，女，初中文化程度，汉族，出身于职工家庭。

据会员登记表，陆婉昌填写的个人简历为：“1921年5月25

日生。1929年8岁读书，至1932年因父亲出外做事停学，回家帮助母亲领弟妹。1934年，父亲在个旧电灯公司工作，接母女到个旧居住，又在个旧读了4年书。至1938年小学将要毕业，因日军飞机轰炸个旧，学校疏散下乡遂辍学，随母亲做家务。1941年到蒙自草坝蚕丝公司，工作半年。1942年回昆明，在普坪村蚕丝公司做工2年，至1944年，因工厂丝已做完停工。又于1945年到护国路文具店当店员1年。1946年辞职回家与全天义结婚。婚后在家做家务，并辅助企业炮制、晒、晾、收、拣药材及做丸药，搞业务。现在担任居民小组组长。”

陆婉昌登记的技术与特长是“做蜡壳、蜜丸，炮炙药材”。天义药号的简历为：“自1947年在本市钱局街开设全安堂药铺。次年迁至武成路130号仍开全安药号。1949年移至（武成路）126号改换招牌为‘天义药号’，直至今（1955年），先后共有8年。”[1]

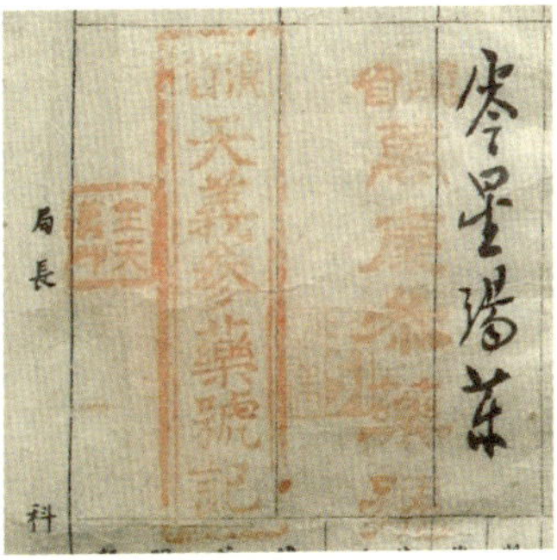

1950年天义参药号印记（昆明市档案馆藏）

① 1949年改招牌为“天义药号”，此说与全天义所填的1948年相异。暂存。

71 万康药号（尹子祥）

万康药号，又名“万康参药号”，1955年位于钱局街木牌坊巷15号，负责人为尹子祥。尹子祥1955年为40岁，男，云南省昆明市人，小学文化，汉族，出身于教师家庭。

万康药号，1955年的固定资金为1177元，流动资金为455元。有职工1人，为店员。1954年全年营业额为4701元，1955年1月至11月营业额为6082元。

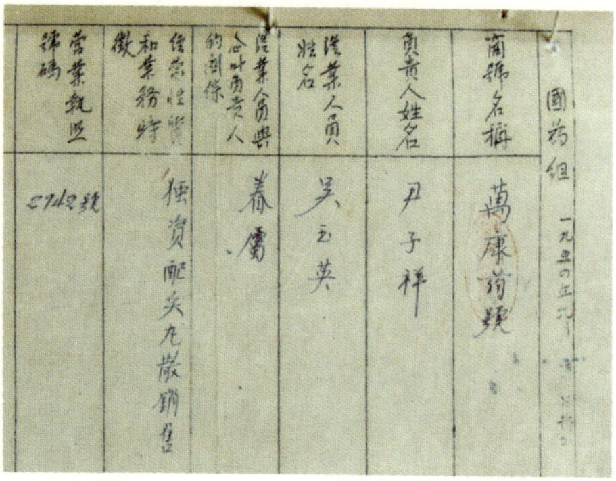

国药组

商號名稱	負責人姓名	從業人員姓名	從業人員與負責人的關係	經營性質和業務特徵	營業執照號碼
萬康藥號	尹子祥	吳玉英	眷屬	獨資配製丸散銷售	[illegible]

1954年万康药号呈报表（昆明市档案馆藏）

据会员登记表，尹子祥记述：“我于7岁至12岁在昆明市第十一小学校上学。13岁在厚安堂当学徒3年。后在厚安堂、长安堂、宏济堂等处充当店员，1947年在武成路开设万康药号，当负责人直至现在（1955年）。”

尹子祥登记的技术与特长是“配制丸、散、膏、丹，兼炮制各种药材”。

药铺成员有1人：“妻子吴玉英40岁，参加企业劳动。”此外，女儿尹琴华、尹琴仙，均在校读书。

万康药号的简历为：“1947年在昆明市武成路开设万康药号，至1953年2月间迁至木牌坊巷15号，继续经营至今（1955年）。经营形式：自产自销。”图章印文为“万康药号”。

尹子祥的妻子吴玉英，在万康药号炮制药品。吴玉英1955年为40岁，女，云南省昆明市人，小学文化，汉族，出身于手工业家庭。吴玉英填写的个人简历为：“我7岁至12岁，在女子师范附小读书，后做家庭工作。结婚后参加企业劳动至今（1955年）。”吴玉英登记的技术与特长是“擅长炮炙药品”。

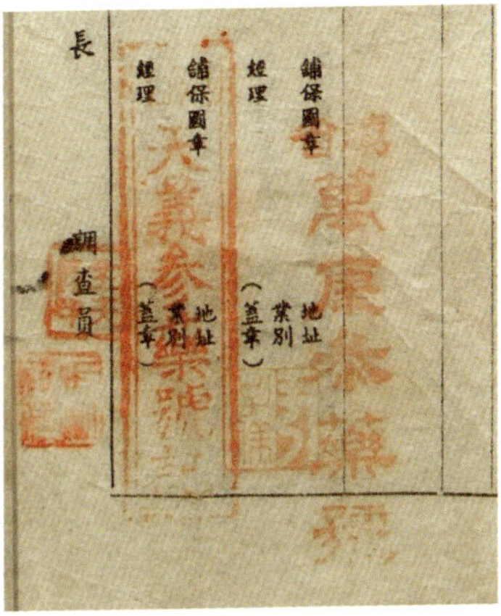

1950年万康参药号印记（昆明市档案馆藏）

72 云南大药房（夏兆麟）

云南大药房，位于金碧路172号，经理为夏兆麟。夏兆麟1955年为28岁，男，云南省昆明市人，高中文化，汉族，出身于自由职业家庭。

云南大药房，1955年的固定资金为600元，流动资金为3800元，有职工10人，均为店员。1954年全年营业额为31012.08元，1955年1月至11月营业额为22234.63元。

据会员登记表，夏兆麟记述："1935年至1941年，在景星小学高小毕业。1942年至1944年，在求实中学初中十九班毕业，1948年至1950年，在中医药专科学校毕业。1953年7月至12月，中医进修学校毕业。1945年至1946年，在家随父学习中医。1947年至1955年，开设云南大药房，任经理到现在（1955年）。解放后，曾任国药业公筹委会（昆明市工商业联合会药

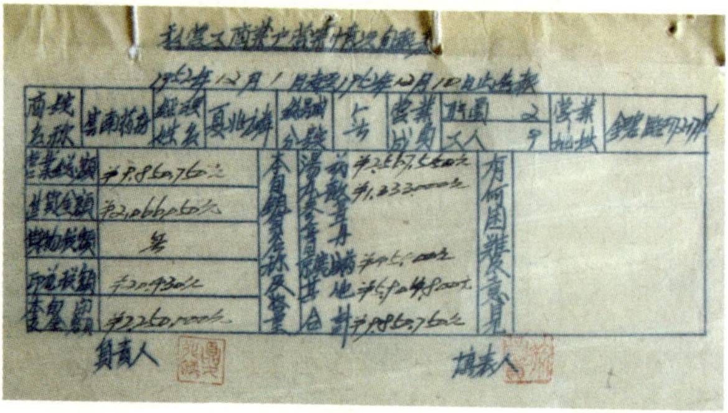

1952年云南大药房旬报表（昆明市档案馆藏）

商业同业公会筹备委员会）委员，历任税收行业评议委员、重估财产分评会委员（国药业）、小组长等职务，以及劳资协商会资方委员。”

夏兆麟登记的技术与特长是“中医内科、中医妇科及国药业管理”。据中药成药登记底册（1953年），云南大药房制售的丸散有：臭虫药粉和灭蚊香。

家庭成员有1人：“妻子彭桂华27岁，在家做家务。”

云南大药房的简历为：“云南大药房由1947年4月开业到现在（1955年），没有中断。有职工10人，经营国药，零售汤药、丸药。独资经营，并无变动。”

在另一份档案会员一览表里，据夏兆麟记述：“初中及中医专科学校进修毕业。后在家随父（亲）学习中医。1947年开设云南药房，担任经理。解放后曾任国药业公筹会委员、税收行业评议委员、国药业重估财产分评委员、劳资协商会资方委员等职。”

73 明生利（覃光庭）

明生利，1955年位于金碧路122号，经理为覃光庭。覃光庭1955年为49岁，男，广东省罗定市人，高小文化程度，汉族，出身于工商业家庭。

据会员登记表，覃光庭填写的个人简历为："我11岁时，即1917年5月5日开始读书，到15岁。16岁随先父来昆明做生意，在金碧路开设南利号，经营药材、山货生意。在1940年9月29日，被日军飞机将全部生财炸了。在1945年3月，同友人卫子明合资开设鸿明利，经营药材、山货、零售生意，在1948年结束。我将所得本利及历年工资和遣散费，共得币2000元承顶鸿明利，并改名为明生利，经营药材、山货。我16岁做生意到现在（1955年），从来没有参加过任何组织。"

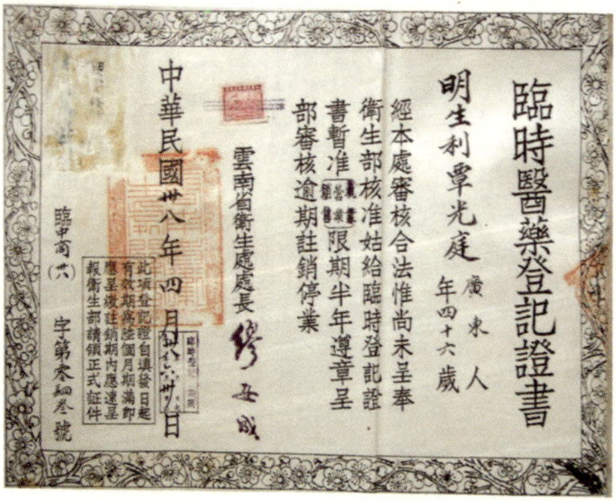
臨時醫藥登記證書

明生利覃光庭 廣東人 年四十六歲

經本處審核合法惟尚未呈奉衛生部核准姑給臨時登記證書暫准……限期半年遵章呈部審核逾期註銷停業

雲南省衛生處處長

中華民國卅八年四月……日

此項登記證自填發日起有效期為陸個月期滿即應呈繳註銷期內應速呈報衛生部請領正式証件

臨中商（六）字第柒佰叁號

1949年明生利的登记证（昆明市档案馆藏）

覃光庭的技术与特长不详。药铺的成员还有3人："母亲覃杨氏80岁，广州人。妻子蒋莲珍43岁，在明生利招揽生意、业务。女儿覃桂芳9岁，在崇善街育青小学二年级读书。"明生利的简历为："明生利在1948年独资开设。做药材、山货、零售生意。"

覃光庭妻子蒋莲珍为药铺的业务员。蒋莲珍1955年为43岁，女，广东省合浦市人，小学文化程度，汉族，出身于工商业家庭。

据蒋莲珍填写的会员登记表："我从小随父来昆明谋生，10岁上小学读书，17岁与覃光庭结婚。历年在铺上招揽生意。"

蒋莲珍登记的技术与特长是"车衣服，学会车花"。

明生利1955年的固定资金为290.74元，流动资金为92.3元。1954年全年营业额为3534.095元，1955年1月至11月营业额为3865.99元。

74 云鹏药室（杨云鹏）

云鹏药室，位于东寺街99号，负责人为杨云鹏。杨云鹏1955年为43岁，男，云南大理人，初中文化，汉族，出身于教师家庭。

云鹏药室，1955年固定资产为84元，流动资金为267.72元。1954年全年营业额为2589.95元，1955年1月至11月营业额为2186.97元。

据会员登记表，杨云鹏自述："杨云鹏，大理县人（1955年）43岁。1926年至1930年，在大理复元堂做学习生。1931年，来昆明在大成堂、协盛昌、益兴和等，当店员。1948年9月，在万钟街43号开设云鹏药室，出售膏药、药膏。1951年5月迁移到东寺街，添售汤药到现在（1955年）。"

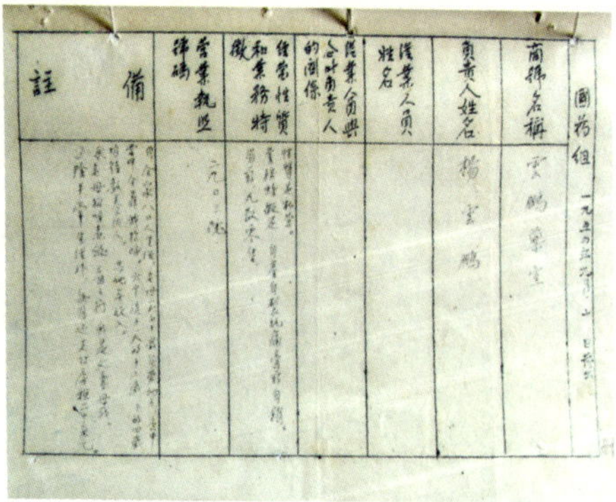

國药组	商號名稱	負責人姓名	從業人員姓名	從業人員與負責人的關係	經營性質和業務特徵	營業執照號碼	備註
[illegible]	雲鵬藥室	楊雲鵬			[illegible]	[illegible]	[illegible]

1954年云鹏药室呈报表（昆明市档案馆藏）

"解放后，资产重估时任盘点组长，检定规格。"五反"运动时，任药业大组长、混合一组大组长，一直到运动结束为止。"

杨云鹏登记的技术与特长是"丸、散、膏、丹、切、铡、炮制

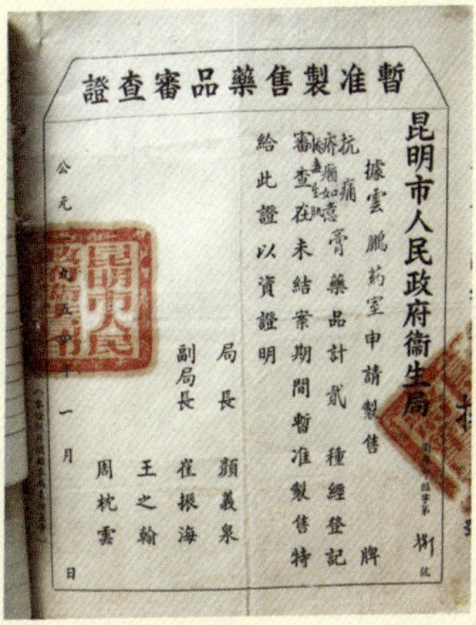

暫准製售藥品審查證

昆明市人民政府衛生局

據雲鵬药室申請製售

抗痛膏藥品計貳種經登記

給此證以資證明

局長 顏義泉

副局長 崔振海 王之翰 周枕雲

公元 一 月 日

1954年云鹏药室的药品证（昆明市档案馆藏）

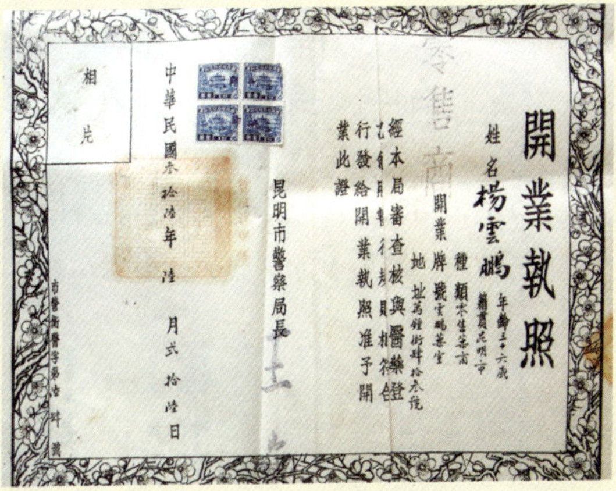

開業執照

姓名 楊雲鵬

開業牌號 雲鵬藥室

經本局審查核與醫藥

行發給開業執照准予開

業此證

昆明市警察局長

中華民國 年 月 日

相片

1947年杨云鹏开业执照（昆明市档案馆藏）

技术”。据中药成药登记底册（1953年），云鹏药室所制成药有抗痛膏、疥癣如意膏、拔毒生肌膏等。

药铺的成员还有2人：“母亲杨殿萍68岁，在本企业工作。妻子李淑琦37岁，在本企业从事劳动。”此外，孩子杨映秋、杨映芬、杨映碧、杨映芳、杨映祖、杨映霞，均在上学。

云鹏药室的简历：“1948年9月在万钟街43号开设云鹏药室，出售膏药和药膏。1951年5月迁移到东寺街，后药店添售汤药、配方到现在（1955年）。1951年5月有学徒朱德华，参加企业工作，至1953年6月10日经上级调走。调走原因，系本企业营业清淡，收支不平衡，得到上级照顾。无工人，无店员。”

杨云鹏的妻子李淑琦，为云鹏药室的制药人和营业员。李淑琦1955年为37岁，云南省路南县人，小学文化，汉族，出身于小地主家庭，本人为工人。李淑琦填写的个人简历为：“幼时7岁上小学，12岁小学毕业，在家随父母务农。16岁即民国二十三年（1934年），同本地徐茂林结婚，婚后6年，徐茂林另娶妾。1944年，我另居，在家帮人做针线。至1947年10月，有亲戚赵淑英，约我合伙做棉布生意。1955年4月，由赵淑英一人负责，当时申请经当地工商科批准同意。1955年4月10日与杨云鹏结婚，婚后参加企业，从事劳动。”

75 福兴泰办庄（梁仲文）

福兴泰，1955年先位于金碧路如意巷，后搬到鱼课司街兴邦巷4号，铺主为梁仲文。梁仲文1950年为56岁，男，广东省南海市人。

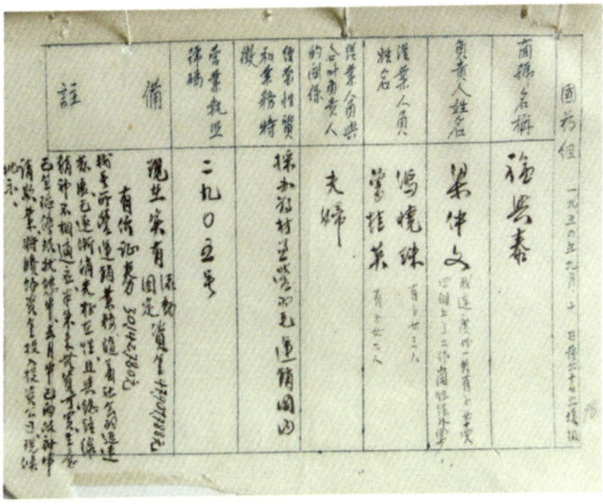
商號名稱 福興泰
負責人姓名 梁仲文
從業人員姓名 馮曉珠 曾桂英
從業人員與負責人的關係 夫婦
營業性質和業務特點 採辦國藥運銷國內
營業執照編號 二九〇五号
備註

1954年福兴泰呈报表（昆明市档案馆藏）

据昆明市人民政府工商业登记书（1950年9月），福兴泰主营：采购国药，运销国内。1950年的资本总额为5500.29元，为独资企业，有职工2人。

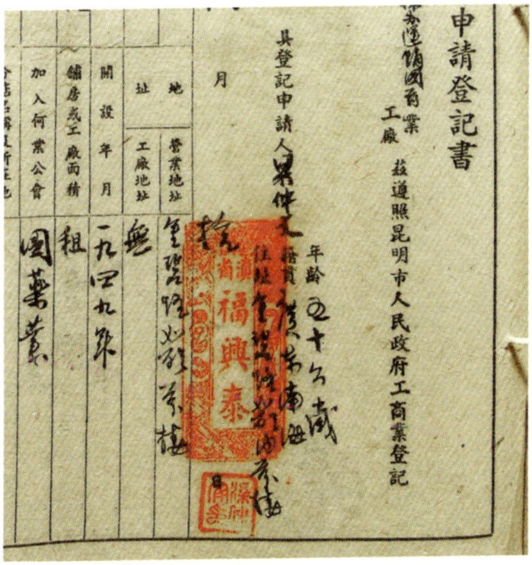
申請登記書
茲遵照昆明市人民政府工商業登記
年齡 五十六歲
籍貫 廣東南海
營業地址
工廠地址
開設年月 一九四九年
鋪房或工廠面積 租
加入何業公會 國藥業
福興泰

1950年滇省福兴泰梁仲文印记（昆明市档案馆藏）

福兴泰的推销情况：行商性质。采办运销国内，并无铺面（与其他药号不同）。

福兴泰的简历为：“福兴泰开设于1949年，铺房为租住。为独资企业。1950年加入国药业公会（昆明市工商业联合会药商业同业公会）。主营：在国内采购国药、运销，所购入货物完全运出本省外销售。”

登记书记载：福兴泰的图章印文为“滇省福兴泰”。[1]“一九五六年昆明市中药行业私营工商业参加公私合营店铺表”（1987年）的资方姓名登记为李盛轩。

① 昆明市人民政府工商业申请登记书（福兴泰办庄），出自昆明市人民政府工商业登记书（1950年9月），昆明市档案馆藏，档号：7～3-31～5。

76 春荣药号（胡春荣）

春荣药号，又名“春荣参药号”，1955年位于二区龙翔街190号，铺主为胡春荣。胡春荣1955年为36岁，男，云南省元谋县和平村人，中学文化程度，汉族，出身于手工业者家庭。

据会员登记表，胡春荣填写的个人简历为：“1927年至1929年随父母劳动为生。1930年至1933年，已经上学，读旧学，并送到公立高小学校。因家庭不好，无法供给升学。至1934年，由先父送我到半积堂李华轩老师处，学医和学药。（学了）6年，即是（到）1939年。后因结婚，出铺，自力为生。因生活不够，使自己只有往外谋活，即来到昆明。在益兴和药号当先生（即是店员），服务8年有余。后半期益兴和的

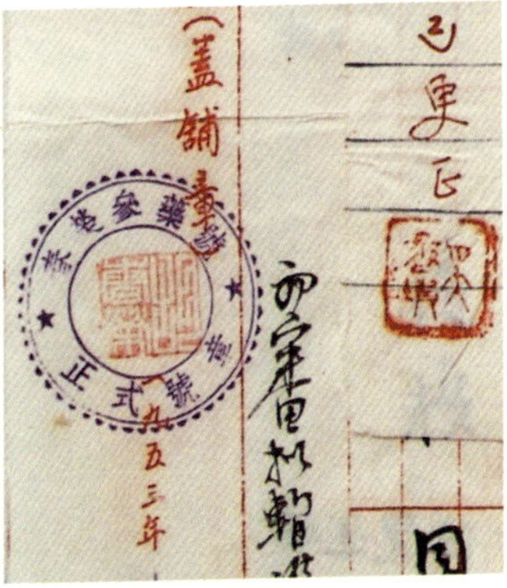

1953年春荣参药号号章、胡春荣、医师吴銮坡印记（昆明市档案馆藏）

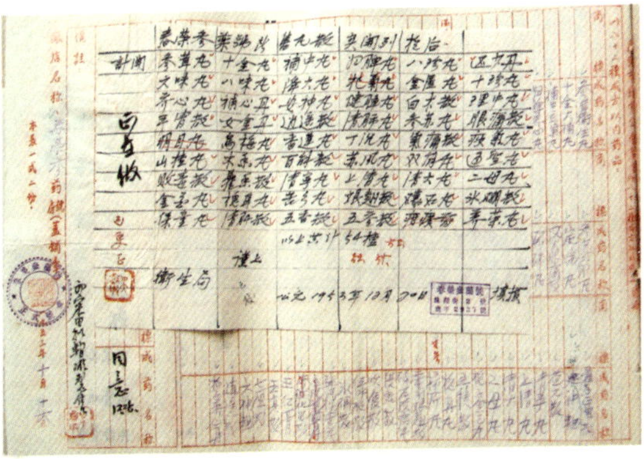

1953年春荣参药号登记表（昆明市档案馆藏）

一切内、外事务都由自己管理。但是生活物价高涨，所得薪水不够养活妻子，因此自行辞职，出号小本经营药材，将有半年多。不料物价暴涨、暴跌，又使自己本钱亏空，直到1949年解放后，至1950年赋闲半年有余。后因同业互助，才在1950年3月间，开设春荣药号，并兼应诊，将近6年，即到1955年。在这6年当中，（胡春荣）既是企业负责人，又是开业应诊人。任过临公会（昆明市工商业联合会药商业同业临时工作委员会）副主任委员 ，工商界代表，段管副大组长，现（1955年）任联评委员、区评委员、行业大组长等职。”

胡春荣登记的技术与特长是“中医医师。并能配方、炮制、切铡碾；做膏、丹、丸、散等”。药铺的成员还有2人：“妻子曹继英36岁，为二区龙翔街190号春荣药号从业人员（参加居民委员会）。大儿子胡志雄14岁，在华北小学读书，业余参加企业工作。”

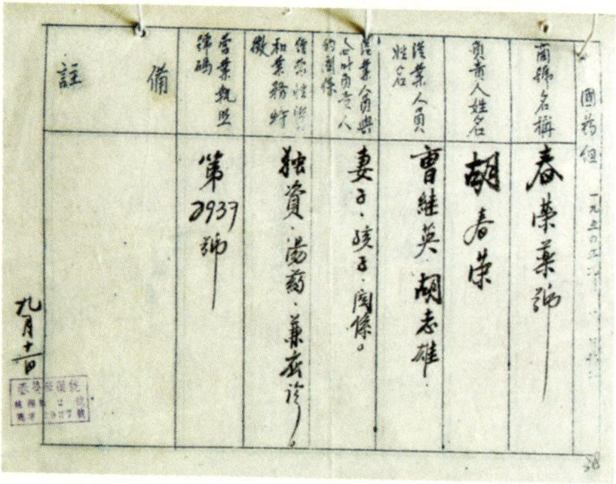

商號名稱	負責人姓名	從業人員姓名	從業人員與負責人的關係	經濟性質和業務種類	營業執照號碼	備註
春榮藥號	胡春榮	曹繼英、胡志雄	妻子、孩子、關係。	獨資、賣藥、兼應診。	第2937號	九月十日

1954年春荣药号的呈报表（昆明市档案馆藏）

春荣药号的简历为：“自1950年3月间开设春荣药号，将近6年，企业情况正常，无变化，私营。”

春荣药号，1955年的固定资金为币243.34元，流动资金为币939.66元。股东人数为2人，均参加药铺工作。1954年全年营业额为币4570元，1955年1月至11月营业额为币5217.82元。胡春荣备注：“春荣药号账面上实有资金币2178元，除负债币995

元，实际只有币1183元（包括固定公债及流动资金）。”

在另一卷档案会员一览表里，胡春荣的个人简历为：“胡春荣读过小学，学过中医。当过店员，直到经理。任过药业临时公会副主委。段管副大组长、联评委员、区评委员、行业大组长等职。”

胡春荣妻子曹继英，为药铺的从业人员。曹继英1955年为36岁，女，云南省元谋县北大村人，中学文化程度，汉族，出身于自由职业家庭。

据另一份会员登记表，曹继英填写的个人简历为：“1927年至1929年在家读旧学。1930年至1938年，进入公立学校，初中毕业。结婚后，在家工作和做家务。1941年左右，来昆明找爱人，求工作。1941年，到云南省立昆华女中统计和会计班上学。毕业后，经朋友介绍到（昆明市政府）社会处工作，服务会计科，4年有余。后因机关改组，闲职3年余。随丈夫为生，到1949年解放。后随夫在1950年3月间，开设药号。在药号内，参加工作和家务至今（1955年）。”

曹继英登记的技术与特长是“簿记和会计班毕业”。药铺成员还有2人：“丈夫胡春荣36岁，二区龙翔街190号，春荣药号企业负责人（工商界人民团体）。子胡志雄14岁，在华北小学读书，业余参加企业工作（华北小学学生）。”

77 民康药号（邵谦、邵克民）

民康药号，1955年位于青云街355号，铺主为邵谦及其儿子邵克民。邵谦1955年为58岁，男，云南省昆明市人，高小文化程度，汉族，出身于工人家族。邵克民1955年为24岁，男，云南省昆明市人，高小文化程度，汉族，出身于工人家庭。

据会员登记表，邵谦填写的个人简历为："我以前是一个工人，自幼学做银器手工艺，出师后，在松茂号、仁和祥等工作。后因该店铺生意稀少，又改做机械工作，在华兴工厂及同利物工厂等做工。后又在仁和金店、万宝金店等工作。在荣泰金店工作时，因解放后停业，我就同儿子邵克民开设民康药号，直到现在（1955年）。"

邵谦登记的技术与特长是"钳工、铜、白铁器具"。

又据会员登记表，邵克民填写的个人简历为："我来自一个贫苦家庭，从7岁开始在小学读书，12岁毕业。后因家庭经济不好，无力读书，就在大西门外延寿堂当学徒。后因老板折

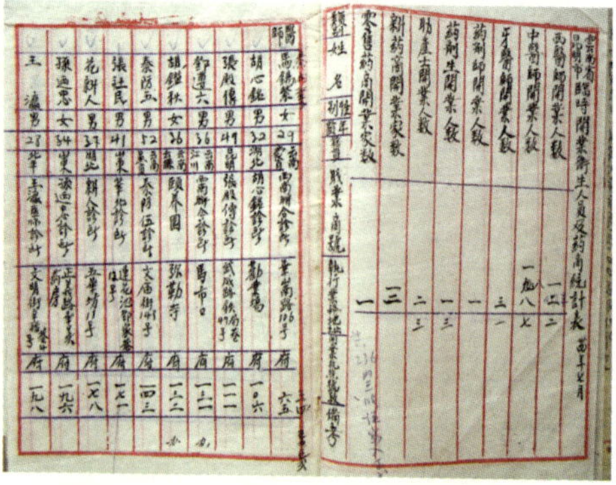

1945年昆明医药人数表（昆明市档案馆藏）

本，将店铺让给尹子祥，继续经营，我也继续在该店铺当学徒，一直学了5年。后又到福康堂充当店员。后因我父失业，我只得回家。在青云街开了一个小药店民康药号，维持家庭生活，直到现在（1955年）。”

邵克民登记的技术与特长是“配制丸、散，兼炮制药材。”

药铺的成员还有3人：“父亲邵谦58岁，参加企业劳动。母亲吴宝珍54岁，参加企业劳动。妻子周莲英24岁，负责家庭杂务。”

民康药号的简历为：“民康药号于1950年7月15日开业到现在（1955年）。”

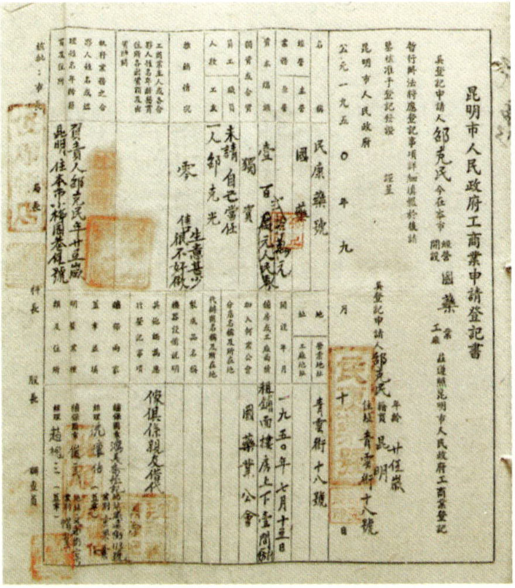

昆明市人民政府工商業申請登記書

具登記申請人邵克民今在本市開設經營國藥業……暫行辦法所應登記事項詳細填報於後請鑒核准予登記發證 謹呈

昆明市人民政府

公元一九五〇年九月　日

名稱	民康藥號
主營	國藥
資本總額	壹百……元人民幣
獨資或合資	獨資
職員 / 工友	未請 / 自己當任 / 一人 邵克光
營業地址	青雲街十八號
開設年月	一九五〇年七月十五日
加入何業公會	國藥業公會
備考	係俱係親友借代

1950年民康药号登记书（昆明市档案馆藏）

民康药号，1955年的固定资金为301元，流动资金为448元。参加企业工作的股东人数为2人。1954年全年营业额为1397元，1955年1月至11月营业额为1358元。

78 万生药号（傅玉琨）

万生药号，又名“万生国药号”，铺址在东寺街第四区159号，铺主为傅玉琨，傅玉琨1955年为38岁，男，云南省昆明市人，高小文化程度，汉族，出身于城市平民家庭。

万生药号，1955年的固定资金为306元，流动资金为470元，有职工1人，为店员。1954年全年营业额为1876.9345元，1955年1月至11月营业额为4649.355元。

据会员登记表，傅玉琨记述：“我在7岁时，因父亲教书，就随父亲在昆明市昆师附小读书。至1928年，即经人介绍，在本市盛记药号做学徒1年多，即到本市大安集生药号继续当学徒。1938年，与同事李少泉合资，在金碧路开设万龄药号。1940年，因资本贴（亏）完，无法经营，经友人杨增福介绍，到滇缅铁路测量队当测地夫。1年后，在1942年时，又依然到集生药号充当帮工。1945

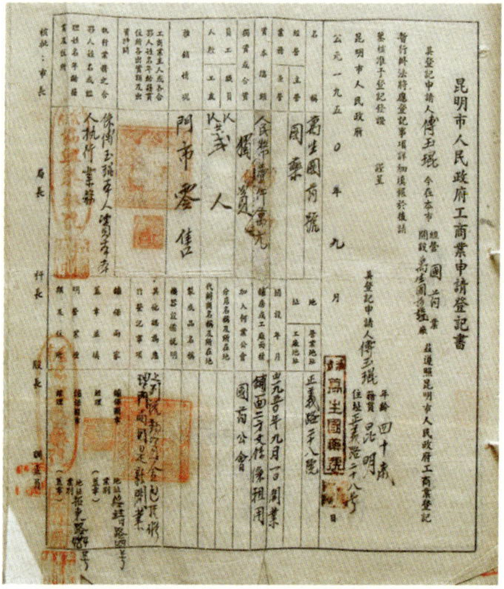
昆明市人民政府工商業申請登記書

1950年万生药号登记书（昆明市档案馆藏）

年，与杨鸿清合资经营裕丰米店，又在护国路开设济龄药室三月来往（“来往”，即“左右”的意思）。1947年，在本市金碧路云南大药房当帮工。由1950年开设万生药号至今（1955年）。1951年受过重估财产干部训练。1953年起在公会（昆明市工商业联合会药商业同业公会）任同业小组长。1951年在云南省土特产展览会上，当过药材部分的说明员。1953年至1954年6月负过段管小组长的责任。”

傅玉琨登记的技术与特长是“配方和药材”。傅玉琨的妻子杨桂英25岁，参加万生药号劳动。此外，儿子傅维昌，在本市金碧小学高小读书。

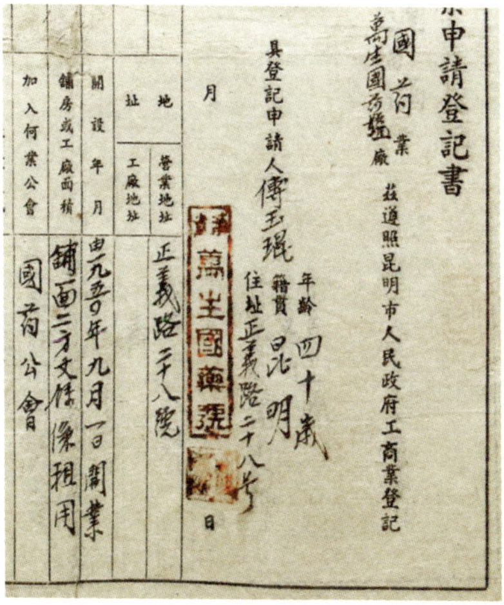
申請登記書
萬生國药號 國药 業 廠
茲遵照昆明市人民政府工商業登記
具登記申請人傅玉琨 年齡 四十歲 籍貫 昆明 住址正義路二十八号
月 日
地址 營業地址 正義路二十八號 工廠地址
開設年月 由一九五〇年九月一日開業
鋪房或工廠面積 鋪面二方丈 係租用
加入何業公會 國药公會

1950年万生药号登记书局部（昆明市档案馆藏）

万生药号的简历为：“万生药号的资金来源于傅玉琨1947年在本市金碧路云南大药房当帮工，至1950年，得酬劳半开1600元，折合人民币640元所得。万生药号于1950年9月在本市正义路28–29号开业，有店员3人。后有店员王桂林1人，自愿离职。后因出租的铺面业权转移，迁往正义路580号营业时，因负债太多，资金短少，于1953年迁往东寺街210号，同万生丰记合伙经营，有店员2人同时参加。至1954年6月底分伙后，8月在本市东寺街又恢复营业，有店员1人。”傅玉琨备注：“妻子杨桂英，虽参加本企业劳动，但因企业收支不能平衡，未领取薪金及伙食。一切由负责人负责开支。”

店铺图章印文为“万生药号”（椭圆章）或“滇省万生国药号”（条章）。

在另一份档案会员一览表里，傅玉琨的个人经历、药铺情况和家庭情况，与上述一致。

79 利济药室（梁燮）

利济药室，又名“利济堂”，1955年位于青云路234号，经理为梁燮。梁燮1955年为68岁，男，云南省巍山县人，中学文化程度，汉族，出身于地主家庭。

据会员登记表，梁燮填写的个人简历为：“梁燮1894年至1905年读书。1906年至1909年，在本籍石辰生医药室学习医药业务。1910年至1950年，均从事医务工作。1951年至今（1955年）在利济药室任经理。”

“1952年至1953年7月前，（任）第三医药业学习小组长。1952年10月至1954年，任第二届各族各界人民代表会议工商界代表。1953年8月，（任）昆明市工商联合会第二区分会特邀会员代表。1953年至1954年，任工商纳税组第七大组第二组组长。1954年12月至现在（1955年），（任）昆明市第二区第二中心大组第三专责大组第五小组副小组长。1953年至现在（1955年）任第二区

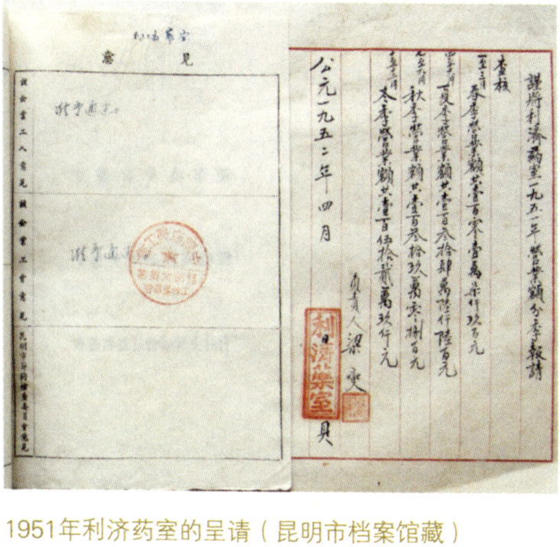

謹將利濟藥室一九五一年營業額分季報請
查核
春季營業額共壹百零壹萬柒仟玖百元
夏季營業額共壹百叁拾肆萬陆仟陆百元
秋季營業額共壹百叁拾玖萬零捌百元
冬季營業額共壹百伍拾貳萬玖仟元
負責人梁燮
利濟藥室
公元一九五二年四月　具

1951年利济药室的呈请（昆明市档案馆藏）

药业第二大组副大组长。”

梁燮登记的技术与特长是“擅长中医内科”。

药铺的成员还有6人：“梁燮的妻子范玉如1955年为65岁，在本店参加劳动。云南省巍山县人，小学文化程度，出身于商业家庭。范玉如填写的个人简历为：“1897年至1907年读书。1912年与梁燮结婚，至1950年均在家庭工作。1951年到现在（1955年）参加利济药室劳动。”此外，利济药室的其他家庭人员为：“梁燮的儿子梁景燮，在云南省工程处从事建筑工作。儿媳何锦芳，参加家庭劳动。儿子梁景汉和儿媳万淑清，在本籍任中心小学教员。孙女梁惠芳，在昆明市湖滨小学读书。”

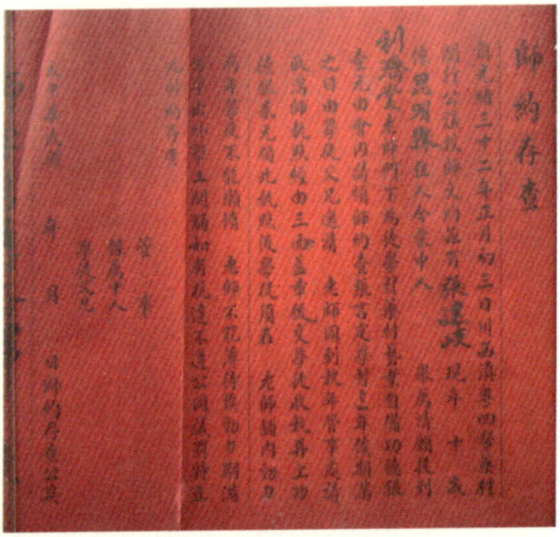
師約存查

利济堂的收徒师约（昆明市档案馆藏）

利济药室的简历为：“利济药室从1951年1月开业，至现在（1955年）照常经营，无变更情况。利济药室资本重估时为187元。”

利济药室，1955年的固定资金为124元，流动资金为125元，1954年全年营业额为636.55元，1955年1月至11月营业额为620.71元。

80 天德国药号（杨映波）

天德国药号，铺址在大观路21号，经理为杨映波。杨映波1955年为35岁，男，云南省昆明市小街子村人，初中文化，汉族，出身于贫农家庭。

天德国药号，1955年的固定资金为28.5元，流动资金为387.5元。股东人数为2人，均参加药铺工作。1954年全年营业额为4519.2元，1955年1月至11月营业额为3222.84元。

据会员登记表，杨映波填写的个人简历为：“1927年至1931年，在小街子光玉小学上小学。1931年7月至1933年6月，在昆明市中乡第一高等小学上学。1933年7月，在昆明市立第三

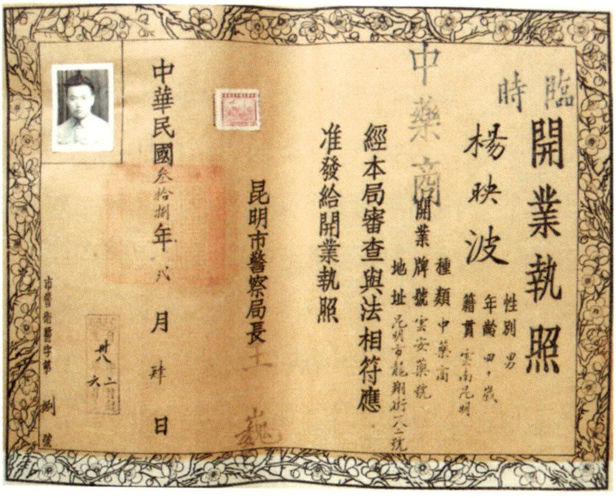

臨時開業執照
楊映波 性別 男 年齡 四十歲 籍貫 雲南昆明
種類 中藥商 開業牌號 寶安藥號 地址 昆明市龍翔街一八二號
經本局審查與法相符應
准發給開業執照
昆明市警察局長
中華民國叁拾捌年六月 日

1949年杨映波的开业执照（昆明市档案馆藏）

中学上学，当年失学。1934年1月，在昆明市小西门外庆丰街仲和堂当学徒3年，（学徒满后）继续在至1939年5月止。1939年6月，在玉六堂任店员，至当年底止。1940年1月，在寅生堂任店员，至1941年止。1942年1月，在宏济堂任店员，至1944年5月止。1944年6月，在大安集生药号任店员，至1946年止。1947年1月，在云南大药房任店员，至当年6月止。1947年7月，在大西门外龙翔街，开设云安药号，至1951年5月止。1951年5月21日，同施鸿仁合伙，开设天德国药号至今（1955年）。”

杨映波未登记他的技术与特长。杨映波的家庭成员还有2人：“兄长杨辉40多岁，本市吉庆祥工人。妻子李美珍23岁，家庭妇女。”

天德国药号的简历为：“天德国药号系1951年5月21日开业。系二人合伙开业至今（1955年）。天德国药号现有资金每人208元，共合计416元。”

施鸿仁为天德药号的副经理。施鸿仁1955年为35岁，男，云南省玉溪北城人，初中文化程度，汉族，出身于中农家庭。

据会员登记表，施鸿仁的简历为：“1927年到1935年在玉溪北城两等学校上学。1936年2月至1938年11月，在玉溪北城方兴斋医药室当学徒。1938年11月至1939年7月，在宪兵二团当学兵。1940年2月至1942年12月，在昆明宏济堂药店当店员。1943年1月至1945年5月，在昆明永寿堂药店当店员。1945年5月至1947年10月，在昆明正康药号当店员兼助理诊务。1947年10月至1951年5月，在昆明万康药号当店员。1951年5月，同杨映波合伙，开设天德国药号至今（1955年）。其中，1954年6月至12月，在昆明中医进修学校第二期进修毕业。”

施鸿仁登记的技术与特长是“中医业务”。施鸿仁的家庭成员还有5人：“妻子杨美英36岁，（做）家务，另有9岁以下孩子4人。”

81 益康堂（吴玉元）

益康堂，又名“益康药号”，位于青云路100号，经理为吴玉元。吴玉元1955年为46岁，女，云南省昆明市青云路人，小学文化，汉族，出身于手工商业家庭。

益康堂，1955年的固定资金为538元，流动资金为55元，股东人数为2人，均参加药铺工作。1954年全年营业额为496.26元，1955年1月至11月营业额为428.44元。

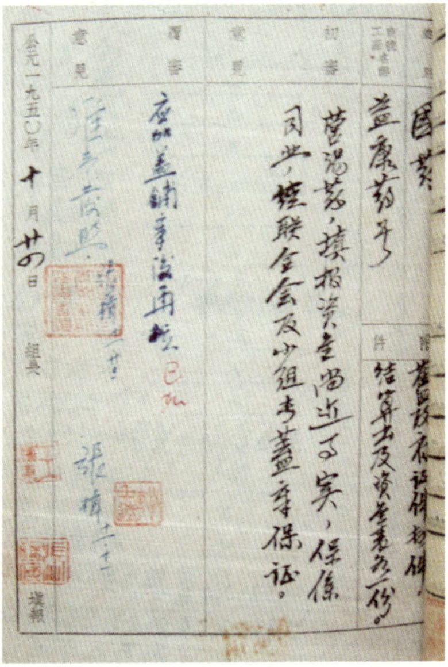

1950年益康堂登记表（昆明市档案馆藏）

据会员登记表记载：“吴玉元7岁至12岁在家读书。13岁至30岁在家工作。31岁至35岁在永寿药号学习。36岁至41岁在家工作，42岁至44岁在益康堂合伙工作。45岁在益康堂任经理，今年（1955年）46岁仍在益康堂任经理。”

吴玉元登记的技术与特长是“有做丸药及切药、炮制药等技术”。家庭成员不详。益康堂的简历为：“益康堂自1951年10月1日开业，由吴玉元、吴鸿钧和罗先荣3人合伙经营。至1954年6月1日，罗先荣因考入中医师进修学校，自愿改业，退出益康堂所有股本，脱离益康堂，一切手续已办清，并呈请准工商局另发商业登记证。曾领得1954年6月1日商字4060号登记证，由吴玉元、吴鸿钧兄妹二人合伙开设至今（1955年）。”图章印文为“益康药号”。

吴玉元的哥哥吴鸿钧，为益康堂的药剂员。吴鸿钧1955年为60岁，男，云南省昆明市青云路人，师范毕业，汉族，出身于手工业家庭。吴鸿钧填写的个人简历为：“7岁至14岁在私塾上学。15岁至17岁在乾元堂学习国药。18岁考入昆明县师范学校，毕业后即转为小学教员，工作到50岁。51岁至55岁研究中医、中药。56岁至60岁在益康堂合伙，做配药剂的工作。”

吴鸿钧登记的技术与特长是“配药剂技术”。

吴鸿钧的家庭成员有1人：“女儿吴锦文19岁，在马龙县卫生院做医务工作。”

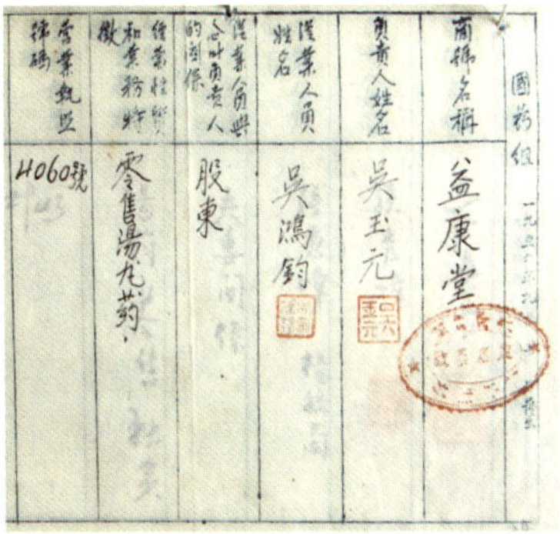

1954年益康堂呈报表（昆明市档案馆藏）

昆明市药材公司《昆明市药材公司发展概况》（1987年）附表“一九五六年昆明市中药行业私营工商业参加公私合营店铺表”所列铺址“青云路165号”，疑为后迁入的新址。

82 协和药号（赵明浦）

协和药号，全称“协和国药号”，1955年位于好生巷3号，经理为赵明浦。赵明浦1955年为50岁，男，西康省（今西藏）西昌市人，初中文化，汉族，出身于自由职业家庭。

协和药号，1955年的固定资金为477元，流动资金为7617元。股东人数为9人，分别为赵明浦、何毓青、廖熏南、熊肇英、李景松、吴传英、刘文华、马如仙和何伯灵。参加药铺工作的5人，未参加药铺工作的4人。1954年全年营业额为52473元，1955年1月至11月营业额为16682元。

据会员登记表，赵明浦记述：“本人系西康省（今西藏）西昌县人，现年50岁，生于1906年，自由职业之家。1912年至1920年读书，1921年失学，入商。在西昌信丰源号当学徒，后做店员，前后有11年，因薪金不能维持家用，于1931年脱离。1932年承友协助，组织周盛祥、刁昆贵来昆明推销山货、药材，至1940年，因意志不一脱离。1941年受新昌银行所聘，担任出纳。1944年被派到会理，设新昌银行办事处。1945年又被派到昆明，负兴昌商行责任。至1947年该行资金短绌，因银行失利，宣告结束，即脱离（银行）留在昆明，代西昌新兴商号、绰裕和、义通商号等销货，卖熟羊皮、猪鬃、药材等。至1949年各号纷纷歇业，冬季解放赋闲在家。1950年与乡友熊肇英经营药材行商。1951年组织协和药号经营。1952年6月1日开业至现在（1955年），一贯为商人，从未参加过反动党团和会道门。”

赵明浦登记的技术特长是“商业常识，商业会计原理”。原配郑锡芸，协助药铺业务。另一爱人任丽芸，在本市五区向化村向化小学教书。儿子赵权在中华中学念书。

协和药号的简历为：“协和药号于1952年6月1日开业，至1954年止，营业情况正常。每年除开支外，均有盈余。自1955年起，因（国营）公司停止配货，市上亦无货可买，药铺陷入停顿。1955年1—8月亏损1900元，至11月亏损3273元。”在另一份档案会员一览表里，赵明浦以及药号的情况，与上述会员登记表一致。

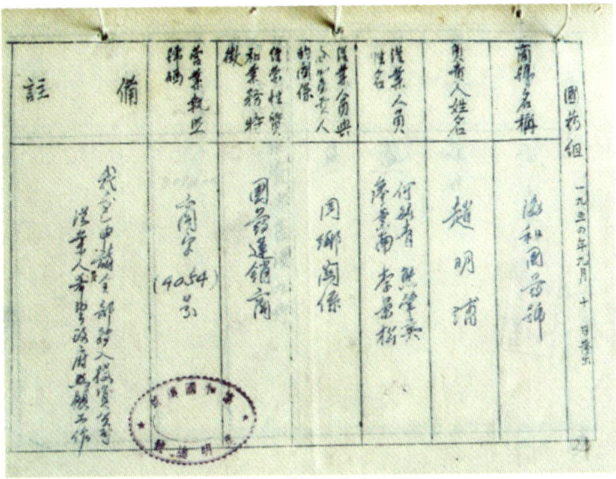

國藥組	商號名稱	負責人姓名	從業人員姓名	從業人員與負責人的關係	經營性質和業務特徵	營業執照號碼	備註
	協和國藥舖	趙明浦	[illegible]	同鄉關係	國藥運銷商	商字(4054)号	[illegible]

1954年协和国药号呈报表（昆明市档案馆藏）

协和药号的副经理兼文书为何毓青。何毓青1955年为49岁，男，西康省（今西藏）西昌市人，初中文化，汉族，出身于工商业家庭。据会员登记表，何毓青记述：“我是西康（今西藏）西昌人，生于1905年，现在49岁。1912年至1913年在西昌，一直读私学，1924年辍学。1925年至1929年，在西昌帮永盛祥土布店，初当学徒，后任文书。1930年永盛祥股东因意见不合改组，我遂失业。1931年至1932年，在咸亨纺丝厂任营业员。1933年至1934年，咸亨派我到昆明推销纺丝。后因亏损歇业。1935年我即转回西昌办理手续。1936年至1943年跑行商，往返于昆明与西昌，做山货、药材。1944年在家赋闲。1945年至1947年做行商，往返于成都与西昌，做土布生意。1948年至1956年，帮德利商号在昆明销售山货、药材。1951年，因德利营业停顿，我在昆明与友人合伙做柴、炭生意，不久后停业。1952年与赵明浦等合伙开协和国药号，我任副经理兼文书到现在（1955年）。”

何毓青的家庭成员有4名：“爱人朱恒璋，在昆明自己家内做家务。儿子何积厚、何积光和何积聪24岁，均在上学念书。”

协和药号的营业员为熊肇英。据会员登记表，熊肇英记述：“我是西康省（今西藏）西昌县人，生于1918年。6岁就读私塾，12岁转考县立中学校毕业。1936年到喻义亨商号当学徒，被派驻昆明年余，返里担任账务助理员及营业员等职。1944年该号歇业，后经朋友介绍，到裕通商号供职，担任住昆购销员，历6年之久。1949年秋，裕通商号总经理病故，即全部外庄人员就地遣散。1950年初，与朋友合伙做行商，贩运药材。1951年组织协和国药号，我一直担任营业职务到现在（1955年）。”

熊肇英登记的技术与特长是“能认识整理大宗出口药材及山货皮张”。家庭成员8人：“母亲熊花氏，妻子吴传淑，妹妹熊毓华、熊毓瑾，弟弟熊毓圣、熊毓营，儿子熊钟惠、熊钟麟，在家做家务或上学。”

协和药号的出纳是廖熏南。据会员登记表，廖熏南记述：“本人系西康省（今西藏）西昌人，汉族，生于1908年，家庭系教育工作者。1915年入校读书，1928年毕业于当地师范学校，1929年做小学教师。1930年经亲友介绍，入当地同昌祥商号，学管信账即会计。前后共5年。1936年出同记，与乡友合伙，经营聚康百货店。1937年即分伙自营，因不善经营，亏损歇业。1938年又在小学当教员。1939年经朋友介绍，入和成银行当职员，任营业员与出纳之职，前后共12年。1950年被遣散，又与乡友合组义和商号。1951年被派来昆明，推销西昌土产熟羊皮。因同乡赵明浦等组织协和药号，被邀任出纳。1953年西昌义和商号停止运销业务，本人即留在昆明，专职于协和药号。”

廖熏南登记的技术特长是“商业会计常识”。廖熏南的家庭成员有父亲廖荣甫、爱人张敏、儿子廖嘉栋、女儿廖嘉华和儿子廖嘉柱。廖熏南补充：“协和药号登记资金为11800元，减1955年1月至11月亏损3273.595元，减股东借支1807.57元，现在实有资金为人民币6724.835元。”

协和药号的会计为李景松。李景松记述：“我为西康省西昌县什字街人，现年（1955年）42岁，1919年6岁入初级小学读书，1923年进高级小学，1926年入旧制中学，于1929年毕业。1930年补习文学1年。1931年至1940年，在西昌进顺纺丝工厂当学徒及职员。自1941年转入西昌新兴百货商店任会计。1944年至1948年，兼任西昌建宁电影院总务及业务职务。1948年新兴派赴成都采购原料，即辞去电影院职务。1950年解放后派来昆明销售新兴丝厂存丝。西昌新兴丝厂于1952年奉准停业，结束手续，我仍留昆明。1952年至1953年间，在昆明大众会计学校及复照会计学校学习会计。1953年底结清新兴在昆明的手续。1954年2月起至现在（1955年）任协和国药号会计职务。”李景松的家庭成员有5人：“母亲李刘氏、妻子余芳珍、女儿李文惠、儿子李文翔、女儿李文淑。”

83 德泰药号（李春江）

德泰药号，1955年位于柿花巷1号，铺主为李春江。李春江1955年为60岁，男，河北省安国县马固村人，私学文化程度，汉族，出身于中农家庭。

据会员登记表，李春江填写的个人简历为："1903年至1910年，在家乡读私学。1910年至1926年，在家乡义盛号中药材批发店，当学徒。1926年至1927年，帮颐春堂药庄，往黑龙江省收购黄芪。1927年至1929年，因先父在吉林省敦化县帮香店管账病故，即前往起运灵柩。1929年至1933年，在家务农，因对农业生产不熟悉，而造成家庭环境不好。1933年至1935年，在安国县永远长药庄。1935年至1939年，调昆明永远长药庄，当中于1937年回家补账，去了半年，分得劳力费1000元，即转为资本。1939年脱离永远长药庄时分得资金，在昆明组织合资经营药材、运销业务，招牌为云兴药庄。至1941年因股东损减，改组为云泰药庄，至1949年亦因股东损减，又改组为德泰药号（行商），一直至1953年（以上均为负责人）。1953年至1955年，行商转座商，即成立德泰药号。"

李春江登记的技术与特长是"熟悉中药材"。药铺成员还有8人："妻子王凤珍43岁，做家务。儿子李进田26岁，是丽江市税务局干部。儿媳李丽屏24岁，做家务，是华山西路居民委员会妇女代表。儿子李玉田18岁，是有色金属局建筑公司干部。还有3岁至11岁孩子3人。”李春江1953年投入德泰药号4700元。

德泰药号，1955年的固定资金为553.44元（11月底），流动资金为11283.8932元（11月底），有职工1人，为店员。股东人数为9人，参加药铺工作的5人（李春江任经理，徐庭芳任业务，萧鸿钧任会计，李玉清任出纳，周炳荣任业务），未参加药铺工作的4人（张克仲、赵又仪、陈绍经、吴系珍）。1954年全年营业额为51408.61元，收益款913.18元，1955年1月至11月营业额为15912.72元，收益款324.64元。

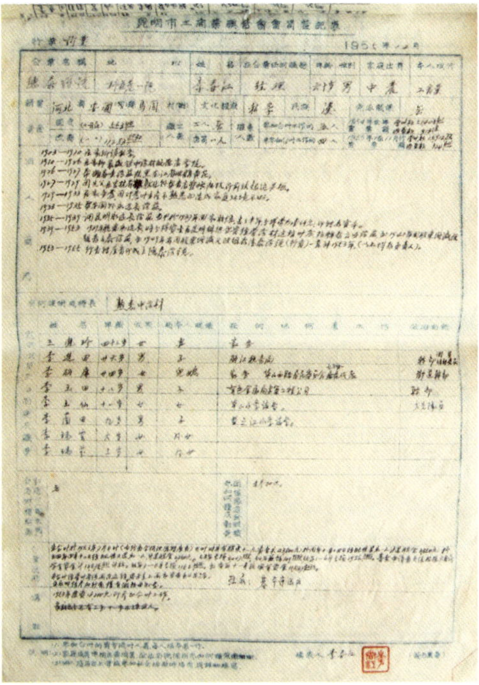

1955年德泰药号会员登记表（昆明市档案馆藏）

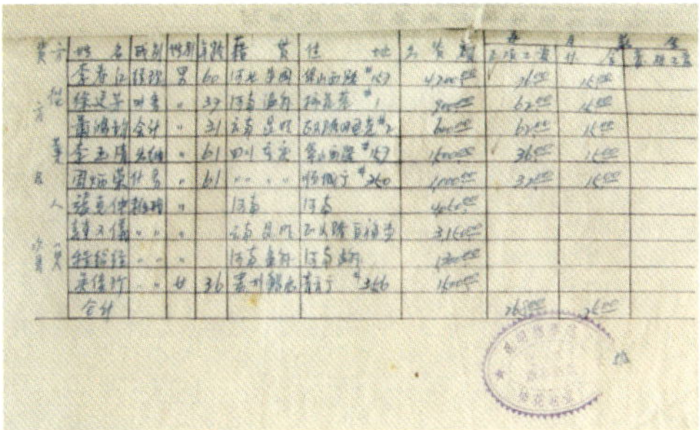

1955年德泰药号资方及资方从业人员表（昆明市档案馆藏）

德泰药号的简历为：“德泰药号于1953年7月开业（由行商合并改组，转座商）。开业时共有股东11人，资金共23800元，于同年10月14日经批准退出1人，退股金3350元。于1954年4月28日，经批准又退出1人，计股金2250元。1953年亏损3447.399元。1954年盈余109元。1955年1月至6月亏损1986元。普查申请变更，系根据6月底的经营状况。本企业经营业务：国药运销。”德泰药号无工人，有店员1人。

德泰药号的出纳为李玉清。李玉清1955年为61岁，男，四川省重庆市龙凤场村人，私学文化程度，汉族，出身于贫农家庭。

据会员登记表，李玉清填写的个人简历为：“1906年至1912年，在家乡读私塾。1912年至1916年，在家乡务农。1916年至1927年，在宜宾当学徒3年，后被调到昆明元兴药号。1927年至1928年，回家务农。1928年至1929年，在昆明帮万和祥药号。1929年至1951年，在德生药行工作，任账务、营业、出纳。1951年至1953年，因德生药行停业即赋闲。仅在行商德泰投资，未任职。1953年至1955年，在德泰药号任出纳。”家庭成员还有5人：“妻子刘琼仙46岁，做家务。兄李汉卿70岁，闲居。儿子李祥荣26岁，是昆明市第四区人民委员会干部。儿子李祥华22岁，是易门专卖公司干部。女儿李凤英16岁，做家务。”李玉清1953年投资1500元进入德泰药号，并参加企业工作。

德泰药号的采购员为徐庭芳。徐庭芳1955年为37岁，男，河南省温县树楼村人，文化程度私学6年，汉族，出身于富农家庭。

据会员登记表，徐庭芳填写的个人简历为：“1927年至1933年，在家读私学。1933年至1937年，在南阳府瑞丰祥布店当学徒。1937年至1938年，在明港长兴隆布店当店员。1938年至1942年，在灵宝县沙河店、驻马店等地做流动摊贩生意，卖百货土产。1942年至1943年，流动摊贩本钱亏完后，又在灵宝县刘记成衣店，当了3个月记账员，后到北阳县同义公铺货庄，当店员。1943年至1953年，由张克仲介绍，在昆明云兴药庄（行商）当店员，负责在宝鸡一带采购药材。至1941年，改组为云泰药号，至1949年改组德泰药号（行商）时，分得劳力（费）即转为资本，仍然负责在郑州一带采购药材。1953年至1955年，还是在德泰药号工作。”徐庭芳1953年投资990元到德泰药号，并参加本号工作。

德泰药号的会计为萧鸿钧。萧鸿钧1955年为31岁，男，云南省昆明市正义路人，初中文化程度，汉族，出身于工商业家庭。

据会员登记表，萧鸿钧填写的个人简历为：“1931年至1942年，读私学，继转入市立五校，小学毕业后，在私立护国中学读了1年多，即失学。就在青年会补习学校，学簿记、会计。1942年至1943年，任中缅运输局账务科办事员及车辆管制所会计佐理员，因病遣散，后在万寿堂药店当店员。1943年至1944年，在云南省政府田赋管理处第一科第三股任收发，未及半年被辞退。后在武成路开布店，改组为药铺。1944年9月至1945年12月，任昆明邮电检查所少尉、邮件检查员。1945年至1946年，任云南省企业局物资运输处车务组组员。1946年至1951年，在德生药行，学习药材业务，至1950年任经理（1951年8月停业）。1951年至1952年，德生药行停业后，在新利达药号（行商）做账。1953年至1955年，在德泰药号任会计。1950年参加原第二区第五街支会工作，任过居民小组长、街支会干事、总务组长、调解委员。1951年参加工商界第一次青代会，当选昆明市工商界青年委员会筹备委员会委员。现任药业公会第一大组第四小组组长。”萧鸿钧1953年投资600元进入德泰药号，并参加药号的工作。

德泰药号的炊事员、外务人员为周炳荣。周炳荣1955年为61岁，男，四川省重庆市白市驿村人，私学文化程度，汉族，出身于贫农家庭。

据会员登记表，周炳荣填写的个人简历为："1901年至1904年，在家乡读私塾。1904年至1915年，在家乡务农及当长工。1918年至1920年，除帮人挑土外，在四川及贵州间做生意。1920年至1951年，帮人挑药材到昆明，从此未回过家乡，继续帮人挑土，外至榕华贩卖。同年（1920年）9月，回昆明即在德生药行，做炊事等外务工作。1951年至1953年，在行商德泰、新利达做外务。1953年至1955年，在德泰药号工作。" 周炳荣登记的技术与特长是"炊事、打包"。1953年周炳荣投资1000元进入德泰药号，并参加该号工作。

84 鸿生号（卢鸿慈）

鸿生号，1955年位于庆云街福庆巷2号，经理为卢鸿慈。卢鸿慈1955年为32岁，男，广东省三水市良岗头村人，相当于高小文化程度，汉族，出身于小商业家庭。

据会员登记表，卢鸿慈填写的个人简历为："出生于1923年7月23日。1929年，在家乡私塾开蒙。1930年，随母到越南念初小，至1933年因父生意失败，即返家乡继续念私塾。1935年失学后，即到澳门当学徒。至1938年5月，由澳门来昆明，在正义路裕安饼家当学徒，至1945年回家一转，返回昆明，仍在裕安饼家工作。1946年8月，离开裕安饼家到建水县第三区专员公署当庶务员。至1948年2月返回昆明，仍寄居裕安，于同年10月与友合伙开设远方百货店，任经理。至1950年6月底结束，即做行商。至1953年7月，转座商，即现在的鸿生号，任经理，至现在（1955年）。"

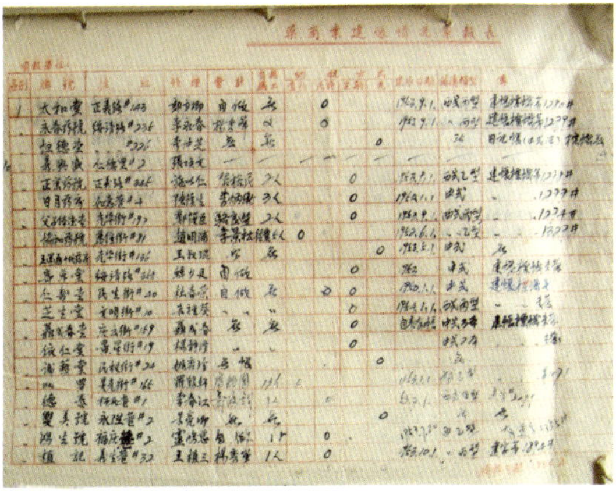

1954年药商业建账表中的鸿生号（昆明市档案馆藏）

卢鸿慈登记的技术与特长是“制作饼干”。药铺成员还有1人：“妻子王凤麟26岁，做家务。”另外，侄女刘桂云15岁，念书（少先队员）。鸿生号的简历为：“鸿生号自1953年7月开业，经营国药运销、批发。1953年至1954年多系外销。”

鸿生号，1955年的固定资金为60元，流动资金为6385.71元。有职工1人，为店员。股东人数为6人，其中参加药铺工作的1人，未参加药铺工作的5人。1954年全年营业额为33933.47元，1955年1月至11月营业额为17640.67元。

卢鸿慈备注：“鸿生号原登记资本10750元，普查申请实有资本6445.71元，截至8月底，实有资本包括公债2000元在内。”印戳的文字为“鸿生号，庆云街福庆巷二号”。

在另一卷档案会员一览表里，卢鸿慈的个人简历、药铺成员，与上述会员登记表一致。此外，还记载鸿生号简历：“鸿生号于1953年7月开业。由行商改组合并为座商。开业时共有股东11人，资金23800元。于同年11月11日经批准退股1人，计退股金3350元。1954年4月28日经批准退股1人，计退股金2250元，实有资金11837元。”表中评价：“卢鸿慈思想进步，较有体会。基本上能做到爱国、守法，税收、公债都按期完成任务。适宜做运销业务。对企业很负责任。先拟定计划，经公司批准后，再向外地去采购货物。”

85 回春堂（张永昌）

回春堂，1955年位于金碧路371号，铺主为张永昌。张永昌1955年36岁，男，广东省开平人，小学文化程度，汉族，出身于贫农家庭。

据会员登记表，张永昌填写的个人简历：“由9岁读书，至12岁出门当学徒，至18岁。来云南昆明又当学徒至21岁。后到蒙自当店员11年。到32岁来昆明回春堂当店员1年，至33岁。任回春堂股东1年，至34岁。即1953年9月，回春堂并归我独资经营至今（1955年）2年。另参加居民委员会，为治安委员。”

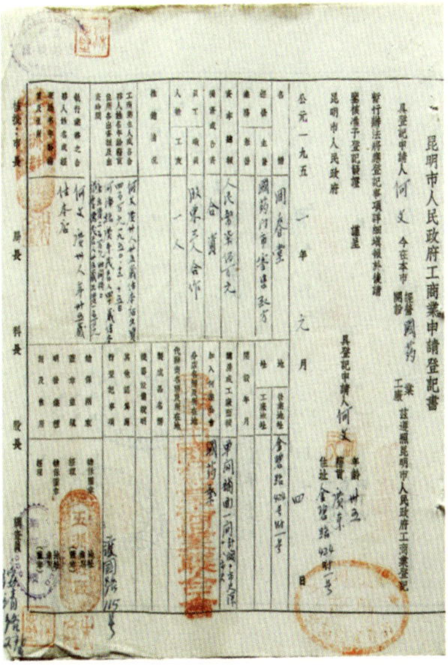
昆明市人民政府工商業申請登記書

1951年回春堂登记书（昆明市档案馆藏）

张永昌登记的技术与特长是“专门加工各种咀片”。药铺成员还有1人：“妻子张萝兰29岁，在本店工作。”

回春堂的简历为：“回春堂于1953年9月间开业。（张永昌）本人原是旧回春堂的店员。因（抵张永昌）工资，即约并，归张永昌独资经营。”图章印文为“昆明回春堂张记”。

回春堂，1955年的固定资产为5.5元，公债125元，流动资金118.2元。1954年全年营业额为47028.8元（旧币），1955年1月至11月营业额为3414.31元。

86 万生丰记（潘克勤）

万生丰记，全称“万生丰记国药号”，简称“万生药号”，铺址在东寺街210号，负责人为潘克勤。潘克勤1955年为65岁，男，云南省昭通人，高小文化，汉族，出身于富农家庭。

万生丰记，1955年的固定资金为411.1641元，流动资金为762元，有职工1人，为店员。股东人数为5人，其中参加药铺工作的2人，未参加药铺工作的3人。1954年全年营业额8月15日至12月为2350.33元，1955年1月至11月营业额为4993.59元。原表备注：“1955年实有资产量是根据两期损益人所折算之数计算出来的，现在结算同时包括公债320元在内。”

据会员登记表，昆明市药商业同业公会的职员记述：“潘克勤1953年由丰记米店转业，同万生药号的傅玉琨合伙经营。在1954年7月和万生药号分伙后，在1954年8月15日，本号（万生丰记）经工商行政部门批准，独自营业。”万生丰记有兼职会计1人杨文湜。

另一份会员一览表里，公会职员记述：“潘克勤，文化程度高小。丰记米店经理，本企业经理。有店员1人。1953年由丰记米店转入国药业，与傅玉琨合伙。1954年7月分伙，独自经营。对政府政策法令有抵触，因违反卫生法规，改造两年，现（1955年）尚在改造中。企业由其子潘增德管理。潘增德负责前柜，潘克勤的弟弟潘光斗负责后柜。”

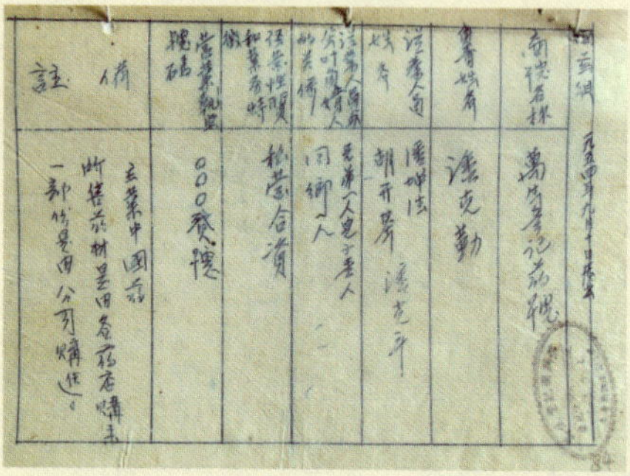

1954年万生丰记国药号呈报表（昆明市档案馆藏）

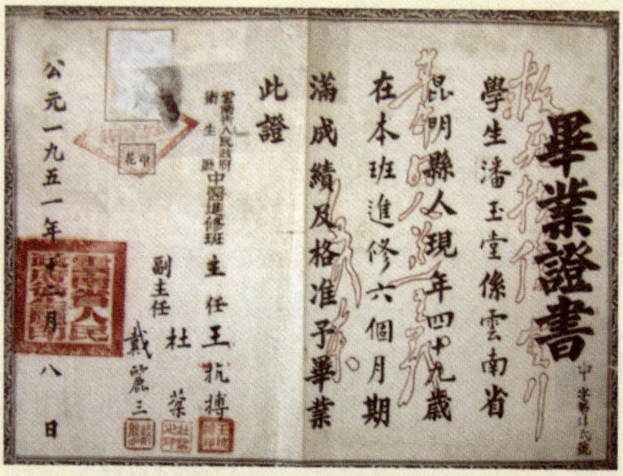

畢業證書

學生潘玉堂係雲南省昆明縣人現年四十九歲在本班進修六個月期滿成績及格准予畢業

此證

主任 王抗搏

副主任 杜棻

公元一九五一年 月 八 日

潘玉堂的毕业证书（昆明市档案馆藏）

潘光斗1955年为40岁，云南省昭通市人，旧学文化程度，出身于工商业兼地主家庭。

据会员登记表，潘光斗记述："我七八岁就开始读书，到18岁后经商，是做行商，山货、药材生意。是工商业兼地主。到解放后，1952年土改运动开展，停业，到农村去办减退手续。同年4月21日响应政府号召，要我由农村转行业，继续发展工商业。"五反"运动后，经各种运动学习，得到领导指示，仍做山货药材生意。到1953年4月，划分行业，划入药材业，登记资金，万生丰记开始营业。因资金短少，无法营业，才由行业申请暂时歇业，来昆明找我兄潘克勤帮助筹措资金。后来经上级批准，领导指示许可，我才到昆明。因潘克勤与傅玉琨合伙开万生丰记药号，叫我就在药号里从事净选、碾药、切药等内务工作。每月零用，由潘克勤私人垫给我一两元。直到1954年6月底与傅玉琨分伙。后来，正式负责万生丰记的内勤工作，直到现在（1955年）。"

附录　其他药铺

1 诚艺堂（姚秀珍）

诚艺堂，1955年位于昆明市民权街24号，负责人为姚秀珍。姚秀珍1955年为68岁，女，云南省昆明市民权街人，初小文化，汉族，出身于小商业家庭。

诚艺堂，1955年的固定资金为原登记1203元，现值暂估为770元，流动资金为30元。股东人数为7人，其中参加药铺工作的2人，未参加药铺工作的5人。1954年全年营业额为768.15元，1955年1月至11月营业额为813.35元。

据会员登记表，姚秀珍填写的个人简历为："1905年结婚后做家务，至1932年承继本药室，经营药业兼家务。"

姚秀珍登记的技术与特长是"能配制两种成药：黑药苏风丸、红药镇惊丹"，这两种成药与中药成药登记底册（1953年）记载的一致。

姚秀珍填写的诚艺堂简历为："本药室自开业[1]至今（1955年）已三百余年。开业时是小户，至今仍是小户。"

参加诚艺堂药铺的家庭成员还有1人："女儿何淑静27岁，中苏友协俄文夜校义务俄文辅导员，参加诚艺堂工作。"此外，儿子何其智34岁，在本市第三区前卫小学当教师。儿子何

① 据此推算，诚艺堂开业时间，大致为清顺治十二年（1655年）之前。

其昌22岁，曾在军区司令部及思茅公安大队部工作，现在西南俄专学习。儿子何其宝44岁，在二区摊贩业工作。儿子何其敏40岁，失业。

姚秀珍女儿何淑静，为药铺的从业人员。何淑静1955年为27岁，女，云南省昆明市人，高中文化，汉族，出身于小商业家庭。

据会员登记表，何淑静填写的个人简历为："1933年上初小一年级。1938年小学毕业，进入初中。1941年高中一年级下学期修业。1943年结婚后做家务。1951年会计班毕业。1955年前进业余学校成本会计班毕业。1954年8月，青年会补习学校统计班及工业统计班毕业。1954年5月，中苏友协俄文夜校毕业。1954年10月，担任中苏友协俄文夜校义务俄文辅导员。1954年底离婚后，兼任家庭教师及在本企业诚艺堂从事劳动，维持4人生活。"

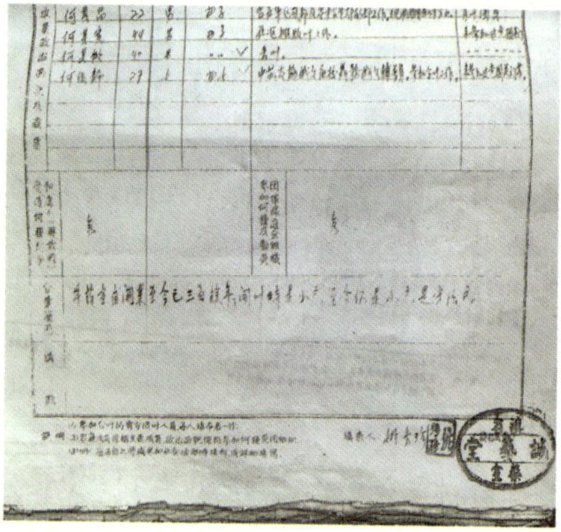

1955年诚艺堂登记表与图章（昆明市档案馆藏）

何淑静登记的技术与特长是"会计、成本会计、统计、俄文，能配制本药室的两种成药（黑药苏风丸、红药镇惊丹）"。

2 有以堂（蔡直斋、蔡春霖）

有以堂，1955年位于拓东路500号，铺主为蔡直斋及其子蔡春霖。蔡春霖1955年为34岁，男，云南省昆明市人，高小文化，汉族，出身于劳动家庭。

有以堂，1955年的固定资金为63.89元，流动资金为376.56元。1954年全年营业额为645.75元，1955年1月至11月营业额不详。无外聘工人、店员，仅家庭人员经营。

据会员登记表，蔡春霖填写的个人简历为：“初小4年，高小一年。1955年在有以堂做医务、药务工作，并在居民小组做群众工作。本人有时精神不清楚，无法填写。（属）第三区汤药小组。”

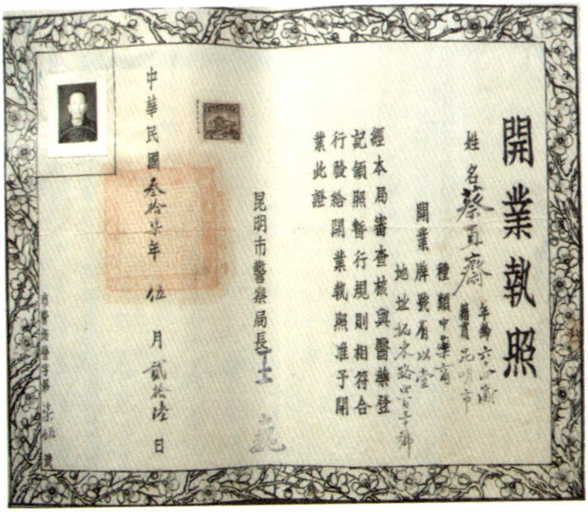

開業執照
姓名 蔡直齋
籍貫 昆明市
種類 中藥商
開業牌號 有以堂
經本局審查核與醫藥登記領照暫行規則相符合行發給開業執照准予開業此證
昆明市警察局長
中華民國叁拾柒年伍月貳拾陸日

1948年有以堂开业执照（昆明市档案馆藏）

有以堂蔡春霖登记的药铺成员还有3人：“父亲蔡直斋71岁，曾上过旧学私塾，现在（1955年）在有以堂工作，业务为制作丸、散。母亲刘淑戒67岁，现在在有以堂工作，帮铺业事务，做家务。妻子吴存莲36岁，现在（1955年）在有以堂工作，帮助卖货物，挑水。”

蔡春霖记述：“解放后，蔡春霖任药业公会第九小组组长。在催税方面，起过数次带头作用。每一次缴纳税金，每户同业（店铺）都很一致。集体入库，都是自己去跑，户户经过，并未发生过失。”

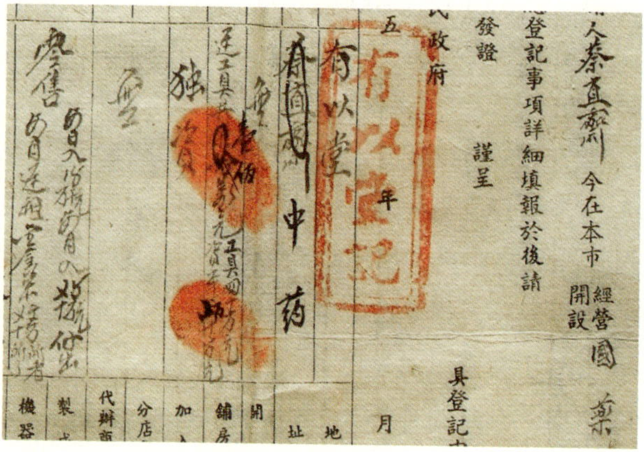
人秦直齋 今在本市 經營 開設 國藥
登記事項詳細填報於後請
發證 謹呈
政府
五 年 月
有以堂記
有以堂
中药
具登記

1950年有以堂印记（昆明市档案馆藏）

3 生华堂姚得彪老药室（姚永泉）

生华堂姚得彪老药室，1955年位于书林街32号，经理为姚永泉。姚永泉1955年为38岁，男，云南省昆明市书林街人，中学文化，汉族，出身于小资产家庭，本人为外科医生。

生华堂姚得彪老药室，1955年的固定资金为440元，流动资金为55元。股东人数为7人，其中参加药铺工作的3人，未参加药铺工作的4人。1954年全年营业额为4234.91元，1955年1月至11月营业额为2794.8元。

据会员登记表，姚永泉填写的个人简历为：“自幼读第一模范小学，毕业后入红山中学读书，读了1年后就停学。在家学习业务（跌打、风湿、外科等技术与医药），到分居后自己负责铺上业务。旧社会中，曾任过保长职务。”

姚永泉登记的技术与特长是“接骨、逗骨、跌打伤科”。据中药成药登记底册（1953年），生华堂制售的成药有：虎骨木瓜酒（瓶装）、跌打药酒（瓶装）、追风除湿药酒、跌打丸药和跌打万应膏。

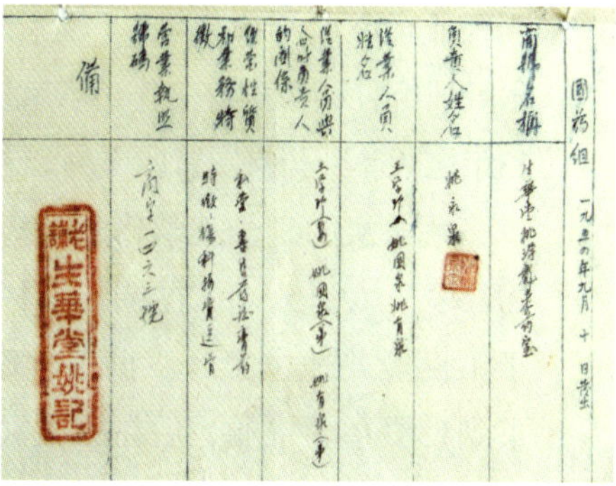

1954年生华堂姚得彪老药室呈报表（昆明市档案馆藏）

药铺成员还有2人：

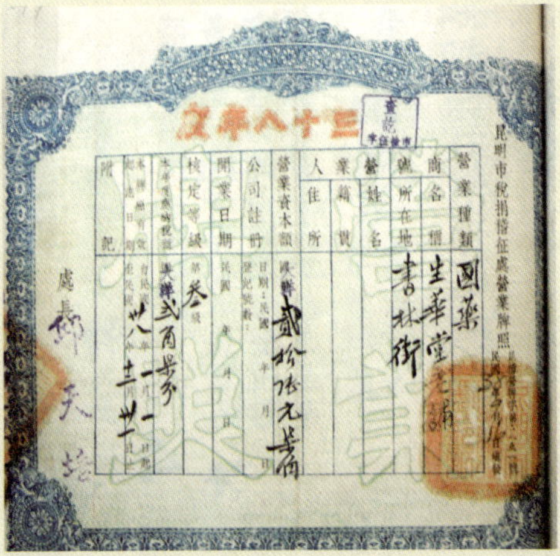

1949年生华堂老铺的纳税表（昆明市档案馆藏）

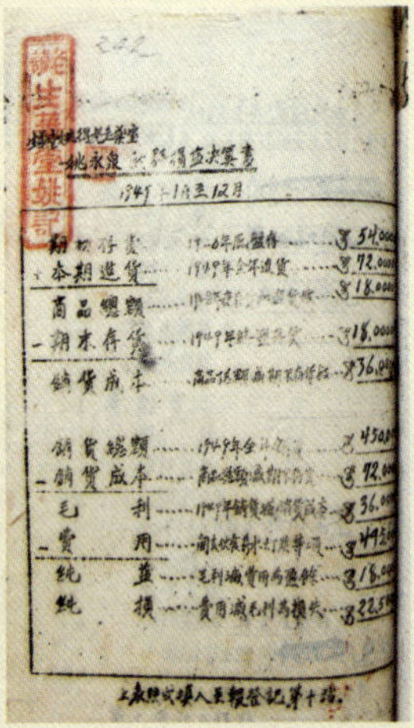

1949年生华堂姚记决算表（昆明市档案馆藏）

“妻子王学珍36岁，在铺中暂代经理职务（1955年姚永泉劳改，妻子暂代经理之职）。弟弟姚国泉1995年19岁，在铺中做勤杂事务。”

生华堂姚得彪老药室的简历为：“由先祖父（姚得彪）在昆明开业至今（1955年），（姚永泉）自己自幼随祖父，习外科医术及研究外科医药等工作。后就任铺中，负责卖药及医务，历经13年之久。”药室图章印文为“老铺，生华堂姚记”。

姚永泉的妻子王学珍，为药室的代经理人。王学珍1955年为36岁，女，云南省昆明市书林街人，小学文化，汉族，出身于工商业兼地主家庭。据王学珍填写的个人简历：“从8岁读书到13岁小学毕业，后在家做家务。15岁结婚直到现在（1955年），仍在铺中当营业员。”

4 正支生华堂（姚勋武）

正支生华堂，全称“正支生华堂大药房”，又称“生华堂正支”“正支生华堂姚德彪号”，1955年位于书林街50号，铺主为姚勋武。姚勋武1955年为66岁，男，云南省昆明市书林街人，旧学文化，汉族，出身于小资产家庭。

正支生华堂，1955年的固定资金为564.6元，流动资金为50元。1954年全年营业额为2751.66元，1955年1月至11月营业额为1977.67元。

据会员登记表，姚勋武填写的个人简历为：“光绪三十三年（1907年）上旧学，到宣统二年（1910年），再到南区模范第一小学读了5年。毕业后在家跟随父亲学医、炮制、药酒、膏药到现在（1955年），本人开业经营21年。”

姚勋武登记的技术与特长是“接骨、逗骨、伤科等症”。据中药成药登记底册（1953年），生华堂正支所制售的成药有：跌打损伤药酒、虎骨木瓜酒、万应膏药和跌打丸药。

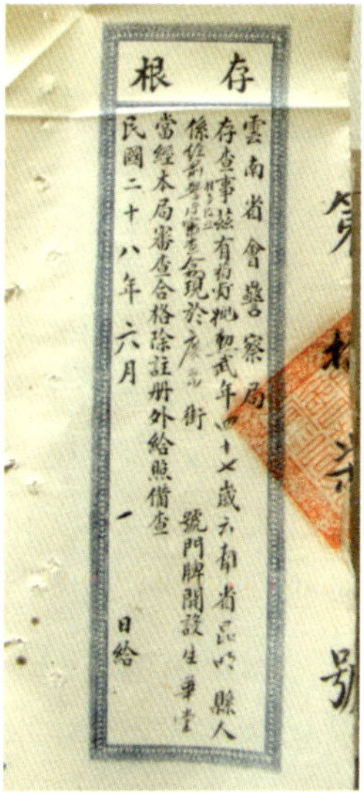

1939年生华堂注册存根
（昆明市档案馆藏）

药铺成员还有3人：“妻子张玉珍56岁，昆明市书林街50号本堂参加制药。

儿子姚正泉23岁，在本堂参加制药工作。儿媳陆桂英21岁，是本堂的从业人员。”

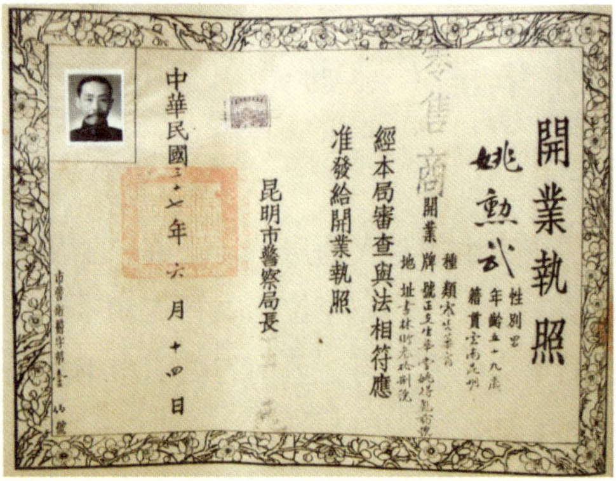
開業執照
姚勲武 性别男 年齡五十九歲 籍貫雲南昆明
經本局審查與法相符應
准發給開業執照
昆明市警察局長
中華民國三十七年六月十四日

1948年正支生华堂姚得彪药号的开业执照（昆明市档案馆藏）

姚勋武填写的正支生华堂简历为：“正支生华堂由先父姚得彪于光绪三十三年（1907年）开业。卖药酒、膏药，代医外科。民国二十六年（1937年）先父（姚得彪）逝世，由姚勋武继承家业到现在（1955年）。”图章印文为“正支生华堂大药房”。

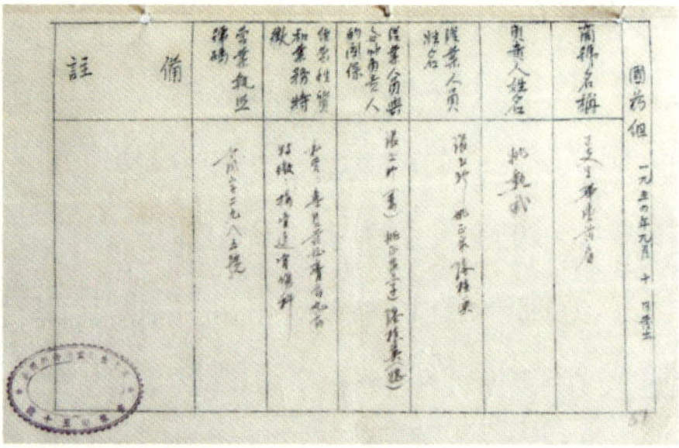

1954年正支生华堂呈报表（昆明市档案馆藏）

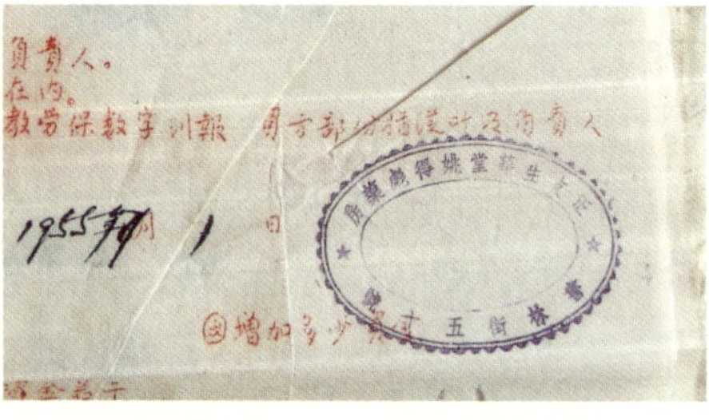

1955年正支生华堂印（昆明市档案馆藏）

姚勋武的儿子姚正泉，为药堂的从业人员。姚正泉1955年为23岁，男，云南省昆明市书林街人，中学文化，汉族，出身于小资产家庭。姚正泉填写的个人简历为：“4岁在本街书林小学幼稚园上学，毕业后11岁在护国中学上学，后转入建设中学。1951年参加本街户籍组任户籍组长，又任药业青年组小组长。1952年，教本街识字班，任教员，又任五区教研会主席。后由区人民政府调至由省文化馆及省文教局合办的第一期速成识字教员训练班受训，后在第二区办实验班，做教务组工作。因1953年参加反动会道门的集训而失业，后在富春荣宝拉二胡。富春停业，又（到）铺里照料业务，研究外科。”姚正泉登记的技术与特长是“外科、伤科和针灸”。

5 王运通（王叔锟）

王运通，全称“王运通药室”，1955年位于光华街136号，经理为王叔锟。王叔锟1955年为41岁，男，云南省昆明市光华街人，高中文化程度，汉族，出身于自由职业家庭。

王运通，1955年的固定资金为280.35元，流动资金为90元，股东人数为5人，其中参加药铺工作的2人，未参加药铺工作的3人。1954年全年营业额为345.47元，1955年1月至11月营业额为162.62元。

据会员登记表，王叔锟填写的个人简历为：“王叔锟住光华街136号。1936年，于云南省大理高级中学毕业。1937年，昆明市立医院普通医学科毕业。1938年，昆明市中医系统医学特别研究班（前中央国医馆专任教授彭子益授课）毕业。1939年，政府中医考试委员会第二届考取中医内科医师。1939年，开始执行中医业务。1953年，经昆明市中医进修学校毕业。现（1955年）任昆明市公私合营冠生园食品公司中医师。”

王叔锟登记的技术与特长是“制药配方，中医医术”。据中药成药登记底册（1953年），王运通制售的成药有：跌打风湿膏药、生肌拔毒膏。

药铺成员还有2人：“妻子段琴英35岁，协助配方。弟弟王铧，协助制药。”此外，儿子王瑞麟、女儿王瑞凤均在上学。

王叔锟登记的王运通简历为：“公元1912年开设王运通药

室，至1955年，都是在光华街136号。”这里的开设时间疑为临街铺面的开设时间。而家庭医药的时间则更早。据《昆明老街风物影像志》记载，王运通的先人为明洪武十四年（1381年）征南将军沐英的随军医官。与军医朱双美、罗开泰的先辈等人一起，落籍昆明，家庭传承医药至今。

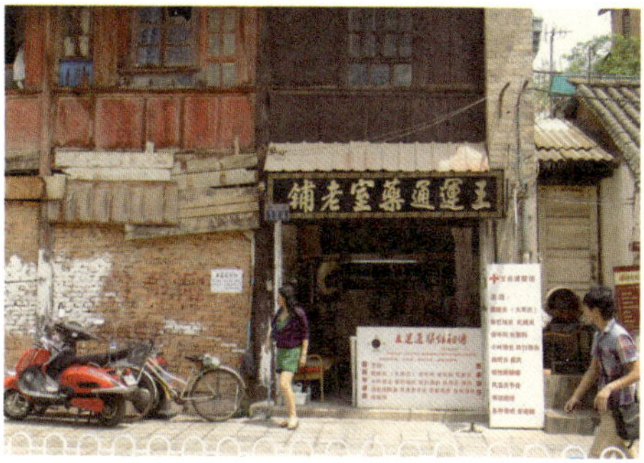

王运通药室老铺（2012年8月13日杨祝庆摄）

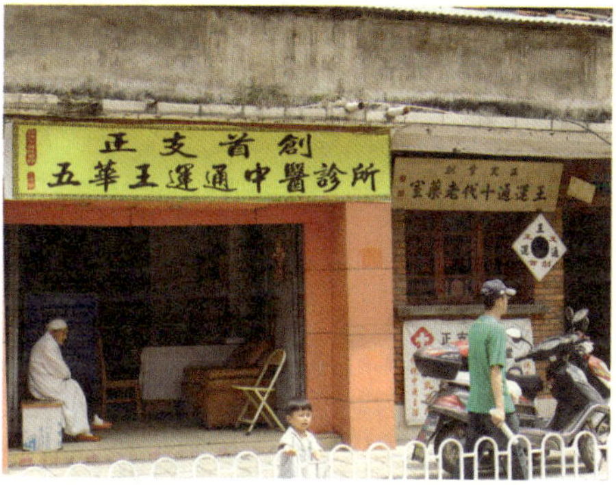

王运通药室与诊所（2012年8月13日杨祝庆摄）

王叔锟的弟弟王铧，为王运通药铺的制药配方人。王铧1955年为33岁，男，云南省昆明市光华街人，初中文化，汉族，出身于自由职业家庭。王铧填写的个人简历为：“1940年经云南省立昆华初级中学毕业。1941年在王运通药室制药工作到现在（1955年）。1952年任光华街居民委员会优抚主委。”

王铧登记的技术与特长是“制药、配方”。

6 义兴盛（张焕文）

义兴盛，又名“义兴盛药号”，1955年位于正义路601号，经理为张焕文。张焕文1955年为63岁，男，四川省宜宾市人，初中文化，汉族，出身于工商业家庭。

义兴盛，1955年的固定资金为1387元，流动资金为842.72元。股东人数为6人，其中参加药铺工作的1人，未参加药铺工作的5人。1954年全年营业额为2682.9265元，1955年1月至11月营业额为1332.52元。外聘工人、店员不详。

据会员登记表，张焕文填写的个人简历为：“资方张焕文，（1955年）63岁，原籍四川宜宾。在7岁时由父亲教读到10岁，才上旧学8年。到19时去栈房街福兴药栈，当介习生3年，后又帮工2年。后才同友人来滇，往开化帮何万泰3年，后转昆明，在泰和药材行当上街先生6年。因行顶了，自己独自营业3年半。后才同熊岐山合伙1年半。后在光华街成立张义兴盛至今（1955年）。（总计

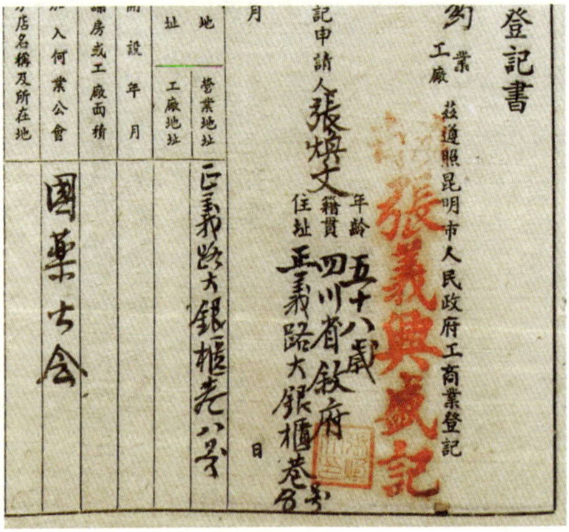
登記書
業 工廠 茲遵照昆明市人民政府工商業登記
張義興盛記
記申請人 張煥文
年齡 五十八歲
籍貫 四川省敘府
住址 正義路大銀櫃巷
月 日
營業地址 正義路大銀櫃巷八号
工廠地址
設年月
房或工廠面積
入何業公會
店名稱及所在地

1950年义兴盛登记表局部（昆明市档案馆藏）

有）26年，一概都是营业中药材。”

张焕文登记的技术与特长是“写算交易、辨认货物、小型加工”。

义兴盛药铺的成员还有1人：“张焕文的妻子刘素贞52岁，协助铺务，（兼做）家务。”此外，女儿张家馨23岁，在东川矿务局工作。孩子张家福、张家祯、张家祐、张家桂，均在上学。

张焕文登记的义兴盛简历为：“本号开业于1929年，在昆明市光华街沙朗巷侧边，开设张义兴盛中药号。5年（后），迁至万钟街。2年后，又迁至市马口四通巷8号，（持续）5年。因日军轰炸昆明而疏散在七甲1年。后又在严家村2年。抗战胜利后迁回昆明市大银柜巷7年。1952年迁至端仕街仁德里2号1年。1954年又迁回正义路601号。先后经营了26年。”

7 王子荣药房（王子荣）

王子荣药房，1955年位于昆明市光华街201号，经理兼制药人为王子荣。王子荣1955年为52岁，男，云南省江川金家庄人，中学文化，汉族，出身于地主家庭。

王子荣药房1955年的固定资金为1925元，流动资金为717元（公债在内）。1954年全年营业额为9623元，1955年1月至11月全年营业额为5474.715元。股东人数、职工人数不详。

据会员登记表，王子荣填写的个人简历为："我生于1903年，云南省江川县人。六七岁时在家放牛马，割柴草。12岁入初等小学读书，放假期间随父亲种田地，打杂。16岁入高等小学，19岁考入云南省立第一中学。21岁前云南唐联帅（唐继尧）征兵，我家被征兵1人，我有兄弟5人，我为长，被派服兵役。出伐贵州、广西、广东，北伐至江西，在第三军教导团（现朱德副主席）任团长部下。于1927年7月31日在南昌起义，8月1日改编为工农红

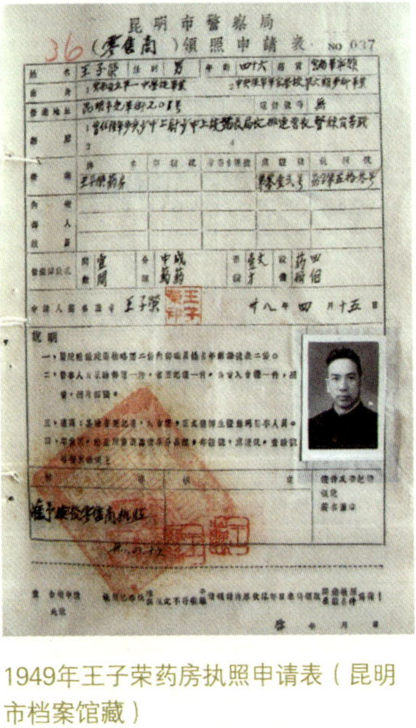

昆明市警察局
领照申请表 NO 037
王子荣
男
王子荣药房

1949年王子荣药房执照申请表（昆明市档案馆藏）

军。8月3日由广东出发，我因病很重，跟不上队，出发二三十里就落伍，我就回家随祖父、父亲学习医药。1930年来昆明开设王子荣药房，于木行街制售药酒、膏、丹。呈请化验注册发照，1932年批准发照，正式营业，并医外科。于1941年搬迁至光华街201号，继续营业至今（1955年）。”

王子荣登记的技术与特长是“制药酒、膏、丹，并医外科”。据中药成药登记底册（1953年），王子荣药房所制成药有无敌酒、无敌丹、止咳丹和无敌药膏。

药房的成员还有1人：“王子荣的妻子萧秀珍42岁，为药房的从业人员，负责营业兼制药。”萧秀珍1955年为42岁，女，云南省昆明市人，初中文化，汉族，出身于平民家庭。萧秀珍填写的个人简历为：“生于1913年，8岁入小学读书，13岁入高小。毕业后因家境贫困，没有继续升学，（后）在家做家务。18岁结婚，就随丈夫王子荣招呼家务，以及药房营业、制药，至现在（1995年）。”

萧秀珍登记的技术与特长是“营业兼制药酒、膏、丹”。

王子荣登记的王子荣药房简历为：“我房于1930年开设在木行街，经呈请化验注册发照，手续于1932年1月正式批准，发照营业。制售药并医外科。至1941年搬迁至光华街201号，就只售卖药，没有医外科了。系自产自销，独立手工业劳动者。”

王子荣的家庭成员还有：“王子荣的儿子王昌，在会泽（县）娜姑区水力发电第三勘探队工作。儿子王昭岁，在西双版纳傣族自治州勐混西四小学教书。女儿王美昆，在昆明铁路局机务科工作。儿子王明、王昆，均在上学。”

8 云南公生大药房（曾泽生）

云南公生大药房，1955年位于昆明民权街47号，经理为曾泽生。曾泽生（与滇军将领曾泽生同名）1955年为62岁，男，云南省昆明市人，大学文化程度，汉族，出身于工商业家庭。

据会员登记表：“曾泽生幼年自7岁起在私塾读书，并习中医药学。1911年，考入云南政法学校政治经济科，1914年毕业。1918年充寻甸厘员，1920年卸任。1922年充永昌厘员，1923年卸任。后经营房地产生意。1932年，开设公生药房到现在（1955年）。”

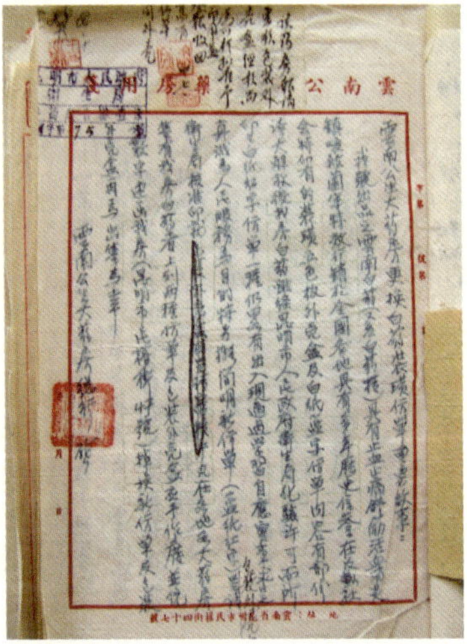

1953年云南公生大药房呈函（昆明市档案馆藏）

曾泽生登记的技术与特长是“精于中医及中药学”。据中药成药登记底册（1953年），云南公生大药房所制的成药有白药（附保险子）、白药膏和公生眼药。

云南公生大药房还有3人参加劳动：“曾泽生的爱人卢泽若（1955年）63岁，家庭妇女，协助药房事务。儿子曾炳华42岁，在云南公生药房从事制药工作。儿媳金芳华39岁，也在云南公生药房从事制药工作。”此外，儿子曾祥华、孙女曾任淑、孙女曾仕英、孙子曾仕仁、曾仕义，均在上学。

曾泽生填写的云南公生大药房简历为：“本号于1932年由曾泽生、黄公度二人合资经营于昆明。除在省外十余处设有分销、代销店外，国内香港，以及国外菲律宾、缅甸等地也有销售。抗日战争时，各地遭受损失。抗战胜利后多未恢复，至1949年协商分伙，黄公度至广州开设公生药房，昆明由曾泽生独资经营。初时在绥靖路，后迁护国路，至1951年迁民权街47号营业。”

云南公生大药房，1955年的固定资金为8635.2元，流动资金为5458.07元。有职工2人，均为店员。1954年全年营业额为17383.6元，1955年1月至11月营业额为8257.68元。曾泽生备注：“（1）资金：流动资金内有60元的迟延资金在内；（2）流动负债4469.16元，长期负债80元；（3）资产总值减负债总额，净值资本额应为 3544.11元；（4）资金于本年八月底结算。”图章印文为“云南公生大药房，民权街四十七号”。

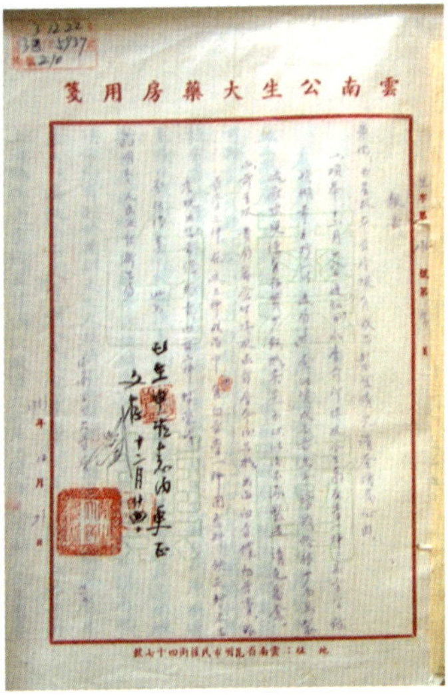
雲南公生大藥房用箋

1953年云南公生大药房函件（昆明市档案馆藏）

曾泽生的儿子曾炳华，为药房的制药兼包装人。曾炳华1955年为42岁，男，云南省会泽县人，高中文化，汉族，出身于工商业家庭。

据会员登记表，曾炳华填写的个人简历为："1920年（读）私塾。1922年考入昆明市立四校，1927年于高小毕业，后考入昆明市立中学。1929年上私塾。1930年入求实中学，同年转入东大附中。1931年学校并入省立五中，1932年初中毕业。1932年考入省立昆华中学高中，1934年毕业。1935年入军官学校五分校十一期，1936年毕业。1937年入富滇新银行行员训练班。1941年入步兵学校校官研究班十八期。1947年入中训团义务劳动高级人员训练班。1937年任富滇新银行元谋县换兑所会计员。1938年任玉溪省立农校音乐教员。1938年下半年从业公生药房。1942年任兵站总监部参谋处少校预备员；同年，任担架兵十六团上尉连长、营附等职。1944年在云南公生大药房制药。1946年任军官十六总队中校队员区队长等职。1947年退役。1947年从业云南公生大药房，负责制药工作至现在（1955年）。"曾炳华登记的技术与特长是"制配白药"。

曾炳华的媳妇金芬华，为药房的药品配制员兼包装员。金芬华1955年为39岁，云南省昆明市人，初中文化，汉族，出身于工商业兼小土地家庭。据会员登记表，金芬华填写的个人简历为："1923年入昆明市立第八小学，1926年初小毕业。1927年入云南省立女子中学附属小学高小，1928年毕业。1929年入云南省立女子中学初中肄业。1931年在家自修。1934年在公生药房当学徒。1954年在会计补习学校工簿班毕业。1938年任云南公生大药房的制药员至现在（1955年）。是1951年工商界第一届妇女代表，民权街居民委员会卫生干事。1952年任国药业妇女组小组长。1953年任民生街妇女委员会妇女代表。1954年任民生街妇女委员会妇女委员。"金芬华登记的技术与特长是"制配白药"。

9 寄草堂（韩子贤）

寄草堂，1955年位于昆明市绥靖路358号，负责人是韩子贤。韩子贤1955年为48岁，男，云南省昆明市人，初小文化，汉族，出身于草药商人家庭。

寄草堂，1955年的固定资金为44.6元，流动资金为37.76元，1954年全年营业额为1942.35元，1955年1月至11月营业额为999.18元。

据会员登记表，韩子贤填写的个人简历为："1919年，于幼稚园开蒙，1920年，在旧制东区初小一年级念书。1921年，在昆明劝学所初小读二年级。1923年，改读私塾。1927年，入商在正泰盐号，做学徒。1930年，在益华石印馆任店员。1932年，在寄草堂学习草药。1953年，在该堂任代理负责人，至现在（1955年），改为负责人。"

韩子贤登记的技术与特长是"切、炙、做药"。据中药成药登记底册（1953年），寄草堂所制成药有舒筋活血酒（瓶装）、虎骨酒、万应膏、风湿骨痛酒和冷寒风气酒。

韩子贤登记的寄草堂号简历为："寄草堂自开业[①]后至今（1955年）从无间断。寄草堂原负责人韩少庭身故后，即由韩子贤为负责人。"

韩子贤的家庭成员有3人："妻子杨琼芝38岁，家庭妇女。

---

① 寄草堂开业时间不详，疑在1932年之前。

儿子韩建业21岁，在临沧边防军分区营建委员会工作。儿子韩建康16岁，在昆明第十中学上学。”

寄草堂的从业人员为韩琦。韩琦1955年为27岁，男，云南省昆明市人，高中文化，汉族，出身于工商业家庭。据另一份会员登记表，韩琦填写的个人简历为：“1936年至1942年，在昆明简易师范附小读书。1942年至1943年，在崇文印书馆当学徒。1943年至1944年，在个旧县立中学读书。1944年至1945年，在云南省财政厅任书写员。1946年至1947年，在本市金马广告社任店员。1947年至1948年，在私立黔灵中学读高中。1948年至1951年，赋闲在家。1951年至1953年，在省师训班学习。1953年至1954年，分发去易门县一区小学教书。1954年至现在（1955年）在企业从业。”

韩琦登记的技术与特长是“能担任成本会计员”。韩琦家庭成员还有1人：“妻子戚茂华24岁，家庭妇女。”

10 曲焕章父子药房（曲万增）

曲焕章父子药房，1955年位于南强街111号，负责人为曲万增。曲万增1955年为55岁，男，云南省江川县赵官村人，小学文化，汉族，出身于自由职业家庭。（曲氏大药房为曲焕章及其妻子缪兰英开设）

据会员登记表，曲万增填写的个人简历为："自幼在家乡读小学。十三四岁时，即随同先父曲焕章在本省迤南一带，学习伤科医疗及入山采药，配制药品等10余年。先父逝世后，即自行配制百宝丹等药，营业至今（1955年）已有20年。"

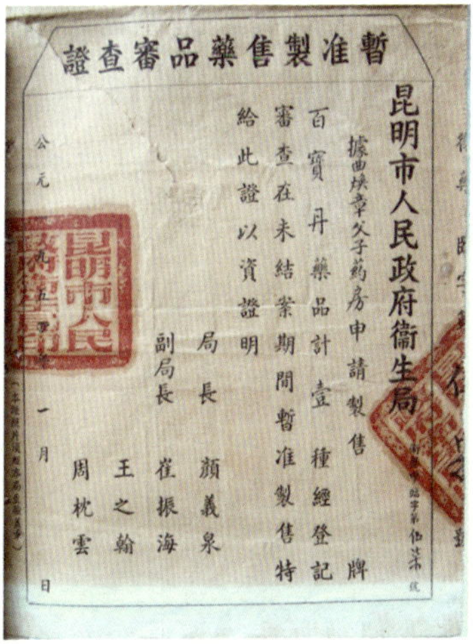
暫准製售藥品審查證
昆明市人民政府衛生局
據曲煥章父子藥房申請製售　牌
百寶丹藥品計壹種經登記
審查在未結案期間暫准製售特
給此證以資證明
局長　顏義泉
副局長　崔振海
王之翰
周枕雲
公元　九五　年　一月　日

1954年曲焕章父子药房药品证（昆明市档案馆藏）

曲万增登记的技术与特长是"擅长伤科医疗，以及配制一些有效药品"。据中药成药登记底册（1953年），曲焕章父子药房所制成药有百宝丹、撑骨散、虎力散、百宝丹三升和百宝丹重升。

药铺成员还有2人："妻子李莲芝54岁，在本药房内工作。儿子曲之盛28岁，在本药房工作。"此外，儿子曲开智25岁，在保山中共地委干校工作。女儿曲秀仙、曲秀琼、儿子曲长德、曲思德，均在上学读书。

曲焕章父子药房的简历为："曲焕章父子药房从（1935年）自制百宝丹等药出售以来，计20年。自解放后，遵照法令申请登记，领证营业迄今（1955年）。"

据会员登记表，曲焕章父子药房1955年的固定资金为3548.6元，流动资金为2119.69元。1954年全年营业额为13393元，1955年1月至11月营业额为6248元。曲万增登记道："我店原登记资金总额为5668元，现有资金总额为4360元。1954年及1955年1月至11月营业额系连加在内。"

在另一卷档案会员一览表里，曲万增的个人简历、药铺或家庭情况、药铺简历，与上述会员登记表一致。该表记载："曲焕章父子药房无（外聘的）工人、店员。1935年开业。自制自销百宝丹。"

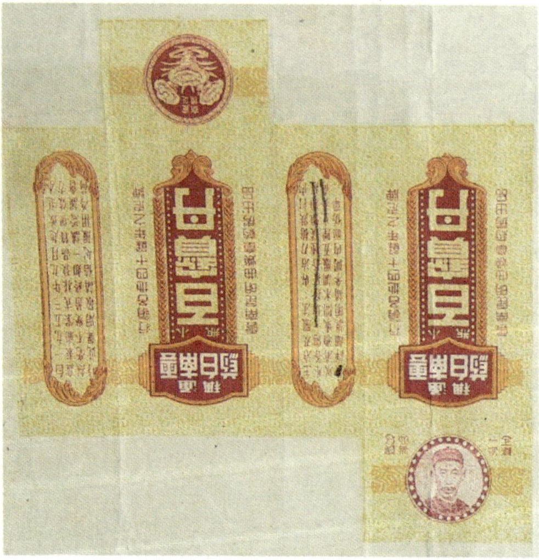

1954年曲焕章药房百宝丹瓶贴（昆明市档案馆藏）

曲万增的妻子李莲芝，为药房的从业人员。李莲芝1955年为54岁，女，云南省江川县赵官村人，文盲，汉族，出身于贫农家庭。据会员登记表，李莲芝的个人简历为："小时候在母家参加种田和织布。结婚后专理家务及在药房内负责管理原料、成品，帮助制药，包装各类药品等。”

李莲芝登记的技术与特长是“在药房内帮助制药及包装药品等”。同时，“丈夫曲万增，在药房内负责一切业务及制药。儿子曲之盛，在药房内照应营业等事务”。

11 大成堂药号（戴敬安）

大成堂药号，1955年位于武成路454号，负责人为戴敬安。戴敬安1955年为34岁，男，云南省昆明市人，初中文化，汉族，出身于医药家庭。

大成堂药号，1955年的固定资金为200元，流动资金为170元（公债80元）。股东人数1人，参加药号工作。1954年全年营业额为1355元，1955年1月至11月营业额为1061元。

据会员登记表，戴敬安填写的个人简历为："我自8岁起在昆明市昆华小学读书，12岁毕业，进入昆华中学读了2年后休学在家。（我）跟随伯父在武成路开设大成堂经营国药。18岁时（我）又在正义路（旧三市街）开设万寿堂药号。26岁时因被当时官僚压制，迫使停业。在家自制丸、散经销。自1949年12月云南宣告和平解放后，1950年我当选为武成路第一段户籍组长，下半年又当选为段学习组长。

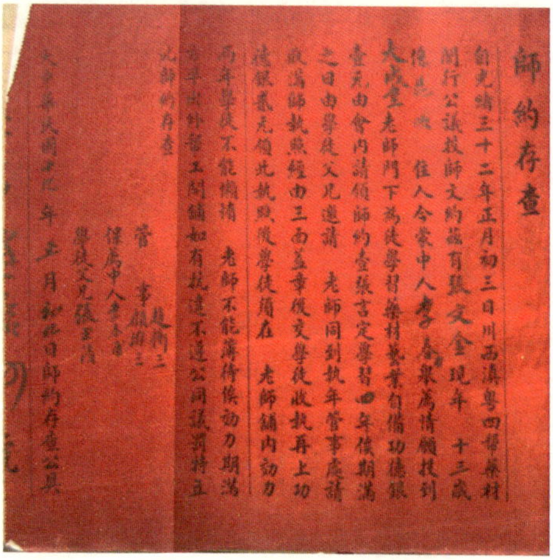
師約存查

自光緒三十二年正月初三日川西滇粵四幫藥材

1930年大成堂收徒师约（昆明市档案馆藏）

1952年，当选为武成路居民委员会治安副主委。因生活情况恶劣，在12月申请恢复大成堂，12月8日得到批准，开始经营到现在（1955年）。”

戴敬安登记的技术与特长是“配制丸、散，炮制各种药材经验”。据中药成药登记底册（1953年），大成堂所制成药有初咳止咳丸和久咳止咳丸。

大成堂药号的简历为：“大成堂药号设于1936年，于1952年申请复业，于12月8日批准开始经营。营业形式：自产、自销初咳丸及久咳丸，兼售零药等。”

戴敬安的妻子李竹英，为大成堂药号的从业人员。李竹英1955年为30岁，女，云南省昆明市人，初中文化，汉族，出身于工商户家庭。李竹英填写的个人简历为：“自18岁结婚，后一贯做家庭工作，解放后参加企业劳动到现在（1955年）。”

大成堂药号的家庭成员还有4人：“戴敬安的母亲宁琴英52岁，在市妇联参加伙食组临时工作。弟弟戴学信30岁，在重庆西南行政委员会公安学校工作。妻子李竹英30岁，参加企业劳动。儿子戴炳文12岁，在富春小学读书。”

12 同仁药房（王海霖）

同仁药房，1955年位于正义路16号，经理为王海霖。王海霖1955年为76岁，男，四川省重庆市人，小学文化，汉族，出身于工商业家庭。

同仁药房，1955年的固定资产为70.41元，流动资金为40元。1954年全年营业额为2309元，1955年1月至11月营业额为1639元。

据会员登记表，王海霖填写的个人简历为："1929年至1930年，在四川到昆明做猪鬃生意。1930年至1932年，在公安巷开猪鬃洗房。1933年至1936年，在昆明市做药材生意。1937年至1955年，开设同仁药房至今（1955年）。"

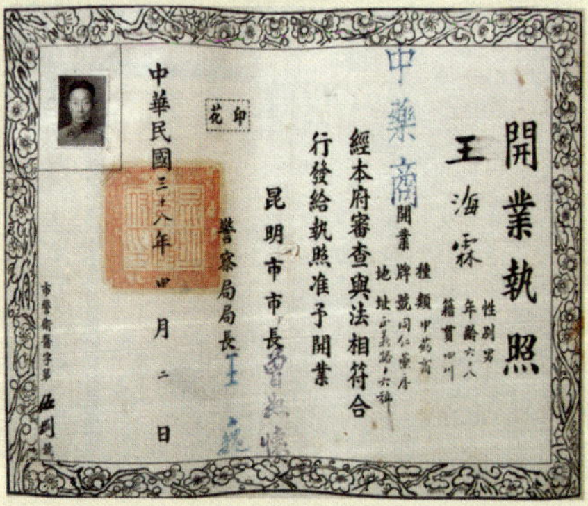
開業執照
王海霖
經本府審查與法相符合
行發給執照准予開業
昆明市市長
警察局局長
中華民國　　年　　月　　日

同仁药房的开业执照（昆明市档案馆藏）

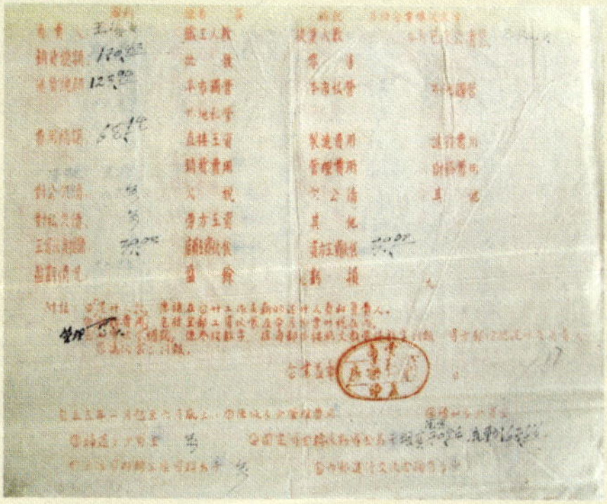

1955年同仁药房报表（昆明市档案馆藏）

据中药成药登记底册（1953年），同仁药房所制的成药有痢疾丸、三星头痛粉、咳嗽丸、救急万灵丹、万应擦疮丹、发冷发热丸和王氏杀虫药粉。同仁药房的成员还有1人："王海霖的儿媳张祥仙48岁，在本药房参加劳动。"此外，儿子王成寿20岁，在大普吉农校读书。儿子王成喜19岁，在本市农校读书。

王海霖的技术与特长不详。药房未招收过工人、店员。

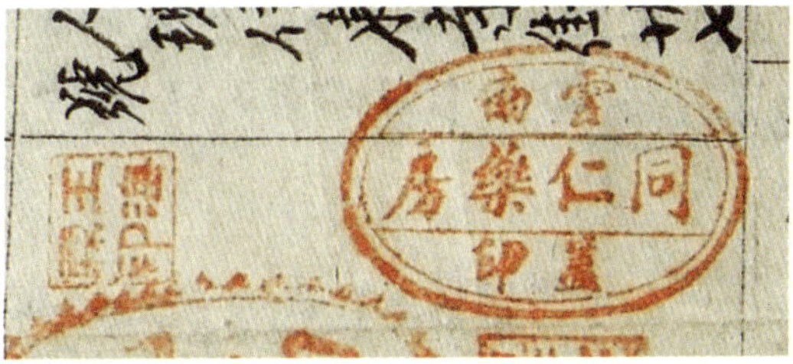

1950年同仁药房印记（昆明市档案馆藏）

13 济春药号（杨书年）

济春药号，1955年位于东寺街27号，负责人为杨书年，别名杨少堂。杨书年1955年为62岁，男，云南省昆明市人，初中文化，汉族，出身于商业小资产家庭，本人为中医师。

济春药号，1955年的固定资产为45元，流动资金为93.66元，1954年全年营业额为573.95元，1955年1月至11月营业额为521.45元。无外聘工人和店员。

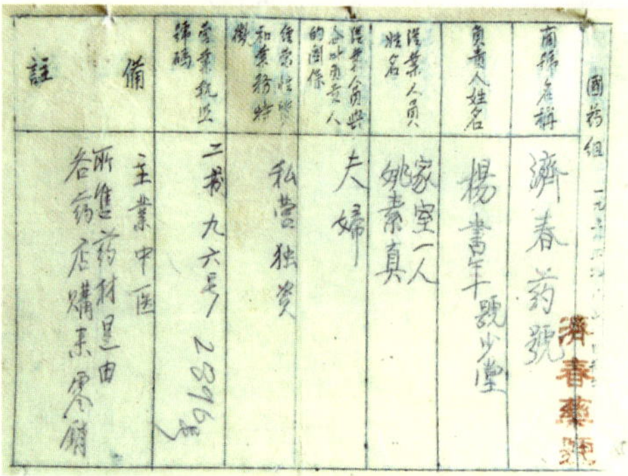

國藥組	商號名稱	負責人姓名	從業人員姓名	從業人員與負責人的關係	營業性質和業務特點	營業執照號碼	備註
[illegible]	濟春藥號	楊書年 號少堂	家室一人 姚素真	夫婦	私營独资	二字九六号 2896号	主業中医 所售藥材是由各藥店購來零销

1954年济春药号呈报表（昆明市档案馆藏）

据会员登记表，杨书年填写的个人简历为：“杨书年，昆明人，现年62岁。自8岁上私学至14岁，到同寿堂药铺当学徒。到20岁时回家学习中医。至1925年，任盐兴游击大队，充一等军医，至1927年回家当店员。到1937年，当云南公路总局司事。1939年，当云南军管区中尉科员。至1940年，当云南宪兵司令部临时录事。同年7月，担任天益金店店员。1942年，考取中医，领有证书，即在东寺街开设诊所，兼售汤药。并未参加任何党派。所陈是实，须至简明履历者。”

济春药号的简历为："济春药号自1942年6月起成立药号。原报资金170元，内分流动资金125元，固定资金45元。在'五反'运动时又加入账外财产66.04元，二者合计236.04元。因1954年生意清淡，（入）不敷支出，现在实存资金138.66元。"图章印文为"济春药号"。

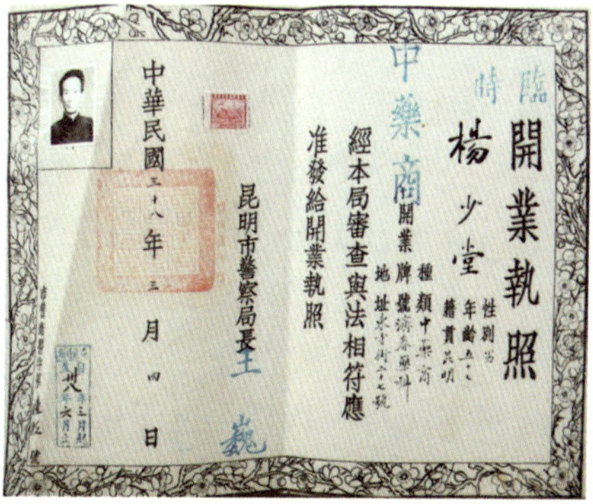
臨時開業執照
楊少堂
中藥商
經本局審查與法相符應
准發給開業執照
昆明市警察局長 王魏
中華民國三十八年三月四日

1949年济春药号开业执照（昆明市档案馆藏）

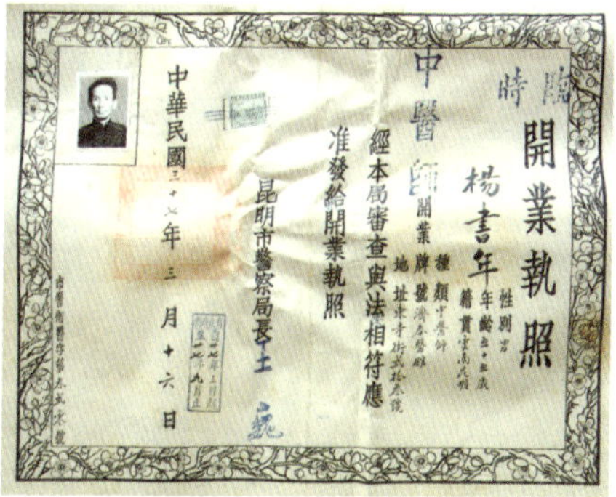
臨時開業執照
楊書年
中醫師
經本局審查與法相符應
准發給開業執照
昆明市警察局長 王魏
中華民國三十七年三月十六日

1948年杨书年的开业执照（昆明市档案馆藏）

济春药号的家庭成员还有1人："杨书年的妻子姚素贞59岁，管理药号和家务。"此外，女儿杨恒璋40岁，未工作，1939年到香港。女儿杨桂璋25岁，在昆明市三区教育科工作。儿子杨晋笏21岁，在富源地方国营工厂工作（昆明工学院毕业）。女儿杨慧璋20岁，现因体弱已休学1年，闲居在家读书。

14 聚丰药房（孟逸仙）

聚丰药房，1955年位于东寺街22号，负责人为孟逸仙。孟逸仙1955年为68岁，男，四川省西昌县人，私学文化，汉族，出身于小商业家庭。

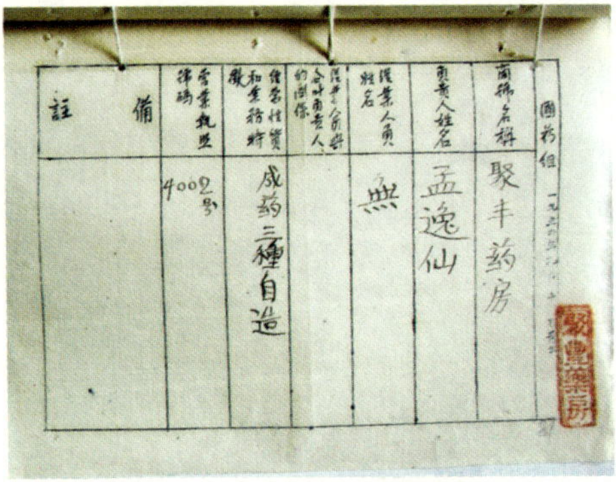

国药组	商號名称	負責人姓名	從業人員姓名	[illegible]	[illegible]	营业執照號碼	備註
[illegible]	聚丰药房	孟逸仙	無		成药三種自造	4002号	

1954年聚丰药房呈报表（昆明市档案馆藏）

聚丰药房，1955年的固定资金为50元，流动资金为30元。其他资金情况不详。

据会员登记表，孟逸仙填写的个人简历为：“孟逸仙在7岁读私塾，至18岁学徒。22岁办山货到昆明，后在昆明毡子街开油腊铺，至1943年。后在宝善街开设聚丰茶社及聚丰药房。后因业权转移，迁往东寺街22号营业至今（1955年）。后只做药，未开茶铺。”

孟逸仙登记的技术及特长是“自制、自造各成药”。据中药成药登记底册（1953年），聚丰药房所制的成药有风湿药酒、红药膏、解毒丸等。图章印为“聚丰药号”。

药铺成员还有1人：“孟逸仙的妻子杨朝珍46岁，在企业从事制药。”女儿孟世英21岁，在云南省公安厅（凤鸣村煤矿）

工作，女儿孟世珍在读书。

孟逸仙填写的聚丰药房简历为："我号无店员，亦无雇用会计。自开业来无变化。我号自1943年在宝善街开茶铺及药房，至1952年在绥靖街开药房，1953年（迁至）东寺街22号开设药房。"

15 南美药房（何文光）

南美药房，又名“南美大药房”，铺主为何文光。何文光1955年为51岁，汉族，出身于城市贫民家庭。

据会员一览表，昆明市药业同业公会职员记载：“何文光，旧制中学毕业，后在瑞隆做账。万丰绸庄（当）学徒。1927年，在靖国联军总司令部任司事。1934年，在蒙自海关监督署任课员。1939年，在蒙自县政府任科员。1946年，任蒙自县民政科科长。解放后5月份辞职。1952年8月，参加企业经营（工作）。1955年5月，变更为经理。”

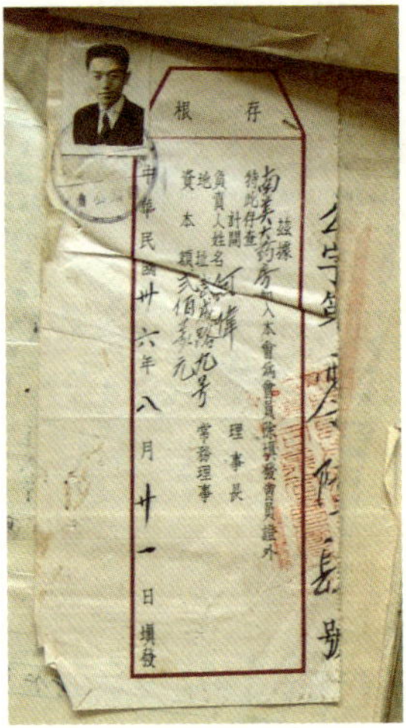
存根
茲據 南美大药房 加入本會為會員除填發會員證外
特此存查
計開
負責人姓名 何[illegible]
營業地址 [illegible]路九號
資本額 [illegible]元
理事長
常務理事
中華民國卅六年八月廿一日填發

1947年南美药房入会存根（昆明市档案馆藏）

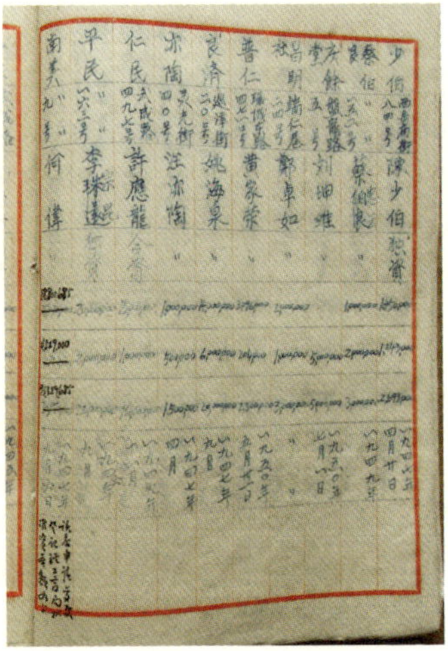

1953年昆明市新药业全体会员名册上的南美药房（昆明市档案馆藏）

南美药房的情况为：“南美药房开业于1947年9月6日[①]，有职工1人。原企业负责人为何炜。1952年（何炜）考取云南大学后，（南美药房）变更为由其妻牛婉华负责。1955年5月，变更为（何炜的父亲）何文光负责。南美药房原是西药配方兼售新药，属于新药组。后转行，进入国药组。企业现在（1955年）是（中国医药公司云南省公司的）经销店。”

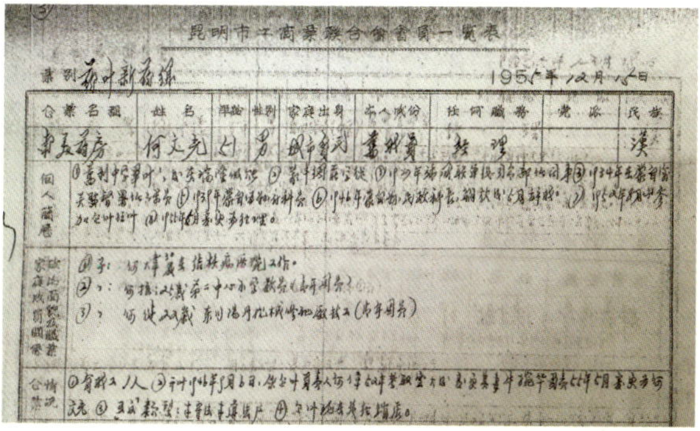
昆明市工商业联合会会员一览表

企业名称	姓名	年龄	性别	家庭出身	本人成份	任何职务	党派	民族
南美药房	何文光	[illegible]	男	[illegible]	[illegible]	经理		汉

1955年南美药房会员一览表（昆明市档案馆藏）

南美药房何文光的家庭成员还有3人：儿子何炜30岁，在结核医院工作。儿子何振25岁，在第二中心小学任教员。儿子何健22岁，为东川阳丹机械修理厂技工。昆明市药业同业公会职员记载：“（何文光）参加学习和店务情况，均向公司反映，但不向公会反映。”

① 1947年9月6日，原作“1946年9月6日”，据1953年昆明市新药业全体会员名册南美药房成立时间改。

16 宏济堂康记（李子康）

宏济堂康记，位于东寺街137号，经理为李子康。李子康1955年为36岁，男，云南省昆明市人，小学文化程度，汉族，出身于教师家庭。李子康的哥哥李子延开设“宏济堂延记”。“一九五六年昆明市中药行业私营工商业参加公私合营店铺表”（1987）收载。参见本书前面。

宏济堂康记，1955年的固定资金为884元，流动资金为1326元，有职工1人，为店员。另有兼职会计1人王斌。股东人数为1人，参加药堂工作。1954年全年营业额为4108.74元，1955年1月至11月营业额为3752.56元。

据会员登记表，李子康记述：“经理李子康，昆明人，我在8岁时候，在东升小学上学。12岁到宏安堂做学徒。16岁转到大安兴记工作。20岁转到宏济堂延记工作。28岁到东寺街开设宏济堂康记到现在（1955年）。我在解放后在行业中任过小组长、评调员等职务。我又在段管任过组长职务。”

李子康登记的技术与特长是“国药，各种手工配制丸、散、膏、丹，切铡、炮制、研药等工作”。家庭成员有1人：“妻子华光莲28岁，参加企业配方等工作，居民妇女代表。”

宏济堂康记的简历为：“我店是由1946年9月开设至今（1955年），中间无变动。资本情况（是）独资。营业情况是定额户。零售汤药、丸、散。”

在另一份档案会员一览表里，李子康的简历、家庭成员、药铺情况，与上述会员登记表一致。又据另一份会员登记表，李子康的妻子华光莲，为宏济堂康记的从业人员。华光莲1955年为28岁，女，云南省昆明市官渡人，高小文化程度，汉族，出身于中农家庭。华光莲填写的个人简历为：“我在9岁时，在官渡中心小学上学。高小毕业后在家织布。17岁结婚，后参加企业劳动。”

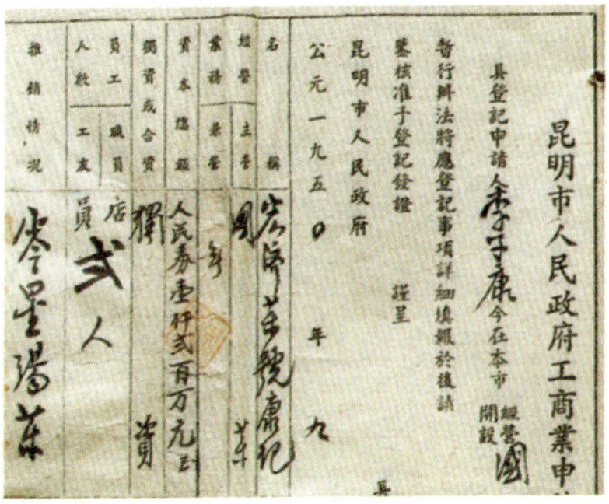

1950年宏济堂康记登记书局部（昆明市档案馆藏）

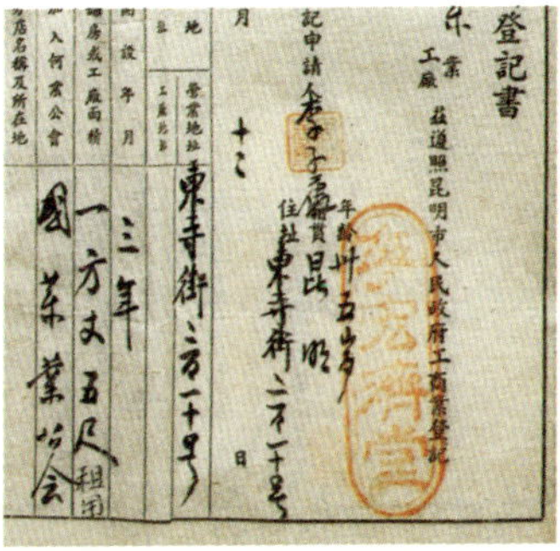

1950年宏济堂康记印记（昆明市档案馆藏）

17 群义药号（陈才猷）

群义药号，经理为陈才猷。陈才猷1955年为39岁，男，汉族，出身于小工商业家庭。

据会员一览表（1955年12月16日），陈才猷的个人简历：“1925年至1931年，在昆明十七小学读书，高小毕业。1937年，在荣盛乾药店。1943年，开设鸿祥。1945年服兵役。1946年，在档口开设什货店。1947年，做药业行商。1949年，开设群义药房。1952年，任段管小组长。1955年，任段管小组兼大组长。1955年11月28日，被发展为改善经营管理委员会委员。”

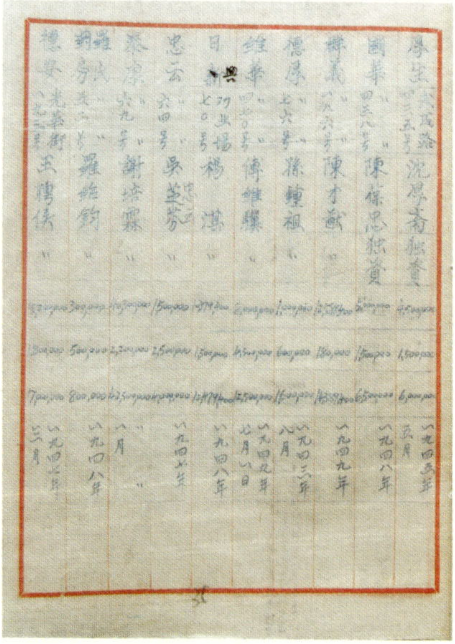

1953年昆明市新药业全体会员名册上的群义药号（昆明市档案馆藏）

药铺成员还有1人：“妻子范明仙30岁，参加营业。”

群义药号的简历为：“群义药号于1949年6月开业，1954年10月24日改制为医药公司经销店。”昆明市药业同业公会职员记载：“该号（原为新药组）自1954年10月起为医药公司经销店。当时表现为争取经销后补。1954年所得税表现消极。后来，经过同业启发，他自动将所用的沙发售卖数十元，增加流动资金，灵活经营，业务逐步好转，收支达到平衡，尚有盈余。现积极对二区整个小组工作搞得更好。例如，交给他的各项工作均能按时搞好，比如填写会员登记表，不仅他能保证完成，而且带动全组完成。这次在改善经营管理方面，起了推动作用。在二组利用星期天早上时间（上午8点）发动全组按时到会，按时开会，并能推动各户订出一些制度。对同业宣传政策，积极创造好的条件，为公私合营打下初步基础。”

18 王太和春（刘淑珍）

王太和春，1955年位于武成路109号，药铺从业人为刘淑珍。刘淑珍1955年为24岁，女，云南省昆明人，初小文化，汉族，出身于小商业家庭。

据会员登记表，刘淑珍填写的个人简历为：“出生于1930年，7岁上学，2年后回家做家务。1949年与王盛兴结婚，帮助照料业务，到现在（1955年）。”据中药成药登记底册（1953年）：太和春所制成药有附子温经膏药和疮药。

王太和春的资金、职工、店主、企业简历等不详。

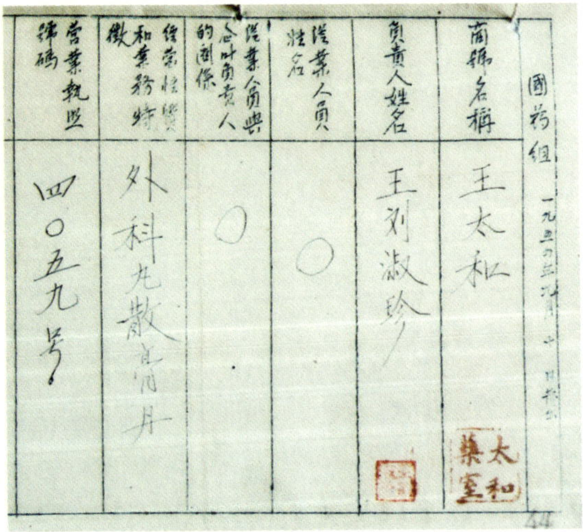

国药组

商號名稱	負責人姓名	從業人員姓名	從業人員與負責人的關係	經營性質和業務特徵	營業執照號碼
王太和	王刘淑珍	○	○	外科丸散膏丹	四〇五九号

太和藥室

1954年王太和春呈报表（昆明市档案馆藏）

19 云记（陈子高）

云记，1955年位于鱼课司街15号，铺主为陈子高。陈子高1955年为61岁，男，四川省邛崃市人，高小文化，汉族，出身于教师家庭。

云记1955年的固定资金为400元，流动资金为1711元。1954年和1955年营业额不详。

据会员登记表，陈子高的妻子萧国凤自述："我自幼父母双亡，在云南巧家县长大。在民国二十年（1931年）与当地农民张云才结婚，婚后一年因病不能在一起。后经友人介绍在当地帮人。民国二十八年（1939年）来昆明继续帮人。民国三十三年（1944年）与陈子高结婚。1952年起，即从事云记企业劳动。"

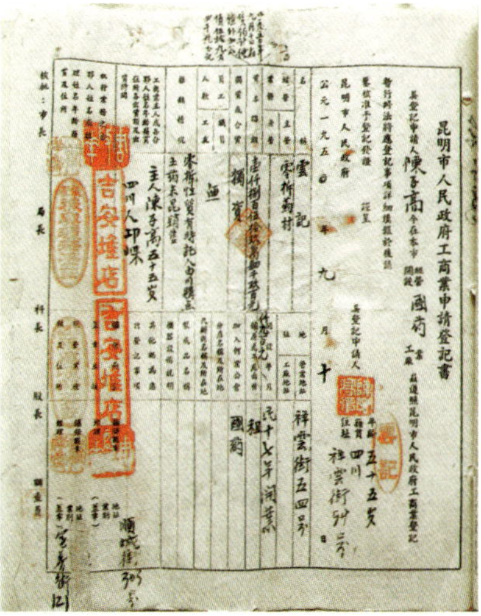
昆明市人民政府工商業申請登記書

1950年云记登记书（昆明市档案馆藏）

陈子高的技术与特长不详。药铺成员还不详。

20 温永盛药号（温贤儒）

温永盛药号，1955年位于灵光街233号，负责人为温贤儒。温贤儒1955年为46岁，男，四川省宜宾牵藤街（今光复街）人，中学文化，汉族，出身于贫农家庭。

温永盛药号，1955年的固定资金为100元，流动资金为200元，股东人数为3人，其中参加药铺工作的1人，未参加药铺工作的2人。1954年全年营业额为3049.408元，1955年1月至11月营业额为2283.2元。

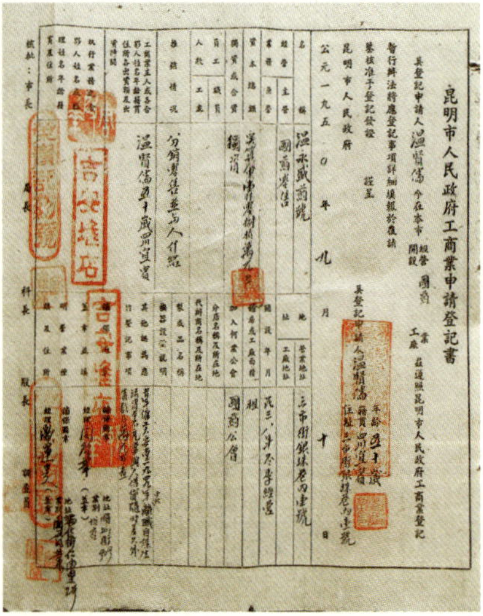

1950年温永盛药号登记书（昆明市档案馆藏）

据会员登记表，温贤儒填写的个人简历为：“7岁上学，16岁做学徒，（后）出店帮人。自读书后，一直在药业做事。从未参加过其他行业，做过别样事情。由四川来昆明办药（帮办药的药号店名不详），该药号停业，就帮大安堂。解放后才自己做生意。”

温贤儒登记的技术与特长是“专门（鉴别）药

材”。图章印文为“温永盛药号”。

药号的成员还有1人：“温贤儒的妻子江素琴28岁，在本店参加劳动。”此外，儿子温世康、温少康，在上学或哺育中。

温永盛药号的简历为：“温贤儒于1949年出大安堂，于1950年成立药材小批发。1954年改为门市，经营咀片、汤、丸、药。”

索 引

（按汉语拼音首字母）

W

X

Y

Z